名医シリーズ

歯科プロフェッショナル

2023年版

～本当にかかりたい歯科医師たち～

浪速社

はじめに

世界中で猛威を振るい続ける新型コロナウイルスの流行は、早いもので4年目となりました。未だに終息が見えないものの、「ウイズコロナ」としてコロナと共存する新しい生活様式を送っている現状です。

わが国では団塊の世代が全て75歳以上となる超高齢社会「2025年問題」が目前に迫り、健康上の問題で日常生活が制限されることなく生活できる期間を指す「健康寿命」の大切さがこれまで以上に注目されています。健康を守るためには、いつまでも若々しい口と歯を保ち、快適に食事を摂ることは欠かせません。

今回、地域医療に貢献している歯科医師にフォーカスした「歯科プロフェッショナル2023年版　本当にかかりたい歯科医師たち」を出版いたしました。歯科医療に特化したシリーズ第2弾となります本書に、ご登場いただきました歯科医師の皆様は、常に最新の情報、先端の治療機器・設備を導入し、先進の治療技術を駆使して活躍されている地域の頼れるプロフェッショナルの方々です。コロナウイルスの感染リスクの不安がある中、真摯に患者に向き合い、地域社会に親しまれる「かかりつけ医」として心溢れる歯科医療を展開されています。歯科医療現場では、感染予防対策としてマスクや手袋、ゴーグル等を装着し、院内もパーテーションの設置や換気を行うことで患者やスタッフを守っています。

社会構造がますます高度化・複雑化する中で、健康管理や疾病予防、治療に関する様々な情報がネットを通してあふれています。しかし、病気に悩む患者やその家族が本当に求めている、あるいは歯科医師の方々が本当に伝えたいと思う情報は、まだまだ的確に伝えられていないのが現状ではないでしょうか。

本書がさまざまな原因で健康を損ね、歯や口の中の変調に悩んでいる人々と、患者本位の診療でQOL（生活の質）を維持して治療されている歯科医師の方々との懸け橋となれば甚だ幸いです。いつまでも歯と口の健康を保ち、より豊かで健やかな暮らしを実現し、歯科医療への理解を深める一助になればと願っています。

末尾になりましたが、コロナ禍の最中にも関わらず、貴重な時間を割いて取材対応にご協力いただいた先生方に心よりお礼を申し上げます。また様々な制約がある中で、本書制作を現場で力強く支えていただいたスタッフの皆さんに感謝いたします。

令和5年1月

ぎょうけい新聞社

Contents

目次

（掲載は取材順）

Contents

Contents

Contents

Contents

歯科プロフェッショナル　２０２３年版　～本当にかかりたい歯科医師たち～

「予防とメンテナンス」を重視した欧米型の治療を目指す

豊富な経験と高い専門性のインプラントも強み

千葉総合歯科稲毛 矯正歯科

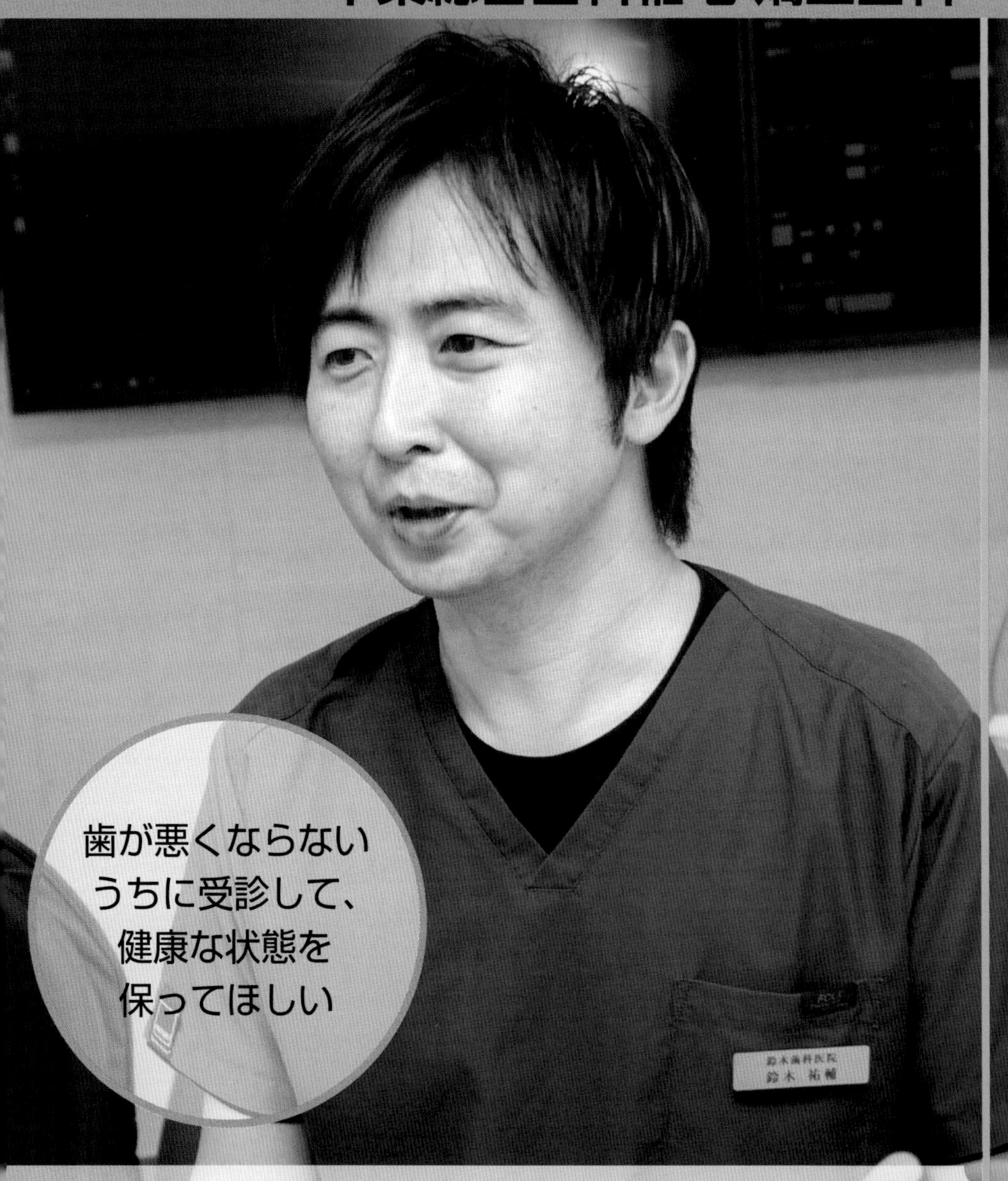

副院長 **鈴木 祐輔**

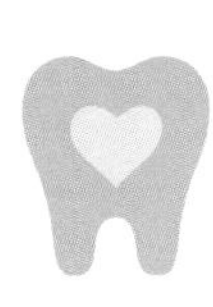

「千葉総合歯科稲毛　矯正歯科」は副院長の父親である院長の鈴木常夫氏が1976年に開設した鈴木歯科医院がルーツだ。千葉・稲毛の地で長らく地域の歯科医療に携わってきた。現在も現役の父親とともに歯科医院の運営に携わっている。

鈴木副院長が専門にするのはインプラント治療。国内外で研鑽を積み、経験は豊富である。治療だけではなく日ごろのメンテナンスも大事にするトータルな診療に留意しているが、最も重視しているのは「予防」だ。長く歯を使ってもらえるよう日々の継続したメンテナンスに重点を置いている。

総勢50人という大所帯で体系立った総合歯科を提供する同院。患者との接し方などスタッフの指導に始まり、組織の運営や実際の治療など、副院長の業務は実に幅広い。そうしたひたむきに業務に勤しむ姿勢はスタッフからの理解と協力が得られている。

やりがいのある仕事だと感じた歯科医師

欧米の大学で豊富な経験を積む

鈴木副院長が歯科医を目指すようになったきっかけは、やはり父親の存在が大きかった。幼少期より父親の仕事場である歯科医院に出入りしており、「将来は自分も歯科医師になるのだな」と思っていたという。また歯科医師は「やりがいのある仕事だ」とも感じていた。

歯科医師として明確に「こういうことをしたい」と意識するようになったのは大学卒業後だった。専門にしているインプラントを意識するようになったのもこの頃で、当時は日本国内の教育機関にインプラント学科がなかった時代である。

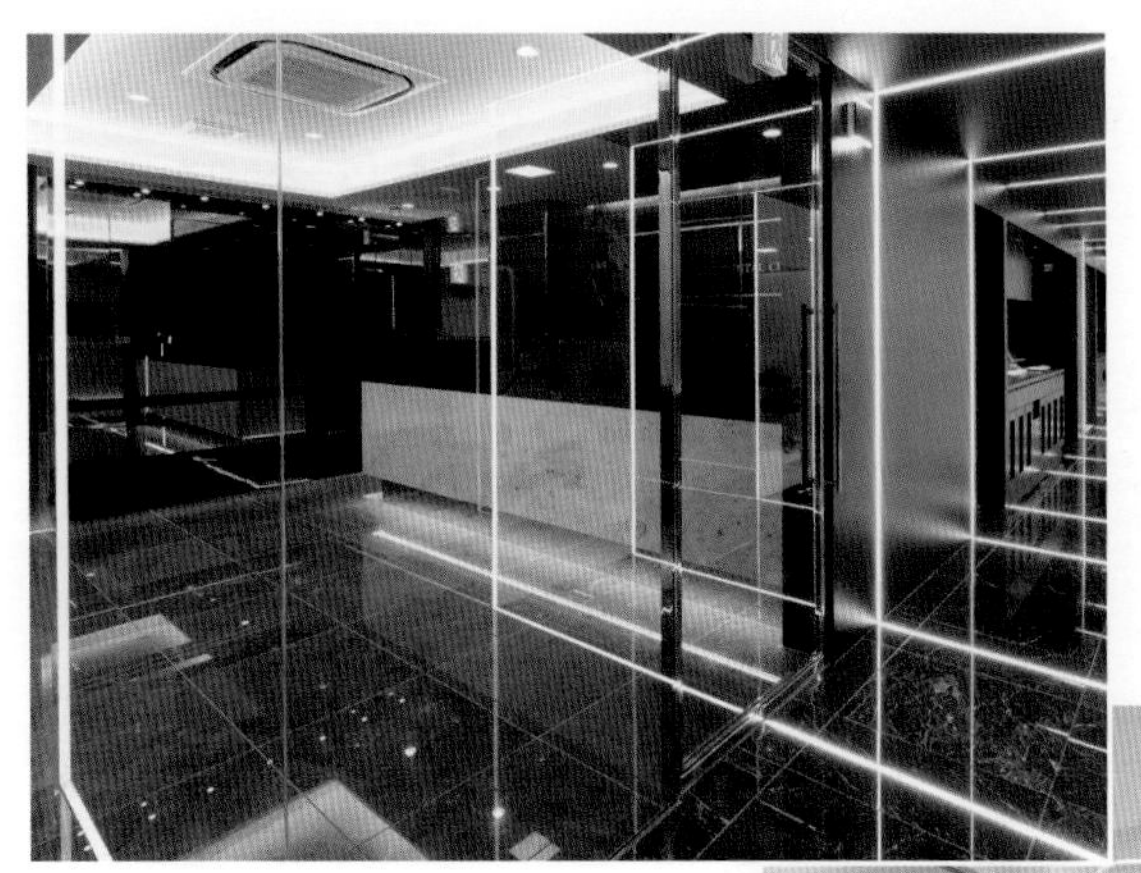

洗練された雰囲気の院内と
先端医療設備

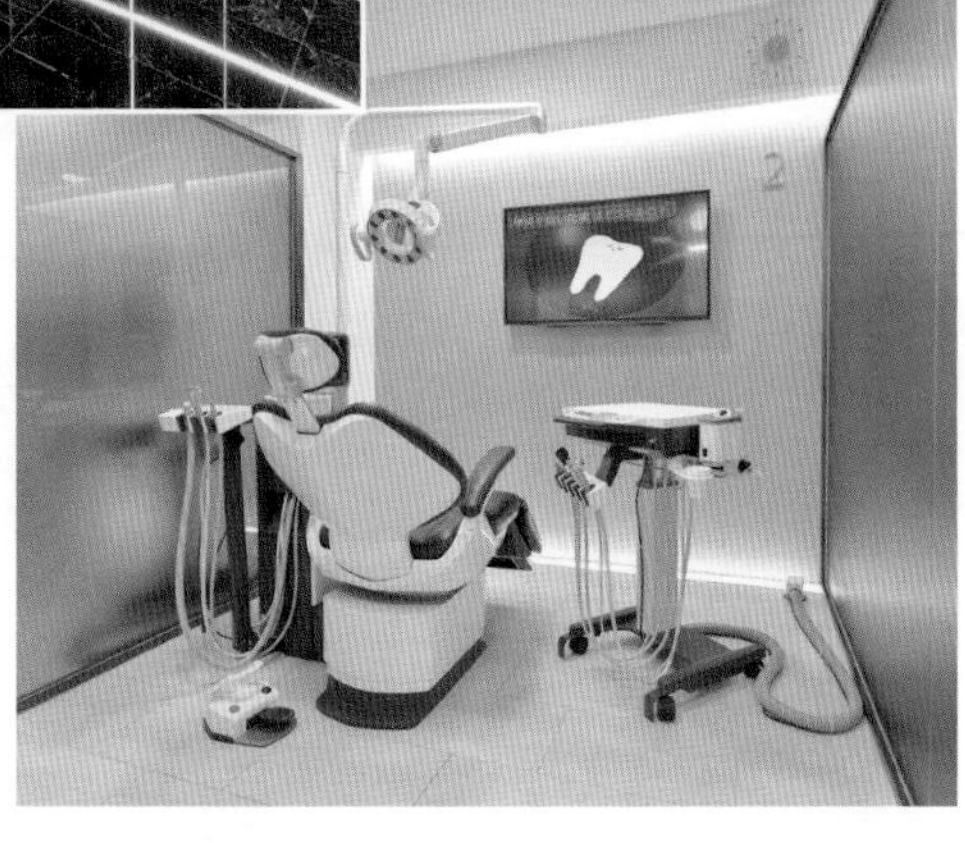

その後大学院へ進んだとき、同院の先生の紹介でドイツへ短期留学することになる。「フリードリッヒーアレクサンダー大学」の顎顔面口腔外科講座に所属。インプラントの先進技術を学ぶ貴重な機会になった。また、現地における医師のあり方も印象深かったようだ。「ドイツの口腔外科の歯科医師は、医師と歯科医師の両方の資格を持っている人が多いです。医師の免許を取ってから歯科医師になる人が多く、日本に比べ、歯科医師の地位が高い国でした」

一旦帰国した後、今度は米国の大学へ約3年間留学する。「ロマリンダ大学」のインプラント学講座に所属。その教育システムや専門性の高い治療の現場を体験することができた。また、同大学の臨床准教授を務める機

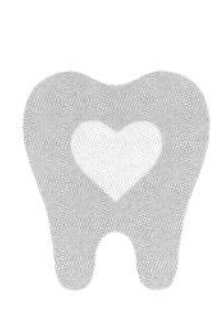

会にも恵まれた。「米国の教育システムはしっかり確立されていて、中身が濃いものでした。歯科医師は日本で言うところの〝ジェネラルデンティスト〟が少なく、各分野に特化した専門医が多い。治療や研究に取り組む真摯な姿勢はとても印象に残っています」

欧米でのインプラント治療の経験を十分に積んで帰国した鈴木副院長。2011年9月に、父親の歯科医院に勤務し、日本での歯科医師としてのキャリアが本格的にスタートした。インプラントを専門にする歯科医師として新たに「稲毛インプラントセンター」を開設し、治療を始めた。

長く使ってもらうことが大事なインプラント

専門知識に裏付けされた治療を重視する

鈴木副院長が行っているインプラント治療は、先端の技術と豊富な経験に裏付けされた点が特長だ。診断からエビデンスに基づいた治療まで、専門性を重視した姿勢がこだわりである。「件数をたくさんこなせばいいという訳ではなく、やはりそこには専門性や技術も必要になってきます。なかなか差別化は難しいのですが、しっかり勉強してきた自負もありますし、専門知識に裏付けされた治療を重視しています」

失った歯の機能を補うための治療は主に3つある。1つは「入れ歯治療」で、日本では最も知られた方法だろう。もう1つは、失った歯の隣の歯を削って支台にし、連結した人工歯を装着する「ブリッジ治療」もある。そしてもう1つが「インプラント治療」だ。3つの治療の中ではインプラント治療が残った歯への負担が少なく、本来の自分の歯に近い形状を復元することができる。外科手術が必要になるが、そのメリットも大きい。

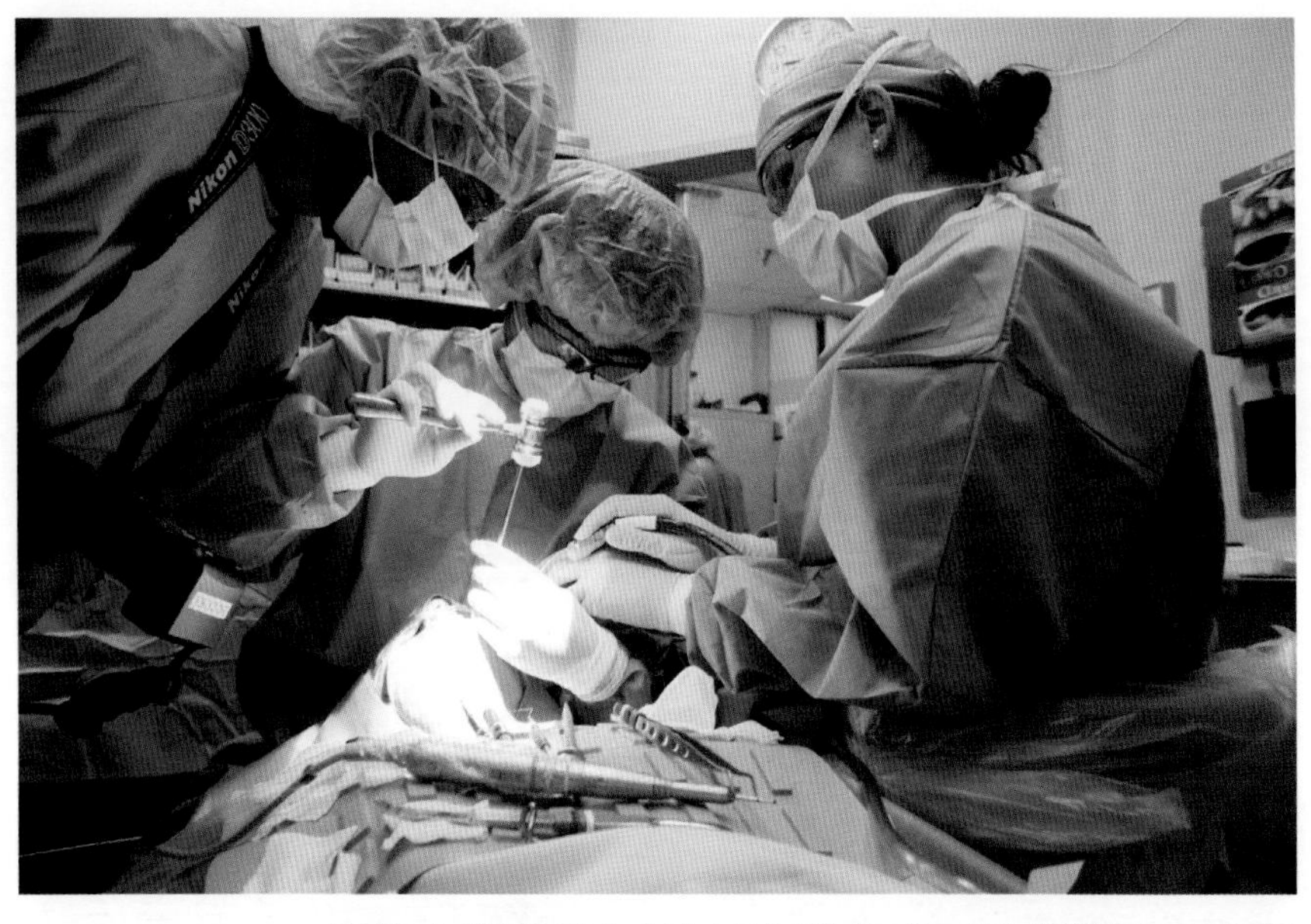

治療した歯が長持ちするように患者に合わせた施術を行っている

インプラント治療は歯を入れて終わりではなく、「長く使ってもらうことが大事。インプラント治療は入れ歯やブリッジに比べると周りの歯に負担を掛けませんが、そのためのメンテナンスも必要になります」と鈴木副院長は語る。「予防」とメンテナンスを重視した同院の方針にも合致する考え方だ。

基本的に、歯を抜くのではなくできるだけ残しておくことを重視している。しかし、「歯を機能させることと、残すことでは意味が異なってくる」面もあるという。根元がグラグラした歯を残すより抜いた方が良いケースもある。また、インプラント治療では、元々骨が少ない患者には骨造成が必要なケースもあるという。しかし抜歯後に時間が経つとその骨造成が難しくなる傾向がある。

「糖尿病など基礎疾患のある患者さんは難しい傾向があります。骨の再生がうまくいかないことがあるからです。リウマチなど持病のある方も難しいです。また、年齢

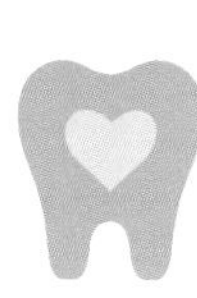

が若いから骨造成がうまくいくとは限りません。お年寄りでも細胞が機能低下しておらずスムーズに骨造成が行えるケースもあります。ですから健康は大事だと強く思います」

インプラント治療ではもちろん治療する歯科医の技術や専門性も重要になるが、どのメーカーの人工歯を使うかも大切なポイントだ。

「最近は廉価な中韓・南米製がシェアを急速に伸ばしています。日本製だから優れているという訳ではありません。大事なのは表面の状態。形は真似できても、長年ノウハウを蓄積してきたシェアの高いメーカー品にはなかなか勝てません。当院ではシェアの高いスイスのストローマン社製のインプラントを採用しています」

欧米で一般的な歯医者は予防のために通うという発想

当院では来院する患者の過半数が予防歯科目的

鈴木副院長はインプラント治療が専門だが、医院全体では総合歯科を標榜している。その基本姿勢を明確にするため、2022年に医院の名称を「鈴木歯科医院」から現在の「千葉総合歯科稲毛 矯正歯科」に改めた。現在は虫歯治療からインプラント、予防処置や歯周病、矯正歯科、マウスピース矯正など総合的な歯科の分野をカバーしている。

当院では予防歯科に力を入れている。一般的に欧米では、歯医者は虫歯にならないための予防に通う場所という考えが定着している。日本では虫歯を治療するところという意識がまだ強く、まさに正反対である。こうした日本の価値観を欧米のような「予防とメンテナンス」に軸足を置いたものに変えていきたいと考えている。

現在、当院には1ヵ月に3500人以上の患者が訪れるが、その半分以上は予防歯科が目的。同院が発信する治療方針は着実に患者へ浸透しているようだ。

そのほか予防につながる症状の1つに歯周病がある。日本人に多い症例だが、これも口腔内を健康に保つために必要な措置の1つだ。「歯周病は歯の汚れと、歯ぎしりなど余計な力が加わることで進行します。当院では歯周病の患者さんが一番多いですね。30代でもおられますし、幅広い年齢層の方が来院されます」

インビザラインというマウスピースによる矯正も行っている。新たに3D口腔内スキャナーを3台導入した。

PROFESSIONAL DENTIST ♥ PROFESSIONAL DENTIST ♥ PROFESSIONAL DENTIST ♥ PROFESSIONAL DENTIST ♥ PROFESSIONAL DENTIST ♥

優秀な歯科医が増え、組織全体のスキルも向上

患者に治療方針を理解してもらうことが重要に

副院長が運営に携わり始めてから治療ユニットが4台から23台へ増設された。フロアも2層から3層へ増床した。現在では、治療に携わるスタッフ数も50人規模にまで拡大している。各分野で優秀な歯科医も在籍するようになり、組織全体のスキルも上がっている。

総合歯科を推進するのであれば、ある程度のスタッフ数は必要になるし、引いては治療の選択肢の幅も広がることにつながるだろう。しかし同時に別の課題や悩みも出てくるようだ。「組織が大きくなると接客のレベルなど質を維持することが難しくなってくる面があります」と鈴木副院長。「サービス業でもあるので、患者さんには気持ちよく帰ってもらいたいという想いがあります。スタッフにも患者さんにもしっかり説明するよう指示しています。しかし、患者さんが本

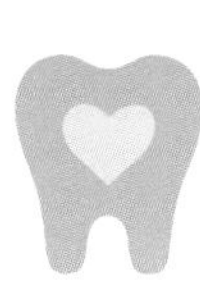

当にきちんと理解しているかどうかは別問題です。こちらの治療方針を理解してもらえないと続けて通院してもらえません」

当たり前だと思うことが「なかなかできていない」という副院長だが、週末も仕事を続ける真摯なその後ろ姿を見て、その方針に理解を示すスタッフも徐々に増えている。

今後の目標は常に成長し続けること

スタッフが幸せになれる組織作りにも力を入れる

患者に理解して納得してもらって治療を進めたいと考える副院長の印象に残っているのが、80代の患者の事例。余命いくばくもない末期がんを患っており、「最後にインプラントを入れて噛めるようになってから死にたい」と頼まれた。治療後は無事に噛めるようになり「これで安心して死ねる」と感謝された。インプラント治療により噛めるという夢を実現したことで生きる活力が湧いたのだろう。副院長にとっては「やってよかった」と思える印象深い経験だった。

遠方から治療に訪れる患者も少なくない。予防とメンテナンスを重視して、「悪くならないうちに受診してもらいたい」と考えている。自身はインプラントの専門家だが、歯を健康な状態に保って「できるならインプラントの治療を受けないで済むようにしてほしい」という想いも持っている。

今後の目標は、「常に成長し続けること」。また「地域医療に貢献したいのはもちろんだが、スタッフが幸せになれる組織作りにも力を入れたい」と抱負も語る。

「米国にいた頃の経験ですが、当時出会ったある教授は睡眠時間が3時間ほどで、あとはずっ

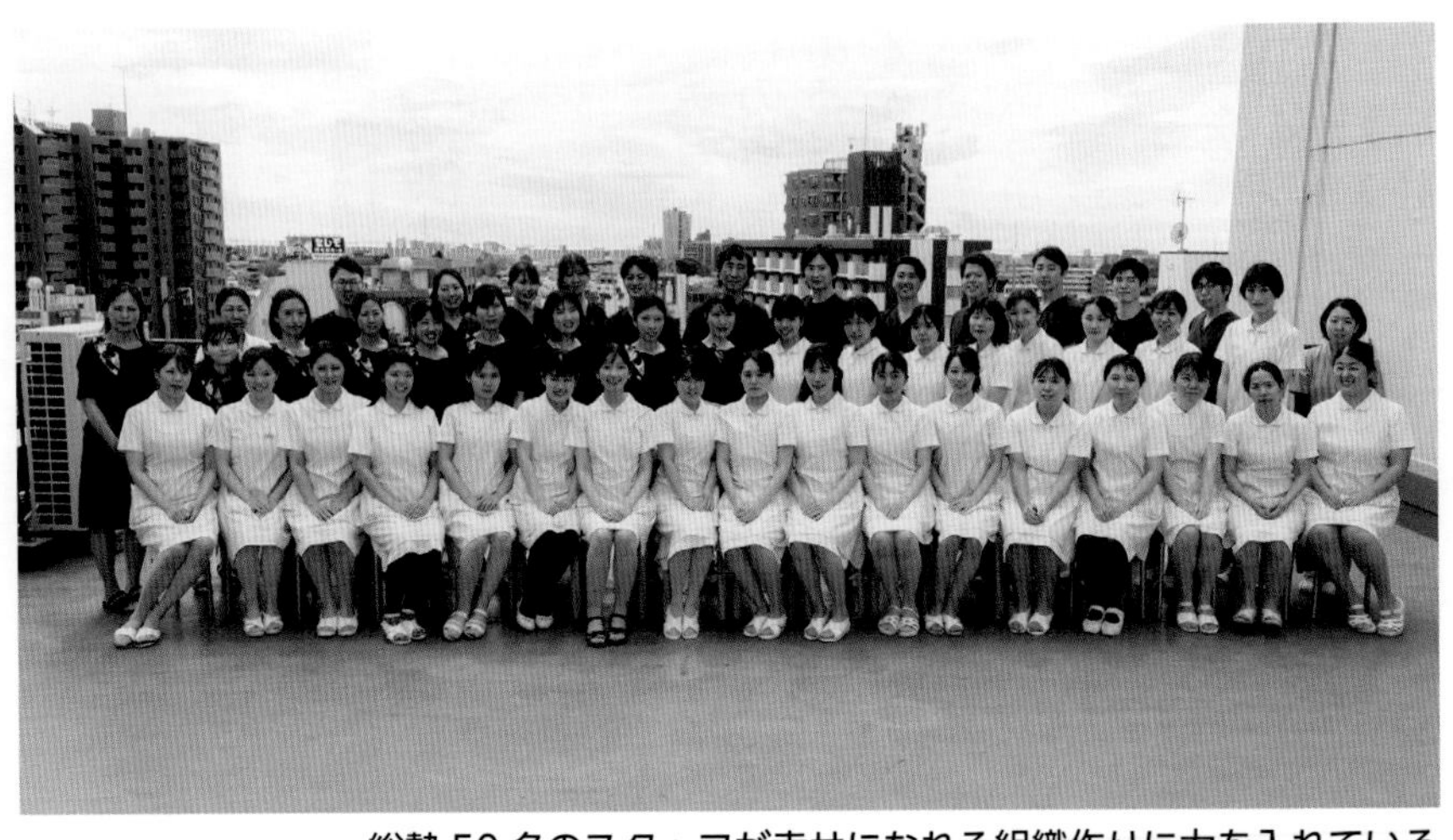

総勢 50 名のスタッフが幸せになれる組織作りに力を入れている

と論文を書き仕事をしていました。すごいと思いましたが、その時に出会った日本人医師は現在みんな成功しています。意識の高い人が集まっていたのでしょうが、そんな人が集う組織作り、そして環境も大事だと痛感しました」

情報のアップデートにも気を配っている。「自分がいつまでも最先端だと思っていたら、実は時代遅れになっていたということもあり得ます。特に歳を取るとなおさら気を付けないと、と思います」

有名な経営者・稲森和夫の本が好きで、「仕事は楽しくやるものではなく責任をもってやれ」という意見など、組織をあずかる長として参考になる点がたくさんあるという。「自分の思っているようにはなかなか進みませんが、向上し続けられるよう努力を怠らない事でしょうね」

専門にするインプラント治療を基軸に、目線は予防とメンテナンスに重点を置いた欧米型の新しい総合歯科医院の発展と成長に向けられている。

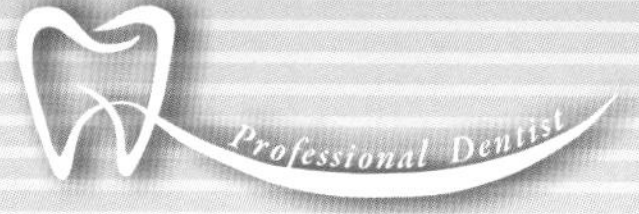

鈴木　祐輔（すずき・ゆうすけ）

平成 16 年、東京歯科大学を卒業。
平成 20 年、東京歯科大学大学院研究科で歯学博士取得。
同年、フリードリッヒーアレクサンダー大学顎顔面口腔外科講座に留学。ロマリンダ大学インプラント学講座に 3 年間留学。
平成 23 年、千葉総合歯科稲毛 矯正歯科に勤務。稲毛インプラントセンター長。

Information

千葉総合歯科稲毛 矯正歯科

所在地	〒 263-0043 千葉市稲毛区小仲台 2-5-3 稲栄ビル 1F・6F・7F TEL 043-445-8810
アクセス	JR「稲毛駅」東口より徒歩 30 秒 専用契約駐車場あり
設立	昭和 51 年
診療科目	虫歯・根管治療、歯周病治療、予防処置、小児歯科、審美治療、インプラント治療、入れ歯、矯正歯科、マウスピース矯正、口腔外科・その他
診療時間	〈月～金〉9：00 ～ 13：00、14：00 ～ 18：00 〈土・日〉9：00 ～ 13：00、14：00 ～ 17：00 〈休診日〉祝
6 つのポイント	1，予防・定期メンテナンスを重視しています 2，総合的な歯科診療を提供 3，痛みの少ない治療を心がけています 4，患者様のお悩みに応える治療メニュー 5，日々、技術を磨き、学び続ける姿勢 6，徹底した衛生管理

千葉総合歯科稲毛矯正歯科
総武線
稲毛
N
コンビニ
コンビニ
コンビニ

オフィシャルサイト

インプラント専門サイト

マウスピース矯正サイト

https://www.chiba-dental-inage.com/

インプラント専門サイト **https://dental-implant-chiba.com/**

マウスピース矯正サイト **https://chiba-mouthpiece-correction.com/**

矯正歯科界を引っ張るトップランナーデンティスト

言語療法や障害児の矯正も手掛け子どもの健やかな成長に寄与

医療法人社団ゆずか　こうざと矯正歯科クリニック

患者さんと
矯正治療を通して
長いお付き合いができる
所が矯正歯科治療の
醍醐味であり、歯科医師を
続ける大きな
モチベーションに
なっています

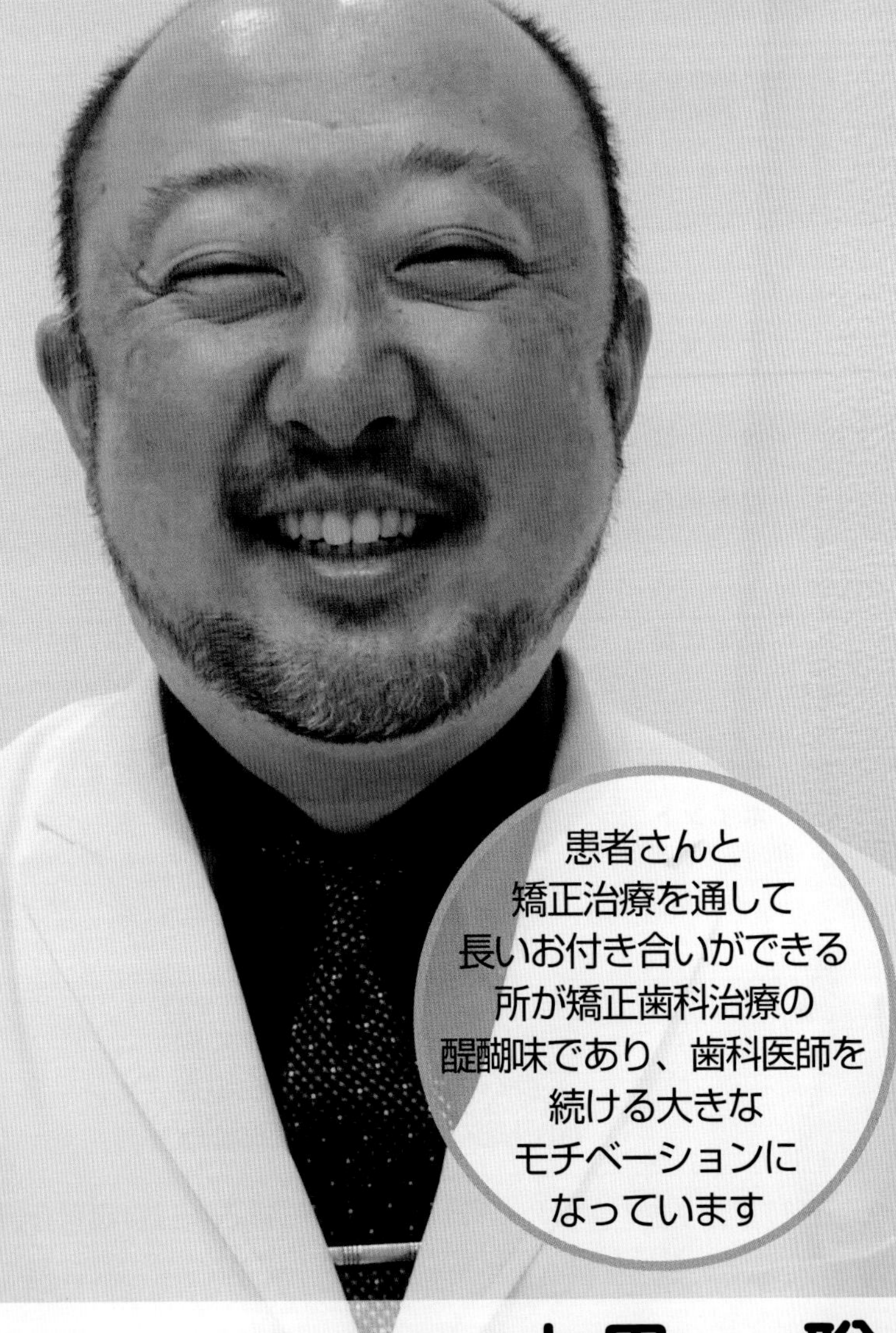

理事長・院長　上里　聡

香川県坂出市にあるこうざと矯正歯科クリニック。同クリニックは矯正治療をメインとしながら、ホワイトニングなどの審美歯科、さらには歯科医院では珍しい子どもの言語療法を提供する。クオリティの高さと患者ニーズを捉えた歯科医療は多くの患者から受け入れられ、開院以来患者数は年々増加。今では坂出地域に加え、丸亀市、高松市、愛媛県、徳島県といった遠方からも患者が訪れる。

「矯正治療をはじめ、当院で提供する全ての歯科医療を完璧に行うため、私たちスタッフ一同は、〝現状維持は衰退〟という理念のもと、情報収集や勉学に励み、日々成長しようと切磋琢磨しています」

こう力を込めて話すのは、こうざと矯正歯科クリニック院長の上里聡歯科医師。早くから矯正一本の歯科医師キャリアを歩み、勤務医時代から矯正の最先端治療をいち早く導入するなど、長年矯正歯科業界のトップランナーとして走り続けてきた人物だ。

そんな上里院長に、医院や自身の経歴、現在の取り組み・活動など、多忙の合間を縫って様々なお話を伺った。

PROFESSIONALDENTIST ♥ PROFESSIONALDENTIST ♥ PROFESSIONALDENTIST ♥ PROFESSIONALDENTIST ♥

矯正歯科治療の奥深さを知り、矯正専門の道を志す

2009年にこうざと矯正歯科クリニックを開業

父・祖父・曽祖父が歯科医という歯科医師一家に生まれた上里院長は、環境要因もあり、自然と歯科医師の道を志した。さらにそこから矯正専門の道を歩もうと思ったのは大学院の頃。「当時アルバイトで通っていた歯科医院は障害を持つ患者さんの矯正も行っていて、私もその治療に

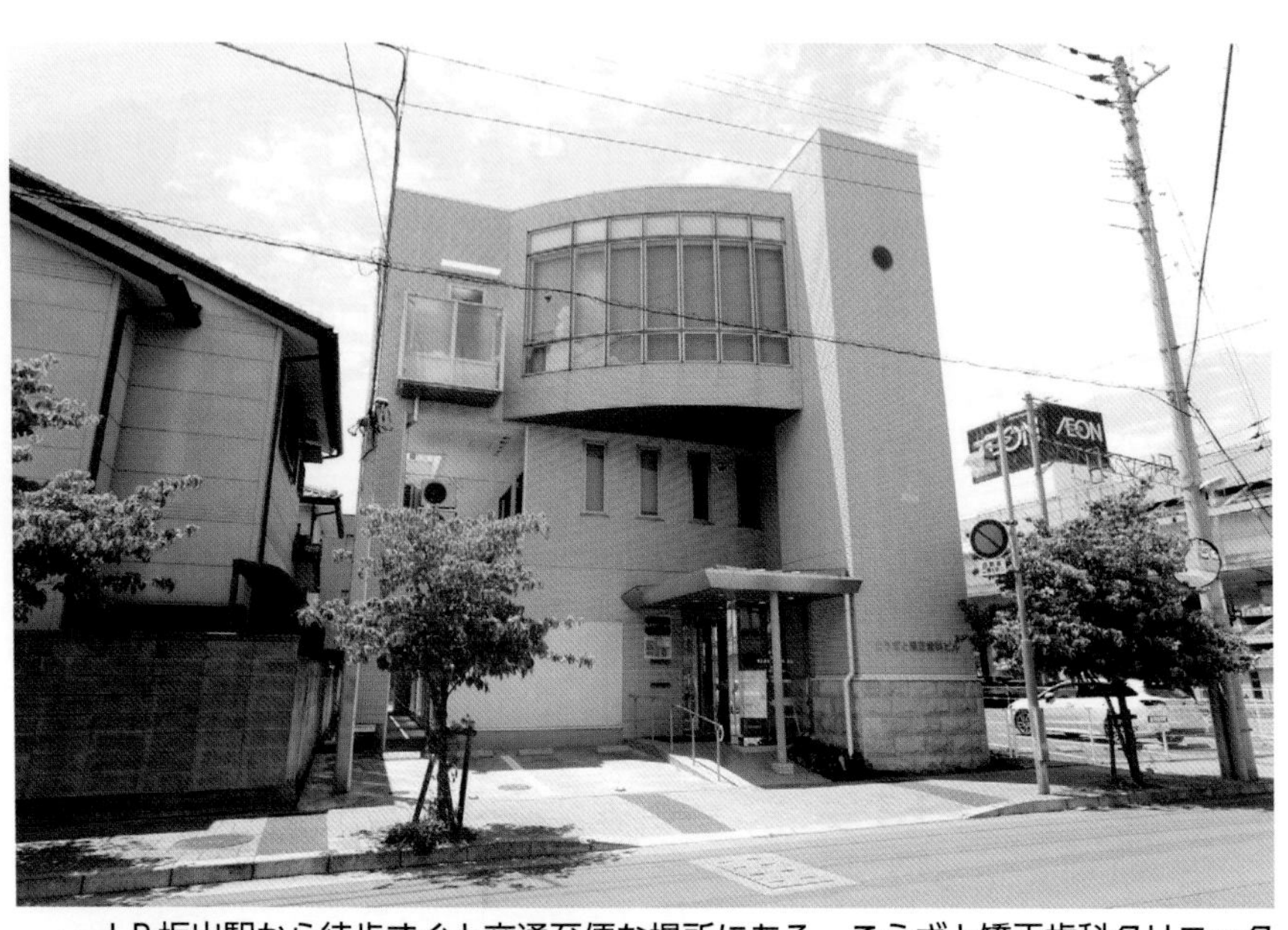

ＪＲ坂出駅から徒歩すぐと交通至便な場所にある、こうざと矯正歯科クリニック

携わらせて頂きました。その経験を通して、〝矯正は片手間ではできない程奥が深くて難しい治療〟ということを痛感し、矯正専門の歯科医師になる決意を固めました」

大学院を修了した上里院長は、その後すぐに父と祖父が営む坂出の歯科医院で勤務を開始。ここで多くの患者に矯正治療を行なっていた。

勤務医時代、医院での診療に加え、大学講師の仕事や講演などを精力的にこなすなど多忙を極めていたが、いつしか矯正専門への道を模索するようになる。「祖父が亡くなるなど色んな事情が重なり、父から継承して矯正専門のクリニックに変更しようという想いが強くなりました」

こうして２００９年に、代々伝わってきた歯科医院の移転開設という形でこうざと矯正歯科クリニックに変更。場所はＪＲ坂出駅から徒歩すぐと、恵まれた立地での開業となった。「ありがたいことに、開院当初からたくさんの患者さんに来院頂きました」

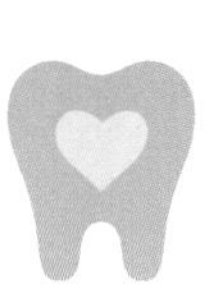

順調な船出を迎えたこうざと矯正歯科クリニックは、患者の増加とともに医院の規模も拡大。最初は1フロアのみだった診療スペースが今では3フロアに。矯正専門のクリニックとしては全国屈指の規模を誇る体制で現在診療を行っている。

「矯正は患者さんの人生を左右する重要な治療」

目指すのは患者が頑張らなくても勝手に治っていく矯正歯科治療

クリニックは3階建てで、1階フロアには総合受付と言語療法を行う部屋があり、2階はホワイトニングや外科的な治療を行うスペースがある。さらに同階には歯科医院では珍しい高気圧酸素カプセルも設置されている。高気圧酸素カプセルに関して上里院長は、「主に手術をした患者さんに利用頂きますが、術後の回復がかなり早くなるなど重宝しています」とのこと。

そして3階は全て矯正治療専門のスペースとなっており、フロア全体では10台の診療チェアが完備されている。

これまでクリニックにおいて多くの患者に矯正治療を提供してきたこうざと矯正歯科クリニックだが、現状は、「高校生までのお子様が多い傾向にあります」と上里院長。「お子様が多いのは地域柄ですね。高校卒業後は県外に進学や就職をする子が多く、それまでに矯正しておきたいということで当院に来られます。一方で大人の矯正は比較的女性が多い傾向にあります」

歯の矯正治療は他の歯科治療とは一線を画す特徴があるが、これに関して上里院長は、「矯正はお子様で治療期間が1～2年、大人の方で1～3年といずれも長期に亘る上、保険が適用されず経済的負担も大きい。また仕上がりが見た目にも影響するなど、色んな意味で患者さんの人生を左右する重要な治療です」と説明する。

こうざと矯正歯科クリニックでは、患者の要望・ニーズに合わせ、ワイヤー型やマウスピース型といった各種装置を用い、インシグニアシステムと呼ばれる最新のデジタルシミュレーションなどを駆使して、精密な矯正治療を行っていく。また、矯正を専門としているのは上里院長だけではなく、クリニックに在籍する全ての歯科医師、歯科衛生士も矯正に精通。ハード面、ソフト面ともにハイクオリティな治療を提供できる体制が整っている。

「当院が目指しているのは、患者さんが頑張らなくても当院に通っているだけで勝手に矯正が行われていく治療です。治療中のストレスや負担をできる限り無くし、矯正が楽しいと思って頂けるようあらゆる手を尽くしています」

PROFESSIONALDENTIST ♥ PROFESSIONALDENTIST ♥ PROFESSIONALDENTIST ♥ PROFESSIONALDENTIST ♥

矯正がうまくいかなかった患者の救済にも尽力

「患者さんとの長い付き合いが矯正歯科治療の醍醐味」

マウスピース型矯正装置〝インビザライン〟やインシグニアシステムを他院より先駆けて導入。またこれらを用いた症例も学会の場で積極的に発表するなど、常に矯正歯科界を引っ張る上里院長が、現在矯正歯科の業界において憂いていることがある。それが、「他院で矯正を受けて上手くいかなかった患者さんからの相談」だという。

「長い年月を要し、高い費用を払って上手く矯正ができなかった患者さんの救済にも今は力を入れています。歯の矯正は専門知識や高い技量が求められるなど、一朝一夕ではできない治療だということをまずは皆さんに知って頂きたい。その上で、医院を選ぶ際は、できる限り長きに亘っ

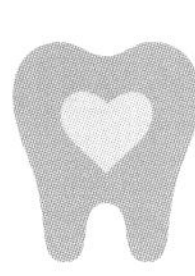

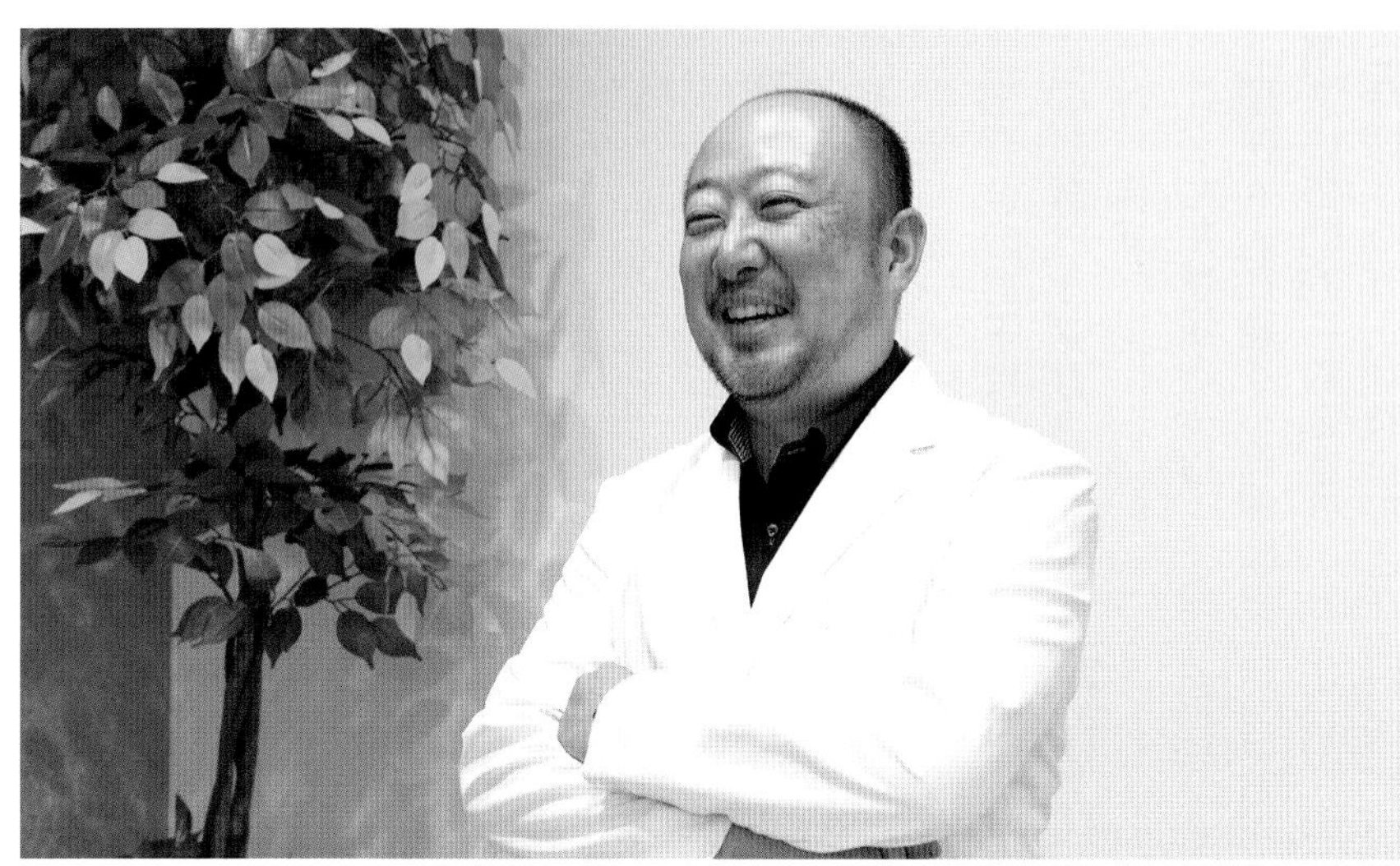

子どもの言語療法にも力を入れている上里院長

て矯正を専門に行っているような所が良いかと思います。その他目安としては症例写真をHPに載せている、日本矯正歯科学会の認定医を取っているかどうかなどでしょうか。歯の矯正は人生を左右する重要な治療であるだけに、先生の腕や先生との相性を何より重視して選んで欲しい」

矯正を初めて行う患者に加え、こうしたやり直しを要するような患者の治療にも懸命に対応する上里院長はさらに、一人でも多くの患者に専門的な矯正歯科治療を提供したいという想いから、2019年より東京の2カ所にミュゼ矯正デンタルクリニックを監修。

現在は香川のクリニックに加え、東京の2つの監修医院においても診療を行い、週の半分は東京、もう半分は香川と、東京・香川を行き来し、超のつく多忙な日々を送っている。

そんな、上里院長の歯科医師としての原動力は、〝患者の存在〟だ。「患者さんと矯正治療を通して長いお付き合いができる所が矯正歯科治療の醍醐味であり、歯科医師を続ける大きなモチベーションになっています」

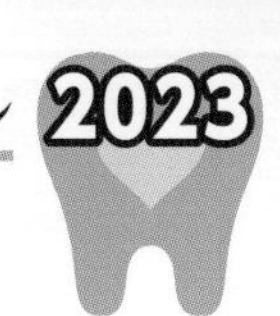

上里院長はここ数年、一人の患者との長い付き合いとともに、親と子の2世代のお付き合いも増えてきているという。また、「坂出と東京の両方で矯正治療を行った患者さんもいらっしゃいます」とも。「坂出で矯正をした当時小学生の患者さんが成長して東京に就職し、大人になったその患者さんを今は東京のクリニックで診させて頂いています。『先生の矯正を受けて本当に良かった』と言って頂けた時は本当に嬉しかったですね」

PROFESSIONALDENTIST PROFESSIONALDENTIST PROFESSIONALDENTIST PROFESSIONALDENTIST

ニーズ高まる〝子どもの言語療法〟を提供

「子どもの言語療法を行う歯科医院が全国的にもっと増えて欲しい」

歯の矯正に加え、以前からクリニックで力を入れて取り組んでいる〝子どもの言語療法〟。導入の背景を上里院長は次のように説明する。「国が実施する小児検診には言葉の発達という項目があり、ここで引っかかると言語聴覚士の在籍する病院を紹介されます。しかし、現状は供給が需要に追い付いておらず、初診に3〜6カ月待ちという子どもさんが全国に大勢います。言語未発達のお子様でも、週1回ペースで訓練を受ければ必ずといっていいほど改善されますが、この訓練ペースが3カ月ごとなどとなってくると、言語が未発達のまま年を重ねてしまうことになります」

こうした状況を受け、上里院長は2018年からクリニックにて言語療法の提供を開始。現在4人在籍する言語聴覚士のうち1人は小学校と養護学校の教員免許をもち、子どもの言語療法に専門的に対応する。

「今はYouTubeなどが流行っていて、眼や耳から情報を受け取るばかりで、口でのコミュ

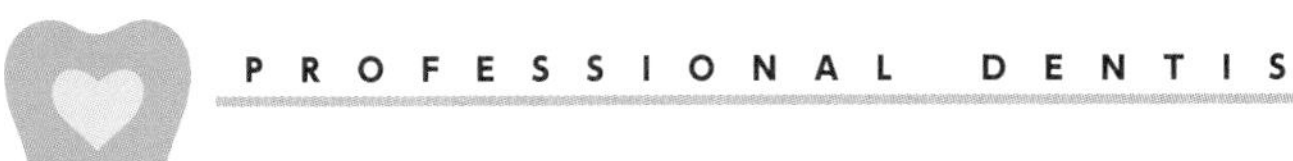

ニケーションが不得意なお子様が非常に増えています。またマスク社会も子どもたちの言語発達の遅れの一因になっているのかなとも思います。今後も当院において、言語未発達のお子様を積極的に受け入れて、改善のサポートをしていければと思っていますし、こうした言語療法を行う歯科医院が全国的にもっと増えていってほしいとも思います」

〝障害を持つ子どもの外科矯正治療〟にも対応

「お子様が言葉の問題や口腔の問題のない大人に成長していく手助けが当院の役割」

矯正歯科治療をベースに、審美の分野や言語療法、高気圧酸素カプセルの導入など、新たなことに果敢に挑戦していく上里院長は、「もう1つ、当院ならではといえる取り組みがあります」という。それが〝障害を持つ子どもの外科矯正治療〟だ。「障害をもつお子様の中には、上あごや下あごが小さい状態になっている方がいて、呼吸がしづらかったり、目が飛び出ていたり、歯並びが悪くなってしまったり、見た目や機能に大きな問題が出てきます。そうしたお子様に対する手術を病院と連携して行っています」

こうした治療は難易度が高く、高い専門性を求められることから、実施している歯科医院は国内でごくわずかなのが現状。「困っている方がいるのであれば、出来る人間がやらなければいけませんから」と上里院長はさらりと言ってのける。

専門性を活かし、多岐に渡る歯科医療を提供するこうざと矯正歯科クリニックには、現在20名のスタッフが在籍。上里院長を先頭に、皆が自己研鑽に励み、全員一人ひとりが学会発表などを積極的に行っている。

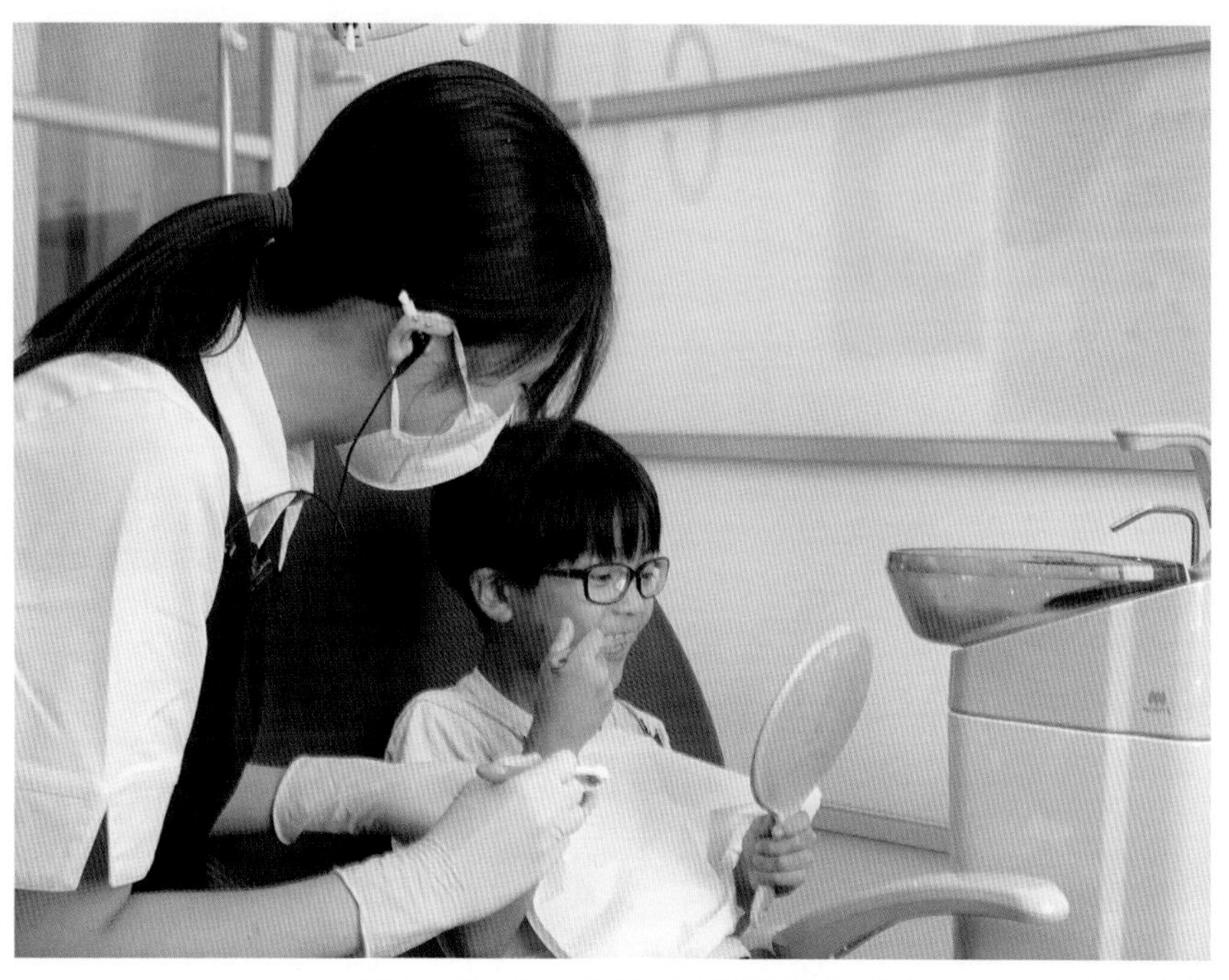

子どもでも楽しく通える歯科医院づくりをスタッフ一同で徹底

　日々の診療やスタッフたちの教育、またHPやYouTube、学会などを通しての情報発信など、多方面に活動する上里院長は、「日本の将来を支えていくであろう子どもたち世代が、言葉の問題や口腔の問題のない大人に成長していく手助けを行うことが当院の役割であり、今後もこの役割を力強く担っていければと思っています」と未来を見据える。

　今後も、矯正歯科治療のスペシャリストとして、また矯正歯科業界のパイオニアとして、変化を恐れず新たなものをどんどん取り入れながら、培ってきた技術や経験に基づくハイクオリティな矯正歯科治療を患者に惜しみなく提供していく。

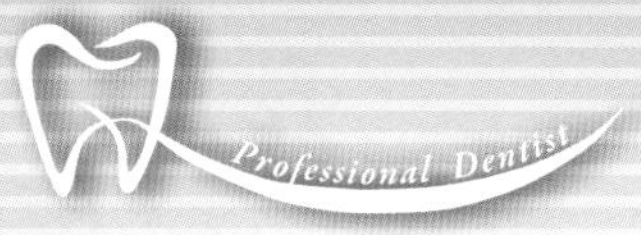

Profile

上里　聡（こうざと・さとし）

昭和 47 年生まれ。香川県坂出市出身。愛知学院大学大学院を修了し、香川県坂出市にて矯正歯科専門クリニック理事長。常に最新の治療を導入し難症例を中心に診療。小児専門の言語治療を取り入れている。専門分野での講演は国内外多数。ミュゼデンタルグループ監修医師として全国に良質で正しい矯正歯科治療の普及に努めている。海外活動としてスリランカ国での診療を行っている。趣味はゴルフと出張先での散歩と食事。平成 22 年日本顎咬合学会優秀発表賞（展示･口演）。平成 28、29 年、令和元年日本成人矯正歯科学会コ・デンタル優秀賞。著書多数。学術論文、学会発表多数。公式 YouTube チャンネル「教えて！こうざと先生」配信中。

主な資格、所属・学会

ミュゼデンタルグループ監修医師。SAKURA DENTAL HOSPITAL（Sri Lanka）Orthodontist。愛知学院大学歯学部非常勤講師。広島大学大学院医歯薬保健学研究院応用生命科学部門歯科矯正学研究生。香川県立中央病院歯科口腔外科嘱託歯科医。香川大学附属病院形成外科美容外科非常勤歯科医。日本矯正歯科センターセンター長。日本臨床矯正歯科医会中四国支部長。日本 IOB アライナー矯正歯科学会理事。バイオインテクレーション学会評議員。日本矯正歯科学会認定医。日本顎関節学会認定医。日本成人矯正歯科学会認定医。日本顎咬合学会認定医。株式会社スマイルアートカンパニー owner。

Information

医療法人社団ゆずか　こうざと矯正歯科クリニック

所在地	〒 762-0032 香川県坂出市駒止町 1-4-2 TEL　0877-45-3710 FAX 0877-45-3739
アクセス	JR 坂出駅南口から徒歩 2 分 近隣に 15 台分の駐車スペースあり
設　　立	大正 14 年 平成 21 年（法人設立は平成 24 年）
診療内容	小児矯正、矯正歯科、ホワイトニング、ことばの訓練
診療時間	〈火〜日〉9：00 〜 13：00、14：00 〜 19：00　〈休診日〉月・祝 ※受付時間は診療時間の 30 分前。臨時休診日もあり。 日曜日は月 1 〜 2 回の診療となるので要問い合わせ。
診療方針	当院では、「ことばと健康は歯ならびから。」をコンセプトに、乳児期から成人まで幅広い年齢を対象に、矯正歯科を提供しています。院長のほか、複数の歯科医師と歯科衛生士が所属し、それぞれが矯正について学びを深めてきました。 これらすべては、患者さまと真摯に向き合い、一緒に矯正治療を行っていきたい思いからです。矯正治療のことで気になることがあればいつでも相談においでください。

坂出市市民広場
JR瀬戸大橋線
坂出
こうざと矯正歯科クリニック
P
N
坂出駅南口広場

https://www.kouzatokyousei.com/

愛知県・名古屋市の矯正歯科専門クリニック

確かな技術と卓越したセンスで口元の〝健康美〟を提供

LiTo 国際矯正歯科

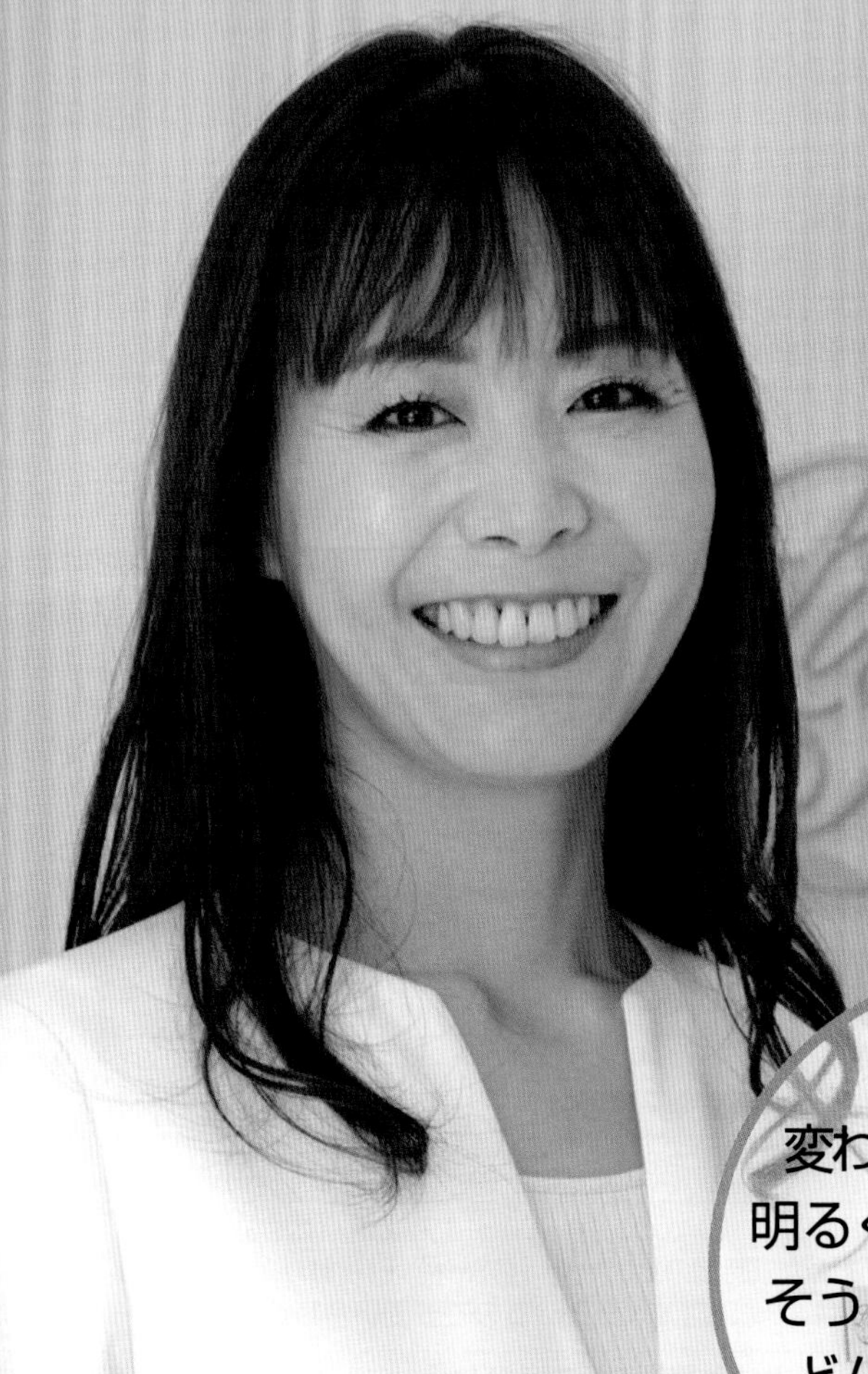

〝見た目が
変わって、気持ちも
明るく前向きになる〟
そういう患者さんを
どんどん増やして
いきたいですね

院長　**藪本 有香**

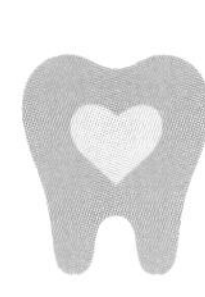

愛知県名古屋市にあるL・i・T・o国際矯正歯科。2022年6月開業以来、患者への良質な矯正歯科治療の提供を通して、徐々に地域でのファンを増やすなど、注目を集めている医院だ。

「歯並びとかみ合わせの改善を行う矯正治療は、見た目が変わることによるメンタル面のポジティブな変化や、噛み合わせ機能の向上による健康増進など、見た目と機能両方にアプローチできる素晴らしい治療です。私がこれまで培ってきた矯正専門医としての技術や知識を最大限活用し、歯並びに関することでお悩みの多くの方々の力になっていきたいと考えています」

こう真っすぐに前を見据えて話すのは、同医院で治療を一手に担う院長の藪本有香歯科医師。今現在、医院での診療、そして二人の子どもの子育てを両立させて、多忙ながらも充実した日々を送る。そんな藪本院長に、医院の魅力や特徴、自身のライフスタイルや矯正歯科治療にかける想いなど、存分に語ってもらった。

歯科医を目指す動機や独立までの道のり

地元への貢献という想いも込めてL・i・T・o国際矯正歯科を開業

矯正専門の歯科医師として活動を続ける藪本院長が、そもそも歯科の道を目指したのは高校生の頃。「父や叔父など家族が皆歯科医師で、子供の頃から歯科医師が身近な存在でした。また高校生の時は父の歯科医院を手伝ったりもしていて、気づけば自然と目指すようになっていました」

さらに歯学部卒業後はすぐに矯正専門の道を目指す決意を固める。「私自身、高校生と大学生の頃、期間にしておよそ10年間矯正の治療を受けていました。この時の経験がとても大きかった

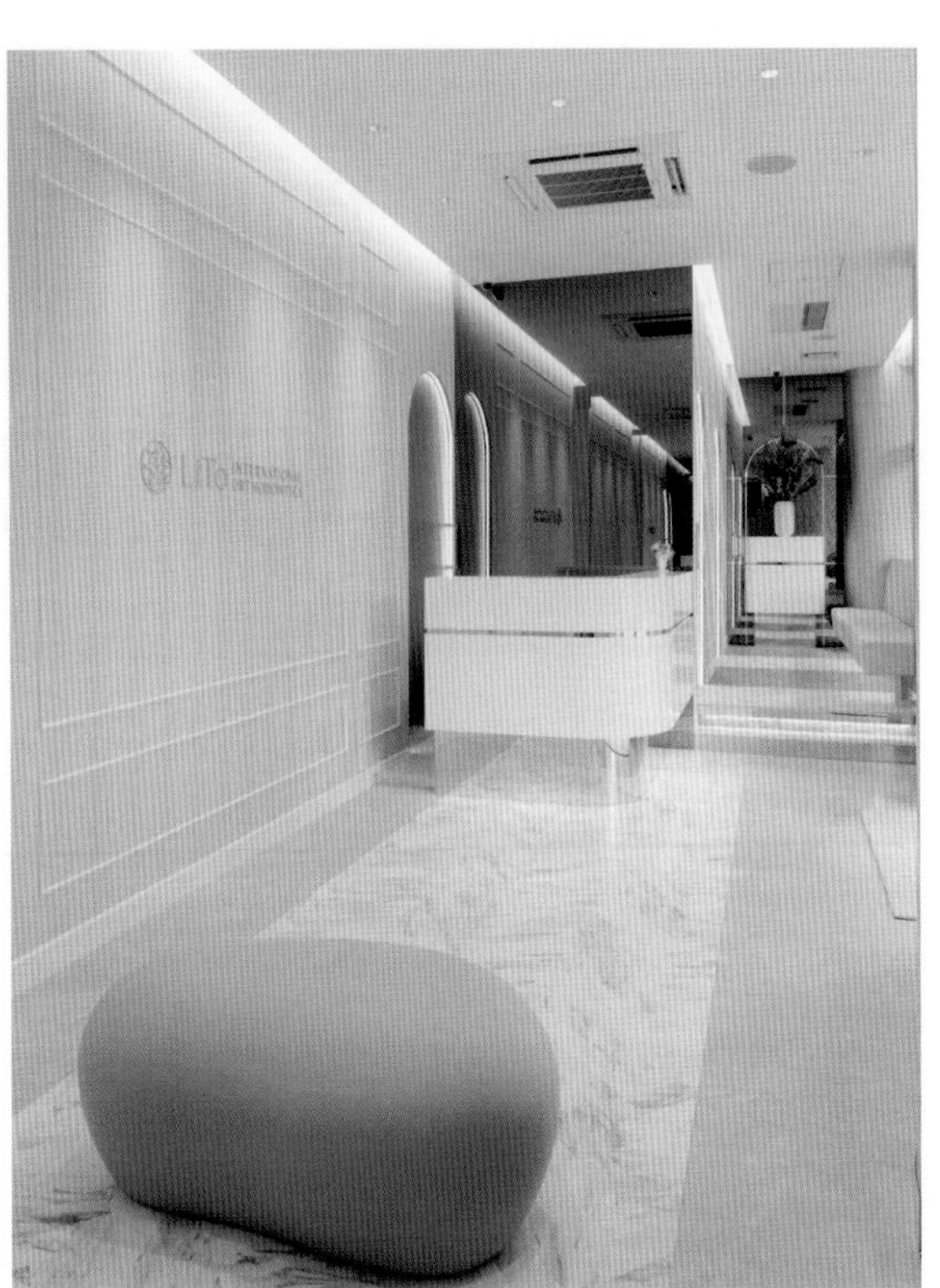

ラグジュアリーとリラックスを両立させた
ホテルのような院内空間

ですね」

　矯正分野の勉強と経験を重ねてスキルアップに励んだ藪本院長は、２０１０年に父が院長を務める歯科医院にて矯正歯科専門医として勤務を開始。その後は米国への留学も敢行して矯正の腕を磨き続けた。一方でこの間には結婚もし、２０１４年には長女を。そして２０１７年には長男を出産した。

　仕事と子育てに奮闘していた藪本院長が、独立開業を模索するようになったのは２０２０年頃。

「夫の歯科医院で副院長として働いていましたが、勤務時間の関係などからどうしても子育てがおろそかになってしまい、これではいけないと。思い切って自分の医院を持とうと思いました」

　こうして前述の日に、ＬｉＴｏ国際矯正歯科を開業した。場所は名古屋市千種区四谷通。この場所での開業も、「独立の大きな動機でした」と藪本院長。「私自身千種区は超のつく地元で、小中高大学とずっと過ごしてきた場所なんです。愛着のある地元に自分のスキルを活かして何か役に立って貢献したい。この想いも強くありました」

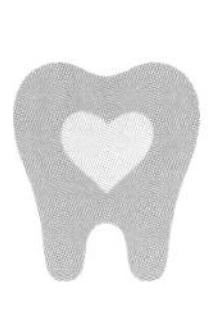

PROFESSIONAL DENTIST PROFESSIONAL DENTIST PROFESSIONAL DENTIST PROFESSIONAL DENTIST

矯正専門ドクターからの推薦で本書籍へ

通うのが楽しく、居心地の良い院内空間

今回の書籍は、〝読者に自信を持ってお勧めできる歯科医〟をコンセプトに、全国各地の歯科ドクターを収録しているが、藪本院長の収録は、矯正専門歯科医師からの推薦によるものだった。推薦ドクターから藪本院長評を伺った。

『技術は確かなものがあり、大学病院時代から教授の患者さんをずっと担当するなど治療は突出していました。矯正歯科の分野は兎にも角にも手先の器用さが最重要で、たいそうな資格を持った人でも器用さに劣る歯科医師も多い中、藪本有香歯科医師の腕はずば抜けていて、まさにセンスの塊のような歯科医です。今は子育てと両立させながら治療を続けているにもかかわらず、未だに彼女の症例実績は他の矯正歯科医も絶賛しています』

こうして、他の多くの歯科医から絶賛される優れた治療技術を有する一方、LiTo国際矯正歯科は院内環境も特徴が多く、医院に一歩足を踏み入れると、そこには歯科医院とは思えない洗練された空間が広がる。

院内環境について藪本院長は、「まず矯正治療の場合、治療が終わるまで長期間に渡って何度も通うことになるので、通うのが楽しくて居心地のいい院内空間にしたいなという想いがありました。結果、院内全体の配色をピンクゴールドで統一し、ラグジュアリーとリラックスを両立させたホテルのような空間に仕上がりました」と話す。

自身の子育て経験が活きる小児矯正

学生、社会人、主婦、高齢者。ニーズが増える大人の矯正

歯の矯正治療は大きく、小児矯正と成人矯正に分かれるが、ＬｉＴｏ国際矯正歯科にも大人、子ども問わず歯並びの悩みをもって幅広い世代の患者が訪れる。

子どもの矯正に関して藪本院長は、「およそ5～13歳までの顎の骨が成長する時期に行う治療になります。この時期に歯並び、かみ合わせを良くすることで、むし歯予防や脳の発達、バランス感覚の健全な成長、メンタル面に好影響を及ぼすなど、様々なメリットが生まれます」と説明する。

治療は子どもの成長に合わせて進められ、矯正の装置も成長に合わせて、その都度、最適なものに変わっていく。そのため医院には４００種類にも及ぶ装置が用意され、この中から一人ひとりの子どもにとってベストなものを提供していく。

「矯正治療を子どもに理解して貰うのは中々難しいですが、少しでも本人が楽しく、前向きに治療を続けられるよう、負担やストレスのかからない装置を用意し、本人にも優しく丁寧に説明するよう心掛けています」と話す藪本院長は加えて、「もちろん装置の着け外しなどを日々管理する親御さんへの説明やサポートも非常に重要で、当院でも大切にしている部分です」

子どもや保護者とのコミュニケーションも治療を進める上で重要な要素となる中で、藪本院長は、「私が女性で子どもを育てる母親であること、そして在籍するスタッフも子育て中の女性が多いことから、お子様との接し方や親御さんのお悩み相談という点では強みの部分になるのかなと思っています」とアピールする。

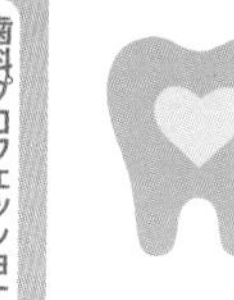

一方大人の矯正に関しては、「ここ最近、大人の方で矯正を希望される患者さんが増えていることを実感します」と藪本院長。学生や社会人、主婦、高齢者など、幅広い世代の様々な立場の人が、『コンプレックスを解消したい』、『いつまでも若々しく健康でいたい』、『結婚式に向けて綺麗にしたい』、『就職活動に向けて治したい』などといった目的でLiTo国際矯正歯科を訪れる。

医院では主にマルチブラケットやマウスピース、部分矯正といったものを使う。これらの中から個々の患者に最適な装置を選んで治療を進めていく。

「大人も、矯正治療により歯並びとかみ合わせを改善することで、顔全体の印象が変わったり、むし歯や歯肉炎のリスクが下がったりと、見た目と機能両方にポジティブな変化が起こります」

子どもから大人まで。印象に残る患者エピソード

「治療を進める上で大切なのは患者さんとのコミュニケーション」

これまでのキャリアの中で、多くの患者に矯正治療を提供してきた藪本院長に印象的な事例をあげてもらった。「小学生の女の子に矯正の治療を提供していましたが、いつしかこの子が、『藪本先生みたいな矯正歯科医に私もなりたい』と言い、学校の発表会でも将来の夢をそう語ってくれたんです。大きくなった今も目指してくれているみたいで、とても嬉しいですよね」

「もう一人は高校生の男の子で、歯並びが原因で当時いじめを受けていました。コンプレックスで不登校にまでなってしまいましたが、私の矯正治療を通して歯並びとともに性格もとても明るく変わって、感謝の言葉を頂けた時はとても嬉しかったですね」

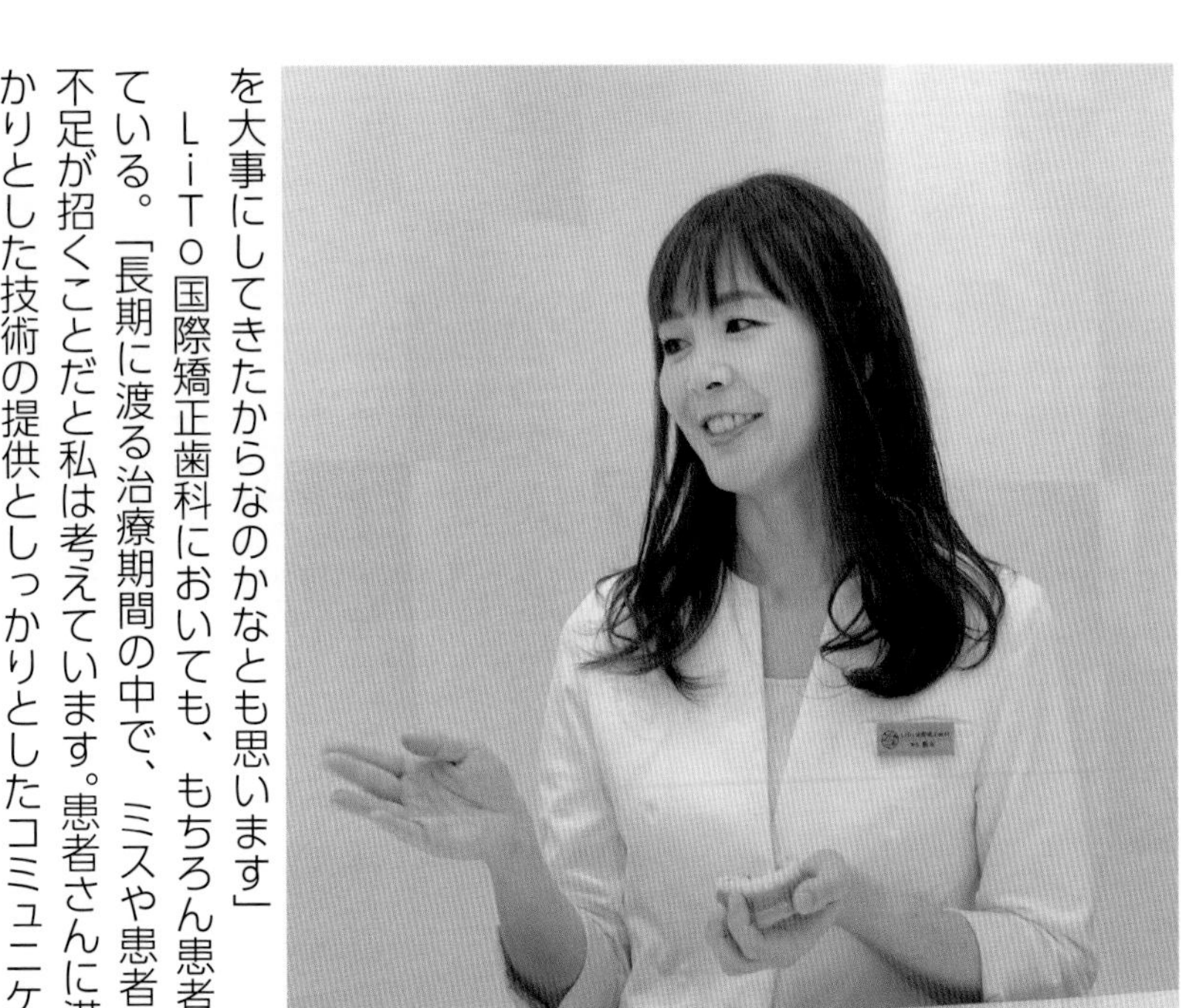

患者とのコミュニケーションも
とりわけ大切にしている藪本院長

「その他には60代の女性患者さんも印象的で、『まだあと20～30年は自分の歯で食事も楽しみたいから歯並びを綺麗にしたい』と相談に来てくださいました。治療を通してその患者さんのパワフルさや高い美意識にこちらがとても勉強になったことがとても印象に残っています」

　これら以外にも、患者との思い出は「山ほどある」という藪本院長。「これだけ印象に残る患者さんばかりなのは、矯正の治療期間が長いという事情はもちろんありますが、これまでずっと患者さんとの出会いやコミュニケーションを大事にしてきたからなのかなとも思います」

　LiTo国際矯正歯科においても、もちろん患者とのコミュニケーションはとりわけ大切にしている。「長期に渡る治療期間の中で、ミスや患者さんとのすれ違いは全てコミュニケーション不足が招くことだと私は考えています。患者さんに満足して頂ける治療結果を得るためには、しっかりとした技術の提供としっかりとしたコミュニケーション。この2つを揃えることが非常に重要になります」

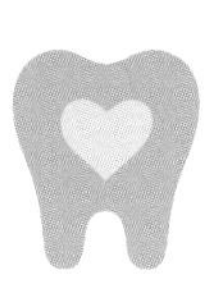

現在藪本院長は診療に子育て、時折趣味のゴルフとジムという生活を送る。今のこうしたライフスタイルについて、「周りの方々の支えもあって、仕事も子育ても趣味も全て楽しくできています」と充実した表情で話す。また、「仕事に関しては、私が大学や臨床の場で得てきた技術・知識を無駄にしたくないという想いがあります。培ってきたものを社会に還元していくためにも、歯科医としての活動はずっと続けていきたいですね」とも。

そんな藪本院長に、医院の今後のビジョンを伺った。「地域に根付いて、多くの人から愛される医院にしていきたい。医院名に国際とついているように、通訳なしで外国の患者さんともお話ができる所も当院の特徴ですので、日本、海外問わず、この地域にいらっしゃる方で歯並びや口元に悩みのある方は気軽に来院頂きたいと思います」

地域住民から愛される医院を目指して日々診療を続ける藪本院長は、現在矯正歯科医院としては画期的ともいえる取り組みを行っている。それが、〝美容医療の提供〟だ。「ホワイトニングや顔のエステ。ヒアルロン酸やボツリヌスといった美容歯科メニューを提供しています。これらは主に美容クリニックが提供しているメニューですが、口元を美しく見せるという部分は矯正歯科医の専門領域です。矯正歯科というメインの治療に加え、口元を中心としたお顔全体のトータルビューティーの提供に力を入れています」

「〝見た目が変わって、気持ちも明るく前向きになる〟人を増やしていきたい」

「矯正歯科治療こそ、求められるのは〝健康美〟でなくてはなりません」

こう話す藪本院長が、矯正歯科医として大きくこだわるのは「健康美」だ。「機能的かつ健康的なかみ合わせを作るのはもちろんですが、加えて人の第一印象を左右する口元の美しさ、いわ

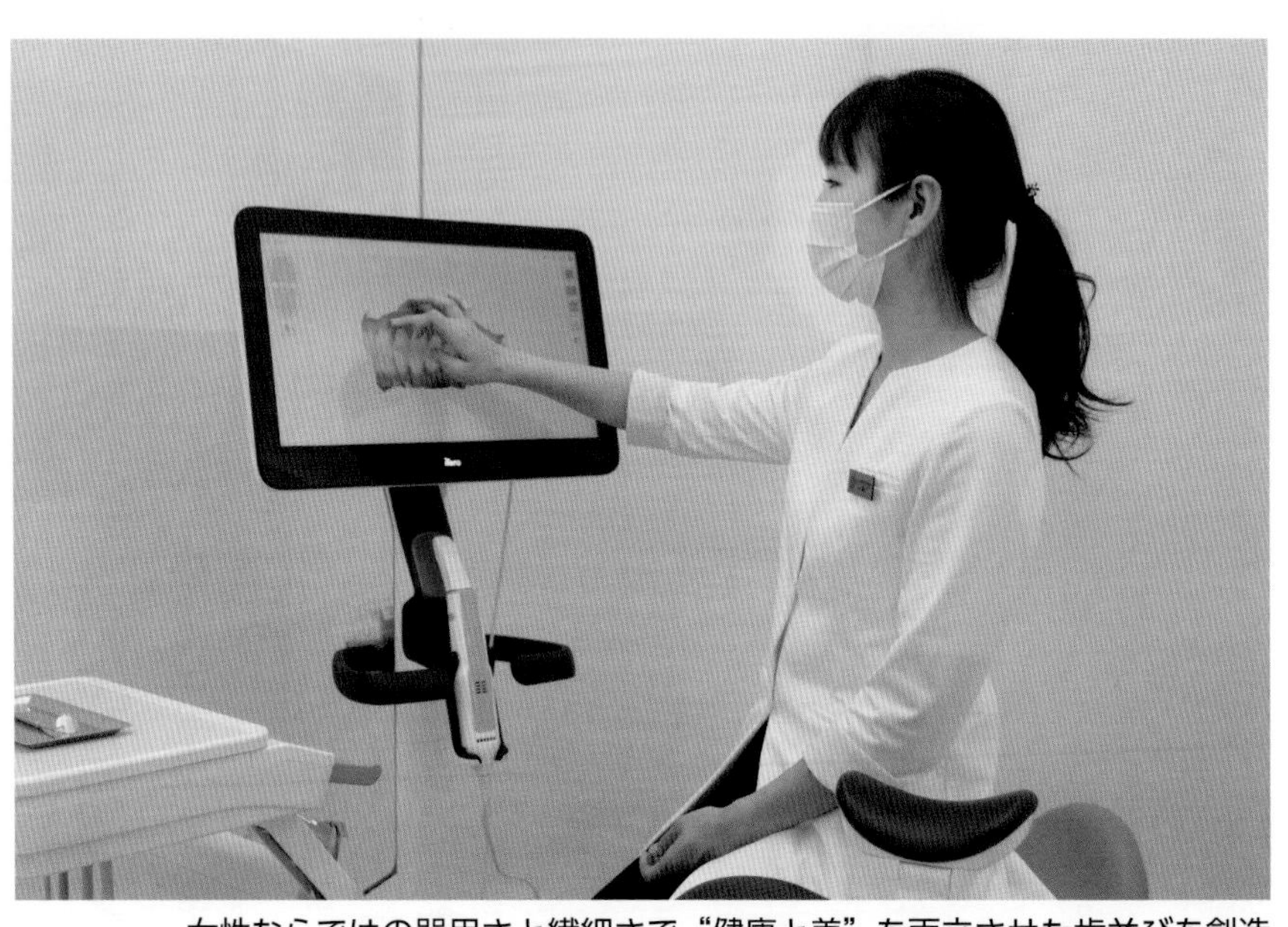
女性ならではの器用さと繊細さで“健康と美”を両立させた歯並びを創造

ば見た目の美しさを作ることも非常に重要です。人それぞれ歯の形態が異なる中、全ての歯の軸やスマイルラインといった部分を考慮に入れながら、その人に合った〝美〟を創造できる歯科医師が本当の矯正のスペシャリストだと思っています」

巷では、矯正治療を受けた結果、『かみ合わせは良いが、見た目がちょっと…』と不満を抱く人も少なくないと言われている。その中で、藪本院長は女性ならではの器用さと繊細さで、美的感覚の優れた〝健康と美〟を両立させた歯並びを創造する。女性矯正歯科医の独立開業医院が今現在全国の歯科医院中1%にも満たないという中、藪本院長は貴重な存在だ。

「〝見た目が変わって、気持ちも明るく前向きになる〟。そういう患者さんをどんどん増やしていきたいですね」

優しく、晴れやかな表情でこう話す藪本院長。女性ならではのしなやかさと繊細さ、それに芯の強さも併せ持った姿がとても印象的だった。

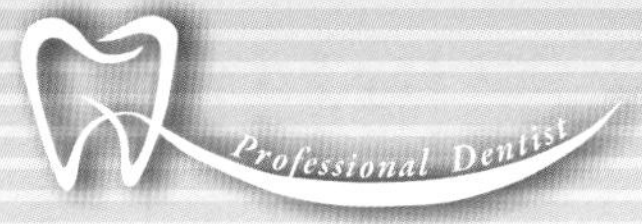

Profile

藪本 有香 (やぶもと・ありか)

愛知県出身。平成 15 年名古屋市立名東高校卒業。米国ノースカロライナ州立 East-Henderson-high school 留学。平成 20 年愛知学院大学歯学部卒業。愛知学院大学総合診療科臨床研修医。平成 21 年愛知学院大学歯学部歯科矯正学講座入局。
専科専攻生として矯正歯科治療に専念。平成 22 年板津歯科矯正歯科矯正医。
平成 25 年米国アリゾナ州 Tucson Tweed course 修了。
米国ボストン大学 Special Orthodontic Residency Course 修了。
平成 26 年太田川矯正歯科クリニック副院長。長女出産。
平成 29 年長男出産。令和 4 年 LiTo 国際矯正歯科開業。

主な活動

日本矯正歯科学会会員。日本舌側矯正歯科学会会員。世界舌側矯正歯科学会会員。近畿東海矯正歯科学会会員。Charles H.Tweed International Foundation 会員。MFT(口腔筋機能療法)アドバンスコース修了。インビザラインブラックダイヤモンド取得(共同取得)。インビザライン GO 認定ドクター取得。Beauty world Japan 参加。日本メディカルタトゥー協会 リップアートメイク認定ドクター。)

Information

LiTo 国際矯正歯科

所在地	〒 464-0819 名古屋市千種区四谷通 3-20 TEL 052-734-3332
アクセス	名古屋市営名城線　名古屋大学駅 徒歩約 6 分 名古屋市営東山線／名城線本山駅 徒歩約 6 分
設立	令和 4 年
診療内容	大人のための矯正治療 お子様のための矯正治療
診療時間	〈月・火・金〉 10：00 ～ 12：30、13：30 ～ 17：30 〈土〉 9：00 ～ 14：30 〈休診日〉 水・木・日
院長メッセージ	はじめまして。院長の藪本有香です。平成 26 年より東海市の太田川矯正歯科クリニックにて副院長を務めてきましたが、このたび自分の生まれ育った覚王山・本山の街にて矯正専門の歯科を開業することになりました。矯正歯科を通して健康的な歯を保ち、素敵な笑顔で過ごしていただくことを目標に地域の皆様に貢献・恩返しをしていけたら嬉しい限りです。

https://litokoku.com/

日本大学歯学部歯科麻酔学講座出身の歯科麻酔のプロフェッショナル

痛くない治療、怖くない通いたくなる歯科医院に

医療法人社団寿門会 **みさき歯科医院**

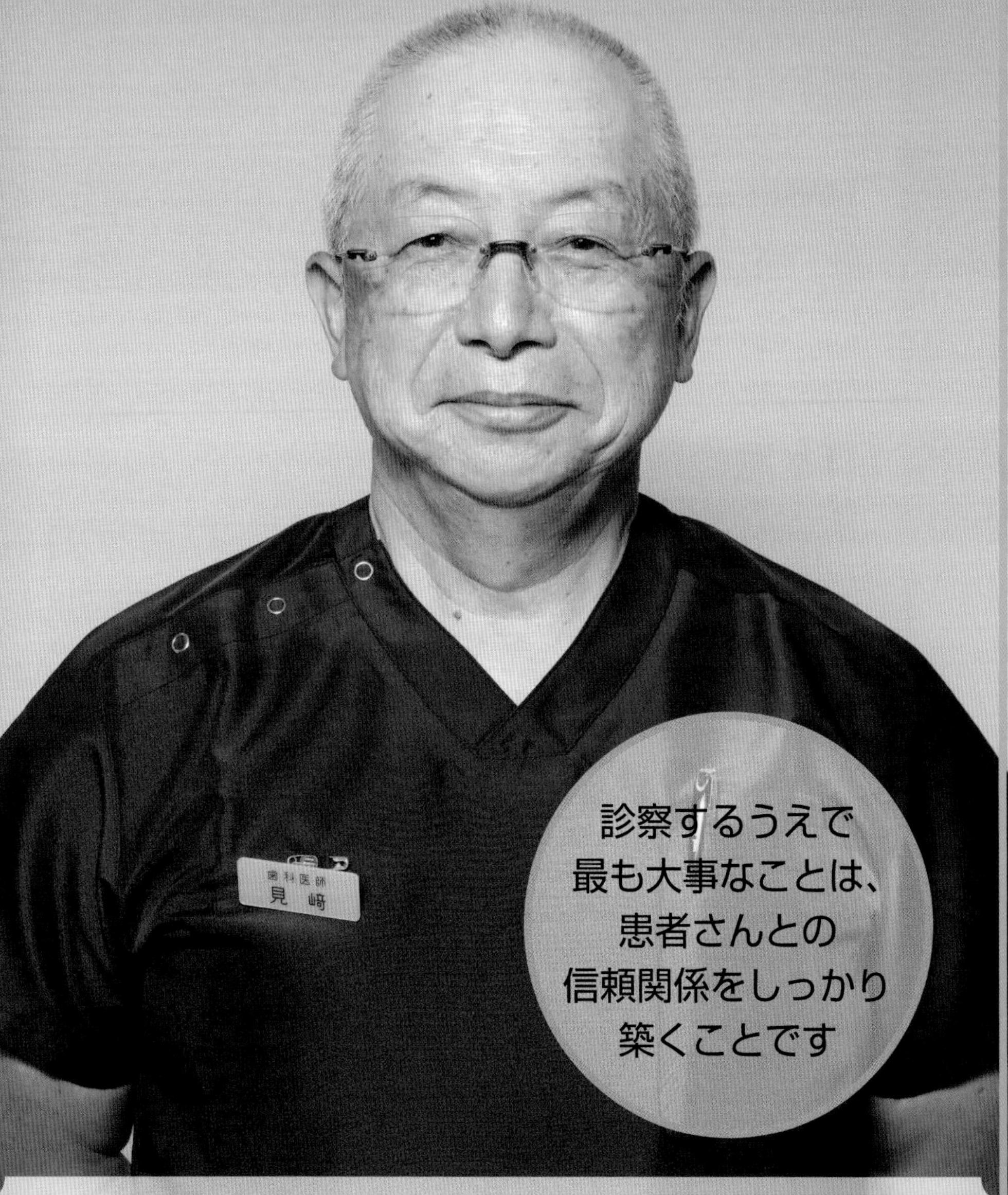

診察するうえで
最も大事なことは、
患者さんとの
信頼関係をしっかり
築くことです

理事長・院長 **見﨑　徹**

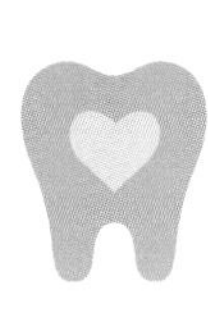

場所を移しながら親子3代にわたって100年近く続く歯科医院

より一層の診療体制の充実、安定した経営と将来を見据えて法人化

医療法人社団寿門会みさき歯科医院は、渋谷区の宮益坂上に位置する歴史ある歯科医院だ。見﨑 徹院長の祖父の代から、親子三代にわたって地域医療を担ってきた。見﨑院長は日本大学歯学部大学院歯学研究科（口腔外科専攻）を修了して歯学博士号取得後に口腔外科臨床に携わり、その後は1989年の歯科麻酔学講座の設立に関わり、講師、准教授として教鞭をとっていた。

みさき歯科医院には院長と同じく、日本大学歯学部付属歯科病院の補綴学で准教授を務めていた桟 淑行先生、保存学（歯内療法学）に在籍していた金子陽子先生、東京医科歯科大学大学院（保存修復学）を修了した美田 瞳先生、歯科矯正担当の熊川由記先生、那須美穂先生や歯科衛生士2名など計10名のスタッフにより、大学病院に準じた歯冠修復やインプラント、口腔外科治療などを受けることができる体制を整えている。「診療するうえで最も大事なことは、患者さんとの信頼関係をしっかり築くことです」と見﨑院長は語る。

みさき歯科医院では、インフォームドコンセントを軸にした患者との信頼関係を重視しており、患者とのコミュニケーションを十分に取るため、診察時間も長めにしている。そうすることで、患者の不安を出来る限り取り除き、安心して治療が受けられる、生涯通いたくなるような歯科医院になれることを目指している。

「これまで私は口腔外科と歯科麻酔に取り組んできました。最近では再生医療も行っています」

そう話す見﨑院長にお話を伺った。

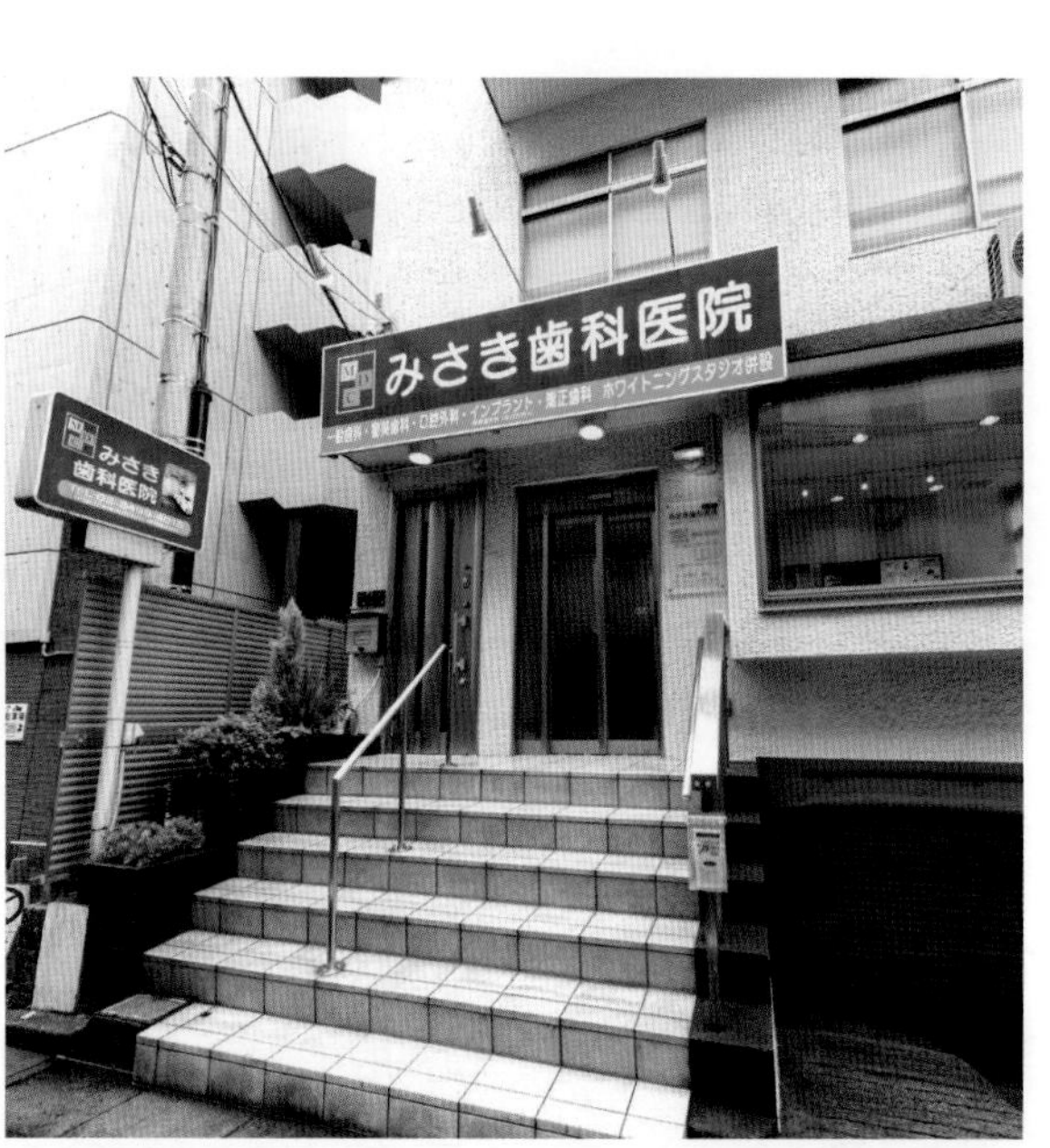

親子３代にわたり地域医療を支え続けている

みさき歯科医院の歴史は長く、大正時代にまでさかのぼる。

「私の祖父が名古屋市内で寿門堂歯科医院を開業したのが、みさき歯科医院の始まりです。当時の名古屋市では三番目の開業医だったそうです。その後、私の父の代で、1951年に現在の渋谷一丁目に見﨑歯科医院として開業しました。そして、1968年に現在地へ移転開業しました」名古屋から渋谷へと場所を移し、親子3代にわたって100年近い歴史を持つみさき歯科医院。しかし、見﨑院長は一時期閉院を考えたという。

「父が体調を崩して診療出来なくなってからは、私と弟で夜間と週末に診療していましたが、その後は常勤の先生方に診療を委託する形式で診療を継続してきました。当時の私は日本大学歯学部で歯科麻酔学講座の設立に奔走していましたし、弟は武蔵小金井市で開業していました。何度も閉院を考えていたのですが、父はみさき歯科医院の存続を強く望んでいたので、継続することにしました」その後、日本大学を定年退職した見﨑院長は、2018年にみさき歯科医院を法人化しました。その際に、祖父が開業した寿門堂歯科医院の屋号を取り、医療法人社団寿門会みさき歯科医院として、理事長・院長に就任し、現在に至る。

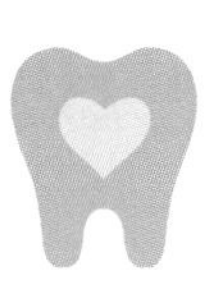

口腔外科に興味があった学生時代

今なお各地から寄せられる出張麻酔依頼

見﨑院長は日本大学歯学部で歯科麻酔学講座の設立に関わり、歯科麻酔学の准教授として教育や研究、臨床に取り組んできた。しかし、学生時代は麻酔学の道に進むつもりはなかったそうだ。

「今の私は麻酔の専門家と認知されていますが、学生時代は父親と同様に解剖学に興味があり学生実習にも参加していました。その延長線で口腔外科に興味を持ち大学院では口腔外科学を専攻しました。当時の私は、麻酔自体ではなく、抜歯、顎骨骨折などの外科処置の方に興味があったのです」

口腔外科に興味があった見﨑院長だが、口腔外科の施術をより向上させるためには麻酔、全身管理の知識・技術が必要であると考えた。当時の口腔外科教授の工藤逸郎先生、学部長の西連寺永康先生に相談した結果、東京医科歯科大学歯学部歯科麻酔学教室（久保田康耶教授）で歯科麻酔学の臨床に携われることになった。都立清瀬小児病院麻酔科での9か月間の小児麻酔の研修を含めて計3年間在籍して、歯科麻酔認定医の資格を取得した。その後、駿河台日本大学病院麻酔科での2年半の麻酔研修を行っている間に歯科病院でも麻酔を任される機会が増えて歯科麻酔学講座の設立に関わるようになったのだという。

そんな麻酔のプロフェッショナルである見﨑院長は、精神鎮静法（以下、鎮静法）を中心に臨床、教育、研究をしてきた。鎮静法とは、全身麻酔や局所麻酔とは異なる治療中のリラックス効果を目的とした全身管理法で、ある意味では歯科特有の全身管理方法である。鎮静法には亜酸化窒素（笑気）ガスを用いた亜酸化窒素（笑気）吸入鎮静法と、点滴静脈路から鎮静剤を投与する

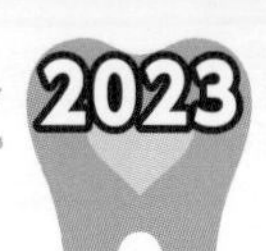

静脈内鎮静法の二種類があり、主に歯科治療へのトラウマ、強い恐怖心を持つ患者や、治療中に嘔吐反射が強く出てしまう異常絞扼反射患者、インプラントや歯周外科手術に用いられる。

現在でも見﨑院長には各地の歯科医院から鎮静法の依頼が寄せられ、時には大規模の歯科医院にも鎮静法の施術に行くという。「最近の歯科医院では、インプラントや歯周外科手術に局所麻酔だけでなく、鎮静法を併用する歯科医院も増えてきました。高齢者・有病者が増加しているので安全な歯科治療を提供するためにも歯科麻酔のニーズは今後とも大きく増えると思います」

見﨑院長に寄せられるのは鎮静法の依頼だけではない。認知症の高齢者や心身障害者への全身麻酔の依頼にも応じているという。

「今では関東地方と沖縄県口腔保健医療センターに全身麻酔の施術に出張していますが、以前は福島県いわき市の個人歯科医院での心身障害者の歯科治療のための全身麻酔にも行っていました」

「軽度の障害がある方には鎮静法だけで十分治療が行える場合もあります。しかし、中等度以上の障害者は、治療中にコミュニケーションを取れず、動いてしまって危険ですから全身麻酔の必要があります。また、認知症の高齢者なども、同じく治療中に動いてしまいますのでこちらも全身麻酔が必要になる場合もあります」

「最近の医療技術の発達により、様々な心身障害があっても高齢まで生きられる方が多くなってきました。当然、そういった方も歯科治療は必要ですから、私が鎮静法や全身麻酔をする機会も増え、ニーズが大きくなっているのを感じます」

PROFESSIONAL DENTIST PROFESSIONAL DENTIST PROFESSIONAL DENTIST PROFESSIONAL DENTIST

歯科業界に救急救命処置を普及させたい

依頼を受けた歯科医院で出張セミナーを開催

臨床では主に鎮静法を手掛けてきた見﨑院長だが、大学での研究のメインテーマの1つは、医療事故の予防法や事故発生時の救急救命処置だった。

「歯科医は、救急救命処置が必要とされる事態に直面することがどうしても少ないのです。だから、いざ患者さんがアナフィラキシーショックを起こしたり心停止した場合に慌ててしまう歯科医も多いのです」

そのような背景から、見﨑院長は日本大学歯学部で准教授を務めていた2003年に開業歯科医に向けて、『フローチャート式 歯科医のための救急処置マニュアル』(見﨑徹、伊東隆利、渋谷鑛編 医歯薬出版株式会社)を出版し、コロナ禍による感染予防の必要性と感染対策意識の高まりを受けて、2022年9月に救急蘇生時の感染対策を追加して内容を一新した第6版が出版された。

想定される様々な全身状態の急変への対処の詳細な解説や全身状態の正確な評価法は、歯科医以外でも全ての歯科医院のスタッフにも参考になる内容だ。

「歯科医院での治療中に、患者さんが意識を失ってしまったり、心停止してしまったりする事例が度々報告されています。今の日本は超高齢化社会で高齢者、有病者が多いですから、歯科医がこういった事態に直面する機会も増えていくので適切な初期救急処置を行う必要な場面も増えてくるでしょう」と見﨑院長は語る。歯科医への救急処置講習の充実や、すべての歯科医院での救急薬剤やAED等の常備が必要になっているが、歯科医院ごとの救急処置への意識にばらつきがあることからも、あまり進んでいないのが現状だという。

第6版 フローチャート式
歯科医のための
救急処置マニュアル
Flow Chart-Manual of Emergency Care for Dentists
見﨑 徹・伊東 隆利・渋谷 鑛 編
高齢者・有病者の治療を安全に行うための全身状態評価の手引きとなる1冊
一次救命処置ガイドライン2020
抗血栓療法患者の抜歯に関するガイドライン2020
高血圧治療ガイドライン2019
顎骨壊死ポジションペーパー2016
医歯薬出版株式会社

2022年内容を一新して第6版が出版された、「フローチャート式　歯科医のための救急処置マニュアル」

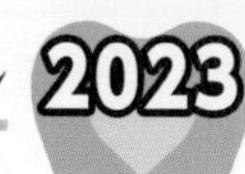

そのような現状を受け、見﨑院長は、救急処置（その他、バイタルサイン測定、亜酸化窒素〈笑気〉吸入鎮静法、注射法など）講習の要望がある歯科医院に自ら赴き、ハンズオンで実技講習をする院内セミナーを開催している。（医療機器を手掛ける株式会社セキムラのホームページから申し込み可能）歯科医師以外の全てのスタッフが受講できるのが魅力だ。

「救急処置は映像を見るだけだったり、講演会などの座学をやったりしたところで実践で役立つ技術は身につきません。映像や本、座学からは得られない知識が多くあります。それを直接ハンズオンで伝えるのが重要なのです。それに、歯科医師だけでなく、歯科衛生士、受付や事務の方も救急処置を学んでおくべきだと思います」

さらに鎮静法の一種である亜酸化窒素（笑気）吸入鎮静法はポイントを押さえれば先生自身が実施できる有用な鎮静法である。

低濃度笑気（30％以下）と高濃度酸素（70％以上）を鼻マスクから吸入させることにより精神的にリラックスした状態と高濃度酸素吸入による安全性が向上させることが出来るので活用して頂きたい。（株式会社セキムラのホームページに参照動画あり）

PROFESSIONAL DENTIST PROFESSIONAL DENTIST PROFESSIONAL DENTIST PROFESSIONAL DENTIST

麻酔と口腔外科双方の技術を生かせるインプラント手術

インプラント手術に再生医療と鎮静法を併用

近年、iPS細胞の発見に始まる再生医療の発展が大きな注目を集めている。患者自身の血液を用いる再生医療は、拒否反応や副作用が出ないことが大きな利点である。歯科においても、歯の神経組織である歯髄の再生（C－iメディカルHP参照）と、歯を支える土台である歯槽骨の再生を目的とした再生医療の取り組みが始まっている。見﨑院長も4年ほど前から、主に歯槽骨の再生に取り組んでいる。しかし、多くの歯科医にとって再生医療には大きな障壁があるという。

「再生医療では、患者さんの血液を使います。したがって、必ず採血をせねばなりません。しかし、口腔外科か麻酔の経験が無いと採血は難しく、採血ができない歯科医も少なくないのです。私は麻酔を長年施術してきました。静脈内鎮静法での点滴路確保の過程が採血と同じですから、私にとって採血は大きな問題ではありません」

歯科麻酔の点滴路確保で磨いた手技を用いて再生医療に取り組む見﨑院長。しかし、歯槽骨の再生だけにとどまることはなく、見﨑院長は口腔外科の経験を活かして、インプラント手術も行っている。

「骨が薄い患者さんには、通常インプラントを入れることができません。インプラントを埋入するための歯槽骨の厚みや密度が足りないからです。しかし、再生医療を使って骨造成を行えば、そういう方でもインプラント手術を受けられるようになります」

麻酔と口腔外科の技術をどちらも持ち合わせる見﨑院長にとって、再生医療とインプラント手術の併用はとても相性が良いのである。そして、見﨑院長はこの2つの治療に静脈内鎮静法を用いている。そうすることにより、患者は本来不可能だったインプラントを埋入することが可能になるうえ、リラックスした状態で治療を受けることができるのだ。「今のところ、日本全国でもインプラント手術と鎮静法と再生医療を併用しているところは珍しいのではないかと思います」

麻酔の技術の継承と再生医療の啓蒙活動

本や映像では伝わらない知識を直接伝えたい

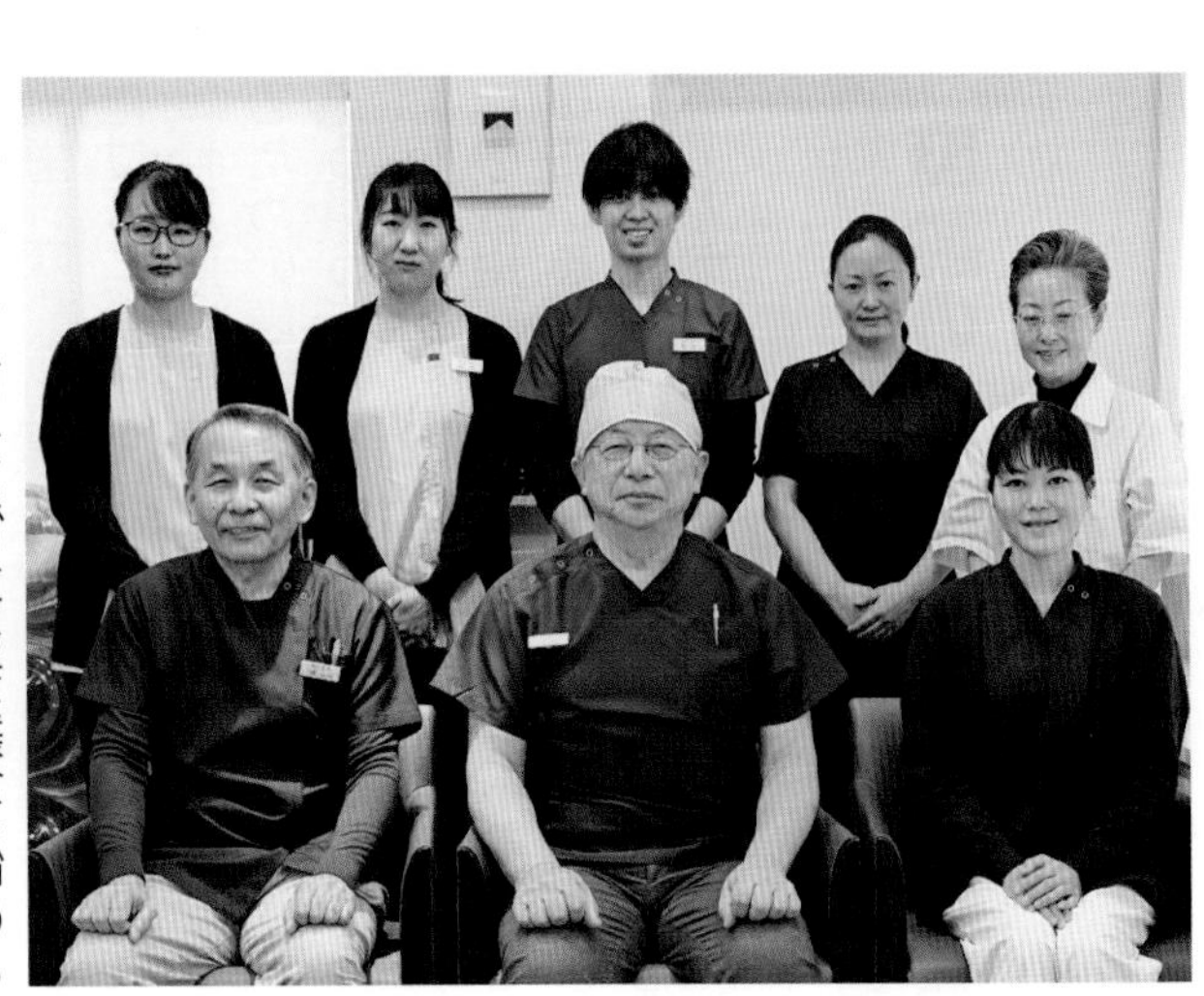
患者に寄り添い、分かりやすい治療を心がけているスタッフ

麻酔の専門家として他の歯科医から厚い信頼を寄せられ、各地を回りながら診療に取り組む見﨑院長。みさき歯科医院でのインプラント手術と再生医療のかたわらで、「今まで自分がやって来たことを伝えたい」という想いから、後進の育成にも積極的に取り組んでいる。先に紹介した救急処置の出張セミナーのみならず、後進の歯科麻酔科医への麻酔技術の継承や、再生医療を始めようと考えている歯科医たちへの啓蒙活動にも力を入れているという。

「麻酔に関しては、出張麻酔で連携している歯科麻酔科医へ、会う度にできるだけノウハウをくまなく伝えるようにしています。時には亜酸化窒素（笑気）吸入鎮静法のセミナーをみさき歯科医院で開くこともあります」

「再生医療のセミナーでは、考え方や治療方法だけでなく、歯科医が再生医療を始めるうえで大きな障壁となる採血の練習をハンズオンで実施します。採血の練習は模型でうまくできても、生身の人間相手にできなければ意味がありません」

講演の依頼を受けることも多いという見﨑院長だが、後進の育成やノウハウの伝達は、できる限り後輩を同席させながら実際の機器を用いてハンズオンで実施することを心掛けている。そこには、知識と技術を確実に伝えたいという、想いとこだわりが表れている。これからも見﨑院長の知識・技術を活かした診療と教育は続く。

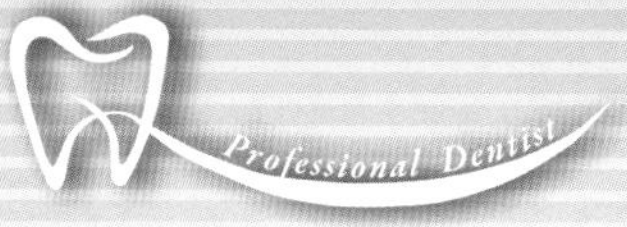

Profile

見﨑　徹（みさき・とおる）

昭和 25 年生まれ。静岡県富士宮市出身。
昭和 50 年、日本大学歯学部を卒業。
昭和 54 年、日本大学大学院歯学研究科修了（口腔外科専攻）。
日本大学歯学部口腔外科学教室。
平成元年、日本大学歯学部歯科麻酔学講座に移籍。
平成 2 年、国立がんセンター麻酔科に所属。
平成 17 年、独立行政法人労働者健康福祉機構関東労災病院麻酔科に所属。
平成 19 年、日本大学歯学部歯科麻酔学講座 准教授。
日本大学歯学部付属歯科病院歯科麻酔科 科長。
平成 30 年、医療法人社団寿門会みさき歯科医院 理事長・院長。

主な資格、所属・学会

日本歯科麻酔学会歯科麻酔認定医
日本有病者歯科医療学会理事、指導医、認定医
日本歯科医史学会理事
ICD（インフェクションコントロールドクター）

Information

医療法人社団寿門会 みさき歯科医院

所在地	〒 150-0002 東京都渋谷区渋谷 1-7-14 TEL・FAX 03-3499-4018 問合せ先：sr.1300g@gmail.com
アクセス	JR 渋谷駅 益坂方面出口より徒歩 5 分 東京メトロ表参道駅 B2 出口より徒歩 8 分
設立	平成 30 年（創業 大正 5 年）
診療科目	一般歯科、審美歯科、予防歯科、歯科麻酔、インプラント、矯正歯科、口臭治療、マウスガード
診療時間	〈月～金〉10：00 ～ 13：30、15：00 ～ 20：00 〈土〉10：00 ～ 13：00（隔週） 〈休診日〉日
理念	口腔の健康を通じて、患者様の健康観を高めることを使命であると考え、日々の診療を行っております。 歯だけでなく、心や体をも健康に保つことを理念としています。

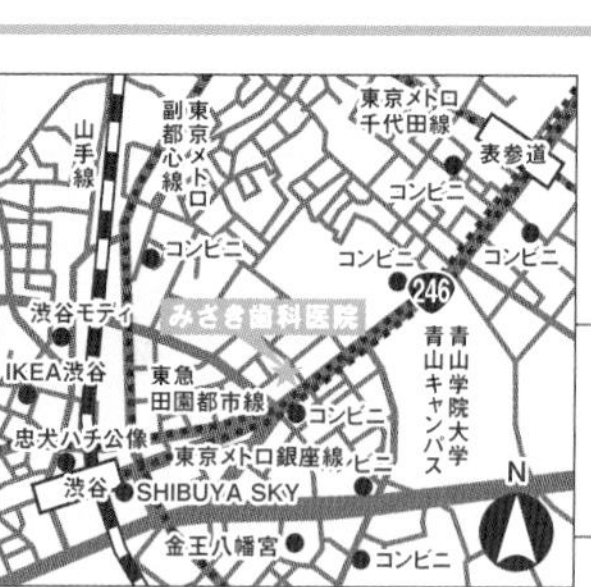

https://misaki-shika.com

徳島から世界へ！抜歯せず負担の少ない骨再生療法を開発

生まれ持った天然歯を１本でも多く残したい

医療法人 **とみなが歯科医院**

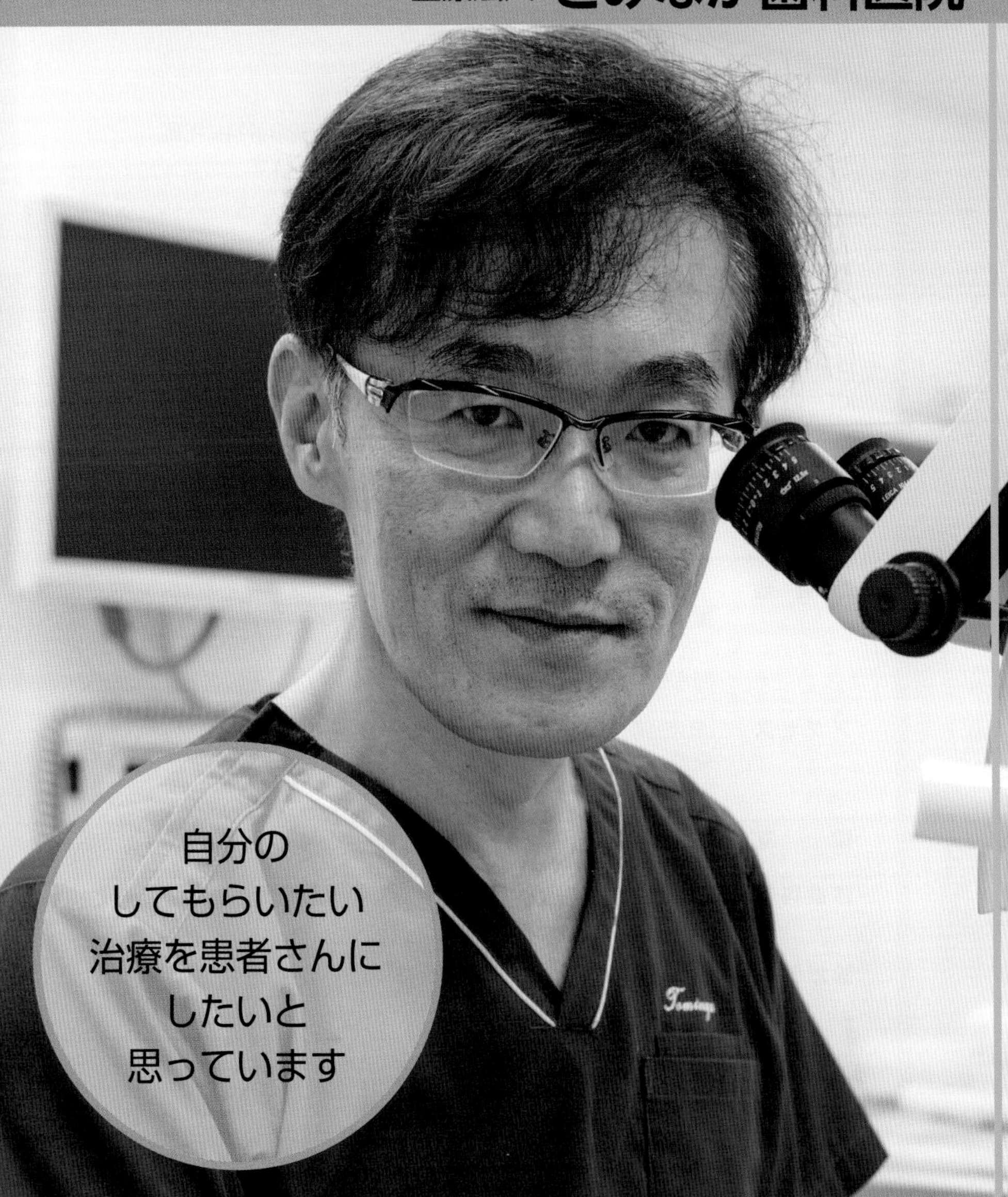

自分のしてもらいたい治療を患者さんにしたいと思っています

理事長・院長 **富永 敏彦**

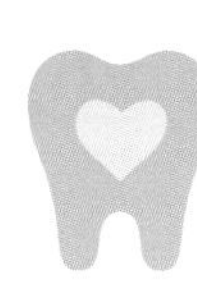

四国の玄関口、徳島県鳴門市。主要都市からアクセスが良く、鳴門海峡がその名前の由来と言われている。自然豊かで、鯛やワカメ、さつまいもなど多くの特産物に恵まれている。壮大な渦潮や阿波踊り、四国遍路など、魅力的な観光名所も数多い。

そんな鳴門市に患者の天然歯を残すことを最優先に、治療に取り組んでいる歯科医院がある。その治療を求めて、地元のみならず遠方からも患者が訪れているのが、医療法人とみなが歯科医院だ。理事長・院長を務める富永敏彦医師に、開業のきっかけや開発したEMAT（高周波根尖療法）のしくみ、今後の展望まで詳しくお話を伺った。

歯科嫌いが歯科医を目指したきっかけ

経験不足から症状を見極めきれず後悔し、勉強に没頭

富永院長は幼少期、虫歯があり歯並びも悪かったが、痛い治療が辛く歯科に行くのが苦手だった。当時の歯科矯正は高額な治療だった。

「お金さえあったら歯は治せるのか、と愕然としました。将来自分が歯医者になって矯正治療でみんなを治してあげたいという目標ができました」

幼少期からその想いを強く持っていたが、鳴門市で歯科矯正を行っているところはまだ少なかった。徳島大学に進んだ富永院長は小児歯科を選択したが、子どもが好きだからというわけではなかった。

「むしろ子どもは苦手な方だったので、苦手分野から弱点を克服するために小児歯科を選びました。乳歯の神経治療は、成功率が半分くらいで難しいものです。子どもは正直なので、痛いなら

痛いとちゃんと言ってくれます。ダイレクトに反応が返ってくるのです。おかげで患者に対する思いやりを身に染み込ませることができました」

徳島大学を卒業後、地元で勤務医として腕を磨いていた富永院長。夜遅くまで診察し、その後は技工、さらに翌早朝から練習と、非常に多忙な日々を送っていた。

今でこそ抜歯せず多くの症例で患者から喜ばれている富永院長だが、勤務時代に治療がうまくいかず後悔している症例があった。

ある日、女子中学生の患者が前歯に痛みを感じて来院。それは神経まで到達している虫歯であったため、神経を取って虫歯治療を行った。しかし痛みは治まるどころか増すばかりで、歯内治療では治らないと判断し、抜歯した。若干12歳の女の子の前歯を抜くことは辛いものだったという。

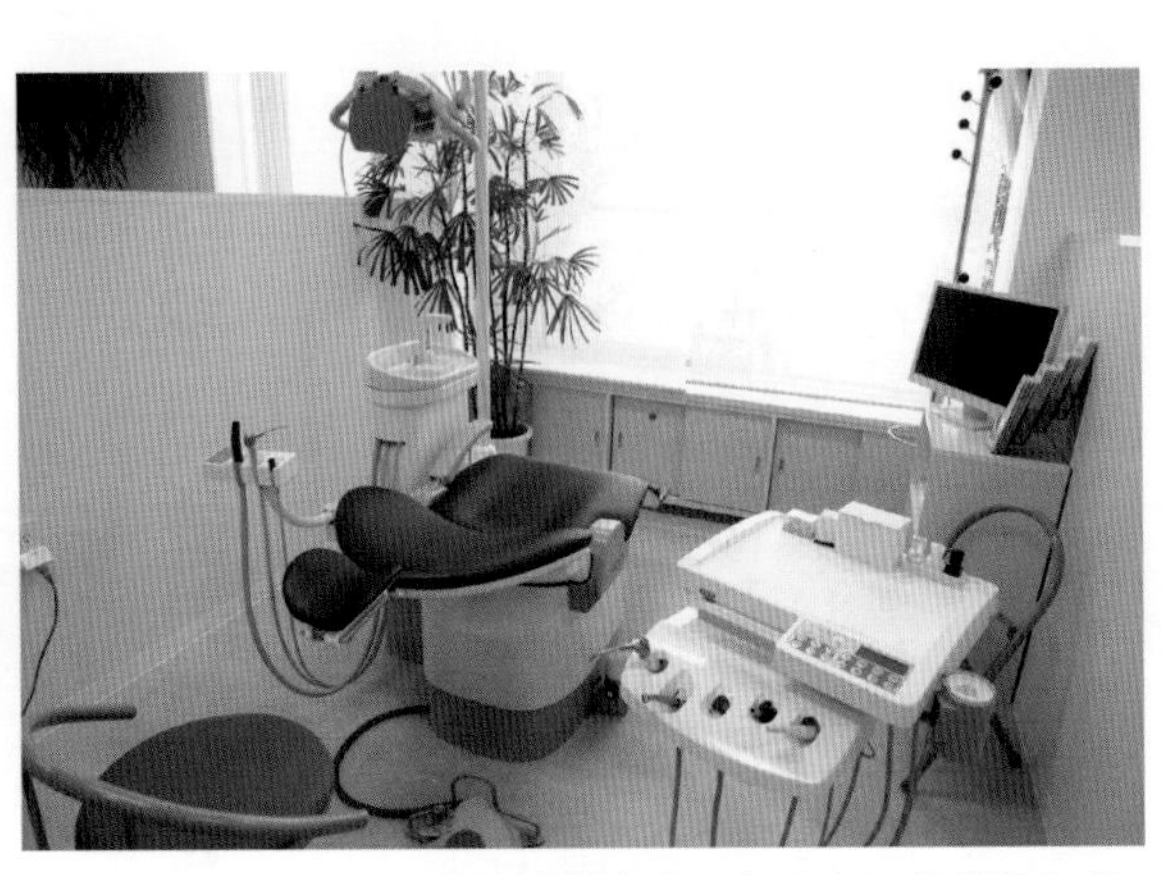

歯は患者自身のものという考えから、治療方法は患者の判断に任せている

「抜歯すると、神経の通っている管が二股に分かれていて驚きました。根の先まで綺麗に清掃できたと思っていたところは、実は先端よりも遥かに上の交差部分だったのです。自身の知識の無さに愕然としました」

この出来事に大変なショックを受けた富永院長は、歯根の神経治療を突き詰めるべく、さらに勉強に力を入れた。根の治療を行っても治らない場合は、抜歯してインプラント治療にするのが主流になり始めた頃だった。

「治らないなら根の先を切るか、歯を抜くかの選択でしたが、生まれ持った自分の歯をなんとか残してあげたいという気持ちが強かったのです」

今の治療には限界がある、治らないものは治らない、を変えたいという想いから、診療に没頭していく。次第に、自身の理想通りの治療をするために開業したい気持ちが目覚めた。誰かがやってきたことではなく、誰もやっていない治療に魅力を感じ、満を持して2000年にとみなが歯科医院を開業した。

EMAT（高周波根尖療法）との出会い

抜け落ちる寸前の歯が治療により驚きの回復を見せる

富永院長は以前より、歯根の中の神経を殺菌する際に高周波治療器を使用していた。しかし、いくら歯根の中を綺麗にできても、根の周囲は全く掃除できていなかった。もちろん様々な薬剤も試してはみたが、経過の思わしくない症例もあった。

あるとき、「高周波を歯根の周りに当てるとどうなるのだろう。高周波の熱で殺菌できないだろうか」と思い付いた。富永院長は早速、神経に近い生卵の白身を用いて実験した。電流を流すとうっすらと白身が固まっていることが確認できた。どのようにすればより効率的に治療できるのか、本格的に研究を開始。これがEMAT（高周波根尖療法）との出会いである。2005年の事だった。

翌年、知人が歯を診てほしいと来院。歯は今にも抜け落ちそうなほどグラグラな状態だった。これまでであれば、抜歯してインプラントにする治療法を提案していた。しかし、やはり大切な歯を抜くのは避けたいとの想いが強かった。

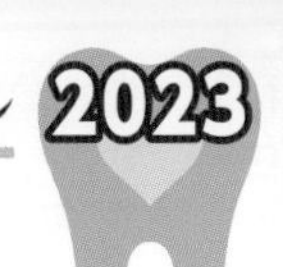

「歯根の周りに高周波を当てて殺菌してみようか？」

研究していたEMATを初めて意識して施術した。すると一週間後、痛みはひき、歯の揺れが止まっていたという。その後は通法通りに施術し、完治した。

「これには私自身が一番驚きました。大学で放射線科の医師にCTを見てもらったら、人工の骨でも入れたのかと言われたくらいです」

しかし、この症例を学会で発表したところ、「エビデンスがない」と非難の嵐だったという。「偶然じゃないのか」とも言われ悔しい想いをした富永院長は、翌年母校である徳島大学の社会人大学院に入学。エビデンスを集めるため、4年間高周波通電による殺菌について研究し論文に力を注いだ。

満を持して発売となったEMAT治療機器

95%の成功率をさらに高めるため研究は続けられている

富永院長が大学院を卒業した2011年、以前より講演等で関わりのあった医療機器メーカーの尽力によりEMATの実験機が完成した。臨床に使用するには動物実験が必須であるため、動物実験の可能な北海道大学に研究生として入局し、共同臨床研究が開始された。この10年間で1500～1600の症例があり、現在もブラッシュアップを続けている。

「新しい治療法はアメリカから数年遅れて日本に入ってくることが多かったから、日本発が欲しかったのです。それも、徳島という田舎から出したかったのです」

研究を続けていくと、誰も知らないことが分かってくる。今年で17年目でも熱心に続けられているのは、そこには夢が広がっているからだ。

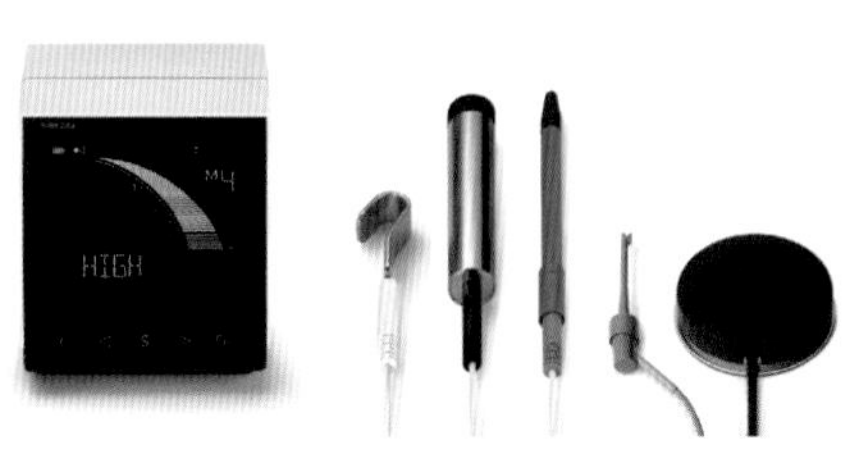

根管長測定モジュール ＋ 高周波モジュール

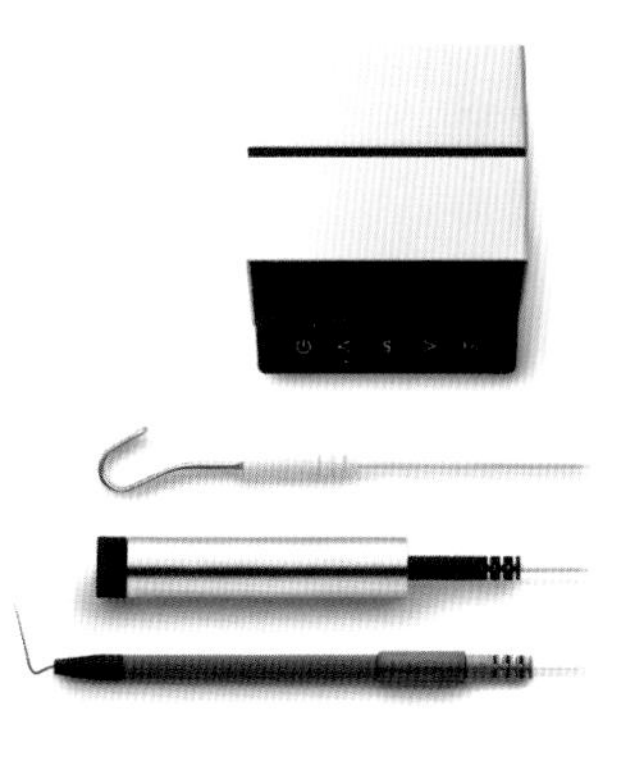

EMAT 治療機器

「治らないとされてきたものが治るということが、楽しくて仕方ないです」と笑顔を見せる。

２０１６年、米国のインディアナ大学へ出向き、症例を見せ効果効能を説明しＥＭＡＴの共同研究を持ちかけた。その効果が認められ、現在はＥＭＡＴの新しい研究を始めている。昨年ついにＥＭＡＴ治療機器が発売となった。

現在とみなが歯科医院での施術は、院内の他医師からの紹介や他医院からの紹介で行われている。ＥＭＡＴ治療を受ける患者の多くは、虫歯が原因で起こる根尖性歯周炎を患っている。難治症例の場合、根を切るか抜くかが一般的な治療となるが、根を切ると短くなり施術後の歯の寿命が短くなる。そもそも高齢者では施術できない場合もある。ＥＭＡＴ治療は通電するだけで、時間もわずか1分程の短さだ。使用できない症例はほとんどなく、痛みも少ない。低侵襲で体に優しいため、患者の年齢層は中学生から80代まで非常に幅広い。特に40～60代が多いという。他院で抜くしかないと言われたが抜きたくなくて来院する患者も多い。

「遠方から来てくれる人もいますが、少し気が引けます。治療費より飛行機代の方がかかりますからね」

場所を問わず、歯を残したいと希望する患者がＥＭＡＴ治療を受けることが出来るよう、歯科医師向けの研修会の実施を検討している。

ＥＭＡＴの仕組みは電気メスに近く、電極を歯の中に入れて熱を発生させ、その熱によって殺菌する。電流には殺菌効果があるだけでなく、骨を作る細胞を強くし、活性化・再生させる力もあると考えられている。電流は強すぎても弱すぎても最大効果は得られないため、どれくらいの電流値をどの時期に流すのがいいのかを、現在も模索している。

「すでに16年研究し続けているので、今後も20年くらいかかるのではと予想しています。研究を続けても、すべては解明できないかも知れません」

10校の大学が研究しており、今後もエビデンスの積み重ねで実証していく。

PROFESSIONAL DENTIST PROFESSIONAL DENTIST PROFESSIONAL DENTIST PROFESSIONAL DENTIST

抜歯を避けたい患者が辿り着いたとみなが歯科医院

藁をもすがる想いで2時間かけて来院

富永院長がＥＭＡＴ治療を行った印象的なエピソードを伺った。

数年前に治療が終わった歯が再び痛み始めた女性患者。歯茎が腫れたり引いたりを繰り返し、多忙もあり放置していたという。しかしその後、強い痛みが生じるようになり、我慢できずに都内の歯科医院を受診。「歯の根を支える骨が大きく溶けており、副鼻腔近くまで炎症を起こしている。歯を抜くしかない」という診断を受けた。患者は職業柄、人前に出る機会が多く、抜歯だけは何としてでも回避したいという想いで全国の歯科医院を検索。辿り着いたのがとみなが歯科医院だった。歯を抜かずに残す「ＥＭＡＴ」という治療を見つけ、東京から約2時間かけて来院。

レントゲンを撮ると、奥歯の根を取り囲むように骨が溶け、膿も溜まっている、広範囲にわたる根尖病変が確認できた。放置しておくと更に膿が広がり、歯性副鼻腔炎を併発する危険性が有り、一刻も早い治療が必要な状態だった。EMAT治療の適応症例であると診断し、施術を行った。「その後、患者さんから数週間後に痛みと腫れが無くなったというお電話をいただきました。まずは痛みが解消されたことに安堵しました」

術後約1年後に再度撮影したレントゲンでは、溶けて透過していた部分に骨の再生像が見られ、抜歯の危機を回避できたと患者と共に喜んだ。

「抜かなくて良くなったことは患者さんからとても喜ばれますし、私自身も天然の歯はなるべく残したいという考えです。ない骨ができると今でも感動しています」

笑顔で帰る患者を見送る時ほど、歯科医師冥利に尽きることは無い。

常識を覆すことができた驚きと喜び

EMATの基礎研究と臨床だけに打ち込めるようにしたい

患者に対して対等であるべきだという富永院長。偉そうにする必要もないし、へりくだる必要もない。診察の際は、治療方針として理想的なものと現実的なものを提示している。患者の相談にのり、治療方法を選ぶのは自身の判断に任せている。

「あくまで歯は患者さん自身のものという考えがあるので、ご自身で決めてもらいます」

EMATは保険外診療となるが、歯を残したい患者にとって決して高くはないといえるだろう。

歯科医師をやっていて良かったことは、常識を覆せたことだと語る富永院長。もう抜くしかないと思われていた歯を抜かずに治せた事実は、驚きと喜び、そして感動だった。

「自分のしてもらいたい治療を患者さんにしたいと思っています」

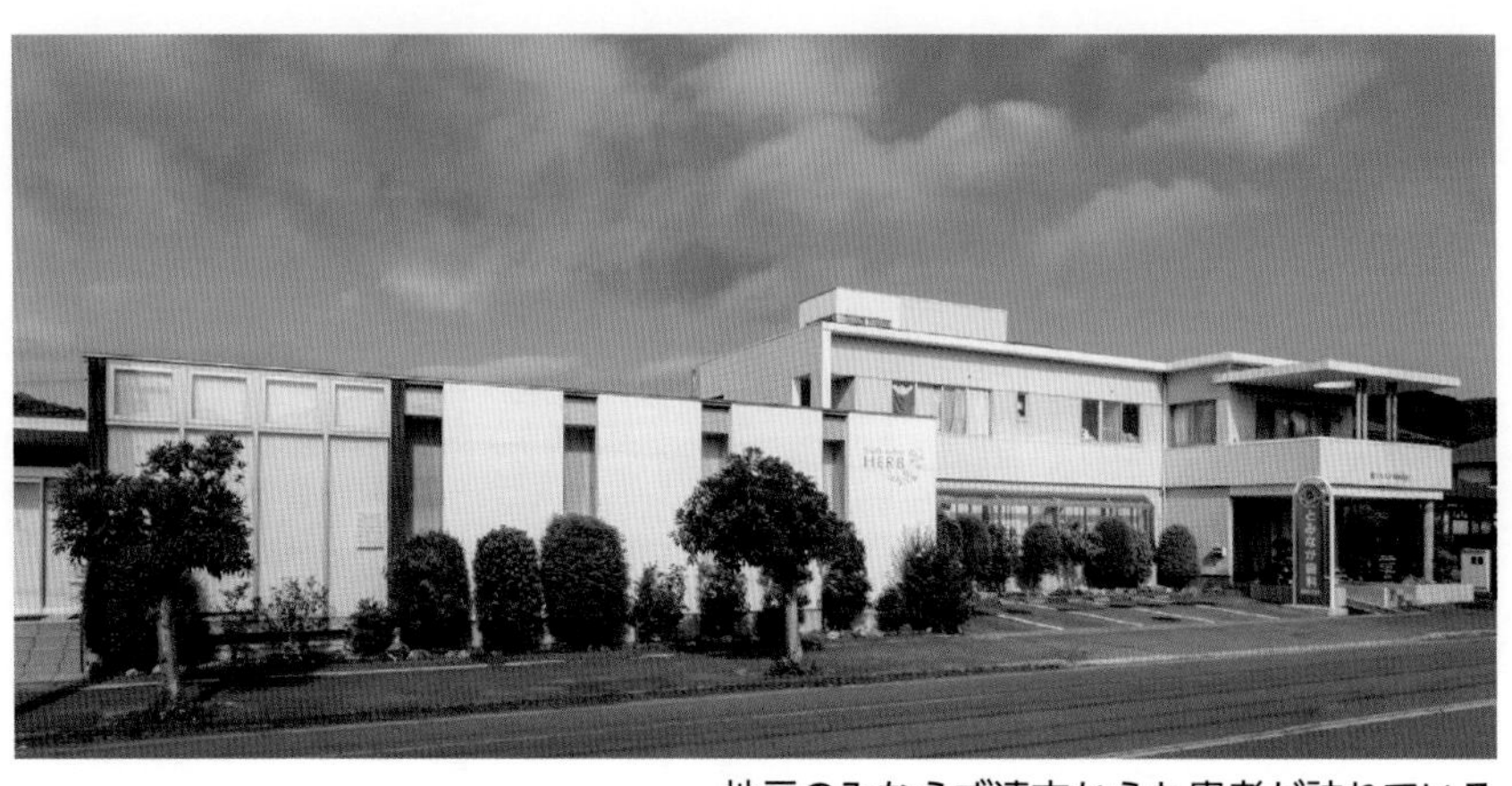

地元のみならず遠方からも患者が訪れている

自身の歯科が苦手だったという経験から、「自分や家族がしてもらいたい治療をしたい」との想いが強い。

今後はEMATの基礎研究と臨床だけに打ち込めるように、ドクターの育成にも力を入れていく予定だ。医院としては、専門科目ごとに分かれた、大学のような総合歯科医院を目指しているという。EMATはその中の一部で、近い将来アメリカやヨーロッパなど世界に広まっていくことを理想としている。

「殺菌と再生の効能はインプラントや歯周病にも使えるため、他分野を専門にしている先生方にもEMATを使用してほしいです」

とみなが歯科医院では医院を船としてイメージし、漕ぎ手であるスタッフ一人ひとりを「クルー（Crew）」と呼ぶ。船を前進させる為にはクルーが同じ方向を向いて漕ぐ必要がある。それぞれが違う方向に漕ぐと、船は予定進路から外れたり同じ場所をぐるぐると回り始めたりと上手く前進することができない。更にクルーが一人でも欠けると、船のスピードは大きく減速してしまう。順風満帆なだけでなく、漕ぐ力やポジションはそれぞれだが、全ての力が集結した時、船は大きく前進する。とみなが歯科医院は、「天然歯を残す」「笑顔を集める」という目的地に向かって、今日も進み続ける。

Profile

富永 敏彦（とみなが・としひこ）

昭和 40 年生まれ。徳島県出身。平成 3 年、徳島大学歯学部卒業。
平成 11 年、Clinical Endodontic Reserch Institute 講師就任。
平成 12 年、とみなが歯科医院 開院。
平成 16 年、株式会社モリタ友の会 歯内療法分野 講師就任。
平成 23 年、徳島大学大学院 ヘルスケアバイオサイエンス研究部 歯科保存学分野 博士課程 修了。
平成 24 年、日本歯内療法学会 専門医。
平成 25 年、国際電磁歯科学研究会（ISEM）主宰。
平成 28 年、日本歯内療法学会合理化委員 就任。
平成 29 年、日本歯内療法学会 指導医。
平成 30 年、日本歯内療法学会西日本支部代議員 就任。日本歯科保存学会誌 優秀論文賞「電磁波刺激を応用した根尖性歯周炎への応用」

所属・活動

American Association of Endodontists、The International Congress of Oral Implantologists、International Association for Dental Research、日本歯周病学会、日本歯科保存学会、日本臨床歯周病学会、日本電磁波エネルギー応用学会、日本生体電気・物理刺激研究会、日本顕微鏡歯科学会、日本再生医療学会、高周波治療研究会

資　格

医療法人とみなが歯科医院 理事長、日本歯内療法学会 指導医、国際電磁歯科学研究会 主宰、北海道大学歯学研究科研究員、歯学博士、アメリカ歯内療法学会 インターナショナルメンバー、日本再生医療学会会員

Information

医療法人 とみなが歯科医院

明神第1公園
デイサービス グループホーム そよかぜ
182
とみなが歯科医院
おうちカフェ 3びきのこぶた
明神第3公園
42
N

所在地	〒 771-0360 徳島県鳴門市瀬戸町明神字下本城 197-3 TEL 088-688-1511
アクセス	【徳島市内からのアクセス】 国道 11 号線を鳴門方面へ向かいます。 鳴門インターを越えて、国道 11 号線と県道 11 号線が交わる交差点を右折します。 中山トンネルを抜け、小鳴門大橋手前を左折します。 県道 42 号線の交差点を左折します。左折後、最初の信号を右折します。 約 500 メートル左側（斜め前に、阿波銀行瀬戸支店があります。）
設立	平成 12 年
診療科目	歯科、矯正歯科、小児歯科、歯科口腔外科
診療時間	〈月～水・金・土〉9：00 ～ 13：00、14：00 ～ 18：00 〈休診日〉木・日・祝　※祝日のある週の木曜は診療
理念	「HOPE」の精神のもとに、健口を守る大切さを共に分かち合い心がつながる総合歯科医院 ● **H**ospitality　おもてなしの精神を持って ● **O**versea　海外へはばたく ● **P**rofessional　プロの集団として ● **E**fficiency　高いテクニックで

http://hope-tominaga-shika.com/index.php

新宿・四ツ谷にある高い技術とスタッフの人柄が好評の人気の歯科医院

者さんとのコミュニケーションを大切に、デジタルをフル活用した歯科治療に取り組む

プラム四谷歯科クリニック

歯科医師に
求められるのは、
全体のバランスを見て
様々な治療プランを
提案できる能力です
院長　安豊（李）昌弘

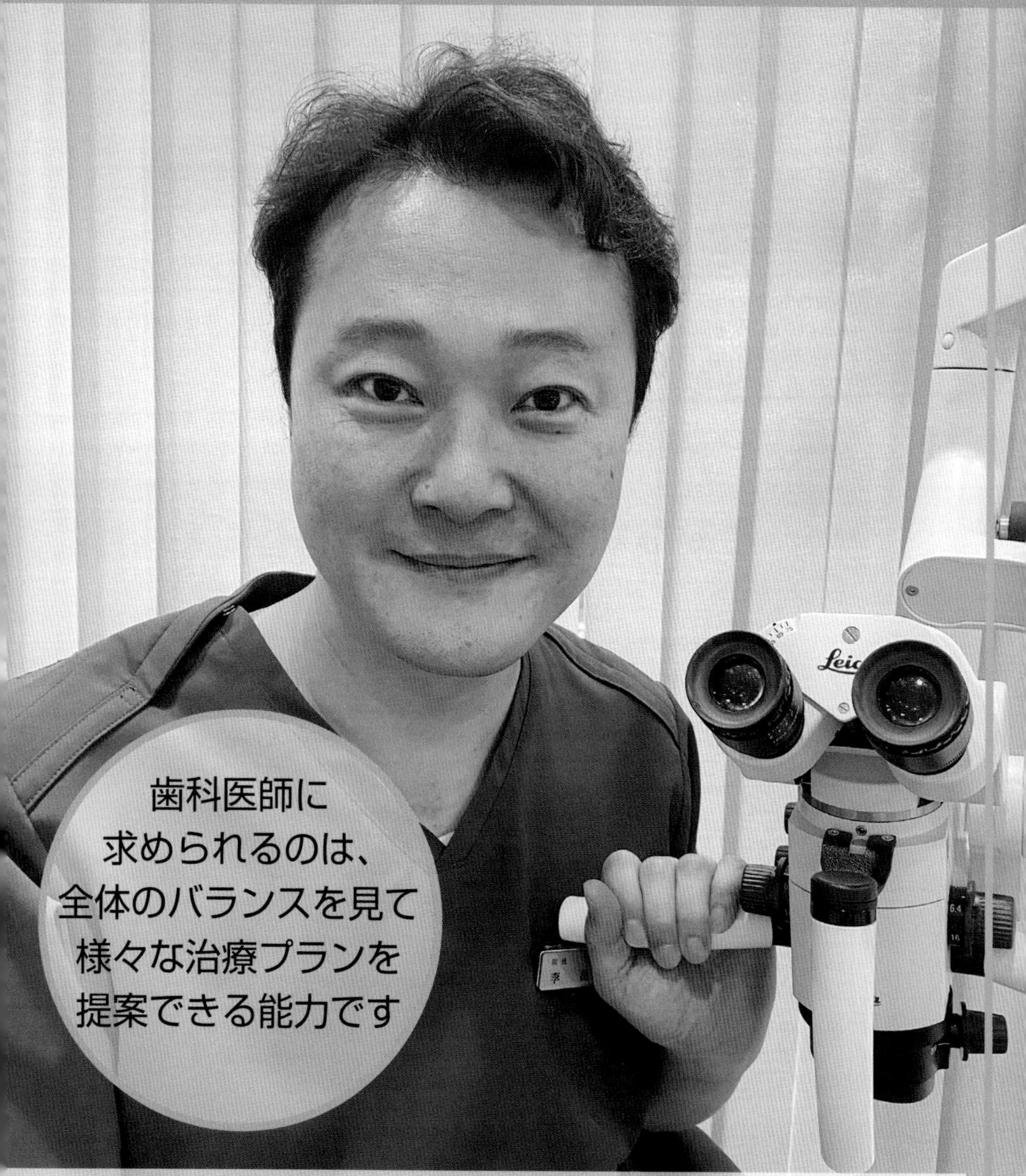

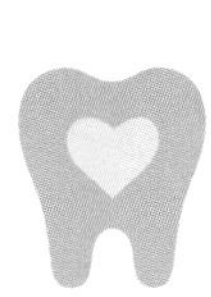

新宿の四ツ谷は、ＪＲや東京メトロなどが乗り入れており、駅周辺には商業施設やオフィスビル、大学が立ち並んでいる。ビジネスパーソンや学生など人が多く集まる場所だ。

利便性が高く、人通りの多い四ツ谷駅から徒歩5分のところに、院長の確かな腕と最先端の医療機器、そして患者に寄り添った治療で人気を集めている歯科医院がある。それがプラム四谷歯科クリニックだ。

院長の安豊昌弘氏は、「歯科治療は患者さんとのコミュニケーションがもっとも大切、医師自身の理想の治療を求めるだけではいけないと考えています」と語る。

近年、歯科業界は急速にデジタル化が進み、マイクロスコープや口腔内スキャナーといった最新機器により、インプラントや根管治療の精度も昔に比べ格段に高くなっている。しかし、これら最新の機器を使いこなすには、扱う者に深い知識と高い技術が求められることから、導入している歯科医院はまだまだ少ないのが現状だ。

こうした最新機器をいち早く導入し、患者に良質な歯科医療を提供している安豊院長に、自身のこれまでの歩みや現在の取り組みなど、様々なお話を伺った。

PROFESSIONAL DENTIST PROFESSIONAL DENTIST PROFESSIONAL DENTIST PROFESSIONAL DENTIST

一人の患者をトータルに診ることのできる歯科医師を目指す

勤務医を経て、2012年に満を持して独立

元来手先が器用で、細かいものを見たり触ったりするのが好きだったという安豊院長。親戚に医療関係者がいたこともあり、子どもの頃から医療に携わる仕事がしたいと考えていた。大学進路の際にいろいろ医療について調べていた時、専門分野に分かれて治療を分担することの少ない

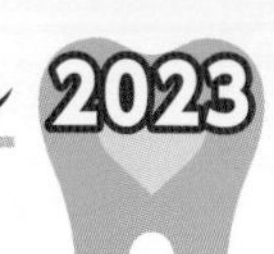

歯科医療に強く惹かれた。

さらに、「一人の患者さんに対して、自分の考えで診査診断を行い、治療プランを立てる。最後まで患者さんを治療することができる歯科医師に面白みを感じました」と歯科医師の動機を語る。

２００１年日本大学松戸歯学部を卒業後、同大学病院や一般開業医で再生医療やインプラント、歯周病などについて専門的な知識と技術を学んだ。こうして勤務医として働くうちに、「自分が思う理想の歯科医療を実現するのに必要な器材や人材は、自分自身が独立しなければ揃えることができない」と感じたという。

歯科医師として12年のキャリアを積み、自分に自信もついてきたところで独立・開業に踏み切ることに。そして、２０１２年にプラム四谷歯科クリニックを開設した。

PROFESSIONAL DENTIST PROFESSIONAL DENTIST PROFESSIONAL DENTIST PROFESSIONAL DENTIST

虫歯・歯周病の予防歯科医療に力を注ぐ

安豊院長が全幅の信頼を寄せる精鋭スタッフ

プラム四谷歯科クリニックは人通りの多い立地ということもあり、開業当初から患者の集客に困ったことはなく、逆に患者の来院過多でキャパシティオーバーに陥ってしまったことがある。

こうした問題に直面したことで、安豊院長はどういう患者を受け入れるか当時悩んだという。

「歯科治療は集中力の医療。それだけに、私一人でしっかりと診られる患者さんの数も時間も限られます。その中で、その場限りの痛みを取り除く治療ではなく、予防治療を一緒に取り組んでいける患者さんを選別していかなければいけない」と、治療方針に賛同してくれる患者と密に治療を行っていくことを選んだ。

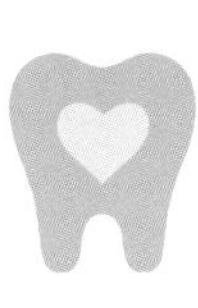

「歯科治療は、例えば1つの虫歯を治したら終わりではなく、なぜ虫歯になったのかを解明しなければ同じことが繰り返し起こってしまいます。それ故に原因究明から治療を行い、治療後も予防のためのメンテナンスを一緒に続けていける患者さんとの関係性は今もずっと大事にしています」

また安豊院長は、〝痛み〟が無くても歯科医院に検診に行くことの大切さも患者に伝えている。

「歯が失われる一番の原因は歯周病ですが、虫歯のように自覚症状がありません。悪くなるまで放置されがちな歯周病を検診に行くことで未然に防いで欲しいと思っています」

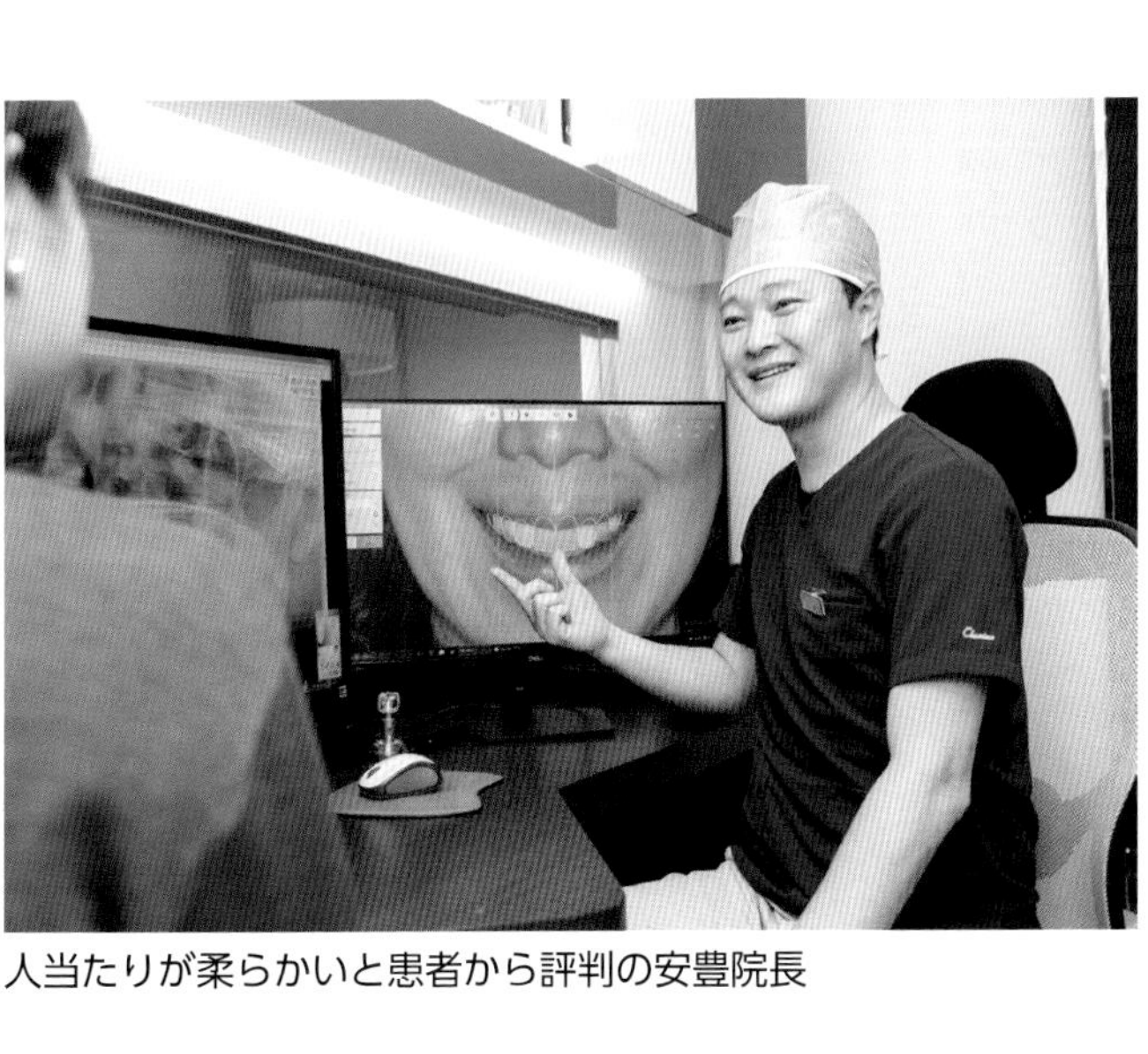

人当たりが柔らかいと患者から評判の安豊院長

虫歯や歯周病を防ぐための、治療前・治療後両方の段階での予防歯科に取り分け力を入れるプラム四谷歯科クリニックは、現在、安豊院長の他に4人のスタッフがいる（2022年12月現在）。安豊院長が自分と同じスタンスで患者と接することのできる、優秀で柔和な人柄を重視して選び抜いた精鋭のスタッフだ。

「患者さんは不安をもって来られると思うのです。治療プランを立てる上で、最初のインタビューや治療後のヒアリングで、悩みや希望といった本音をどれだけ引き出せるかがすごく重要だと思っています」

安豊院長自身、人当たりが柔らかいタイプで、『初対面でも相談しやすい』と、患者やスタッフなどからも評判となっている。

PROFESSIONAL DENTIST ♥ PROFESSIONAL DENTIST ♥ PROFESSIONAL DENTIST ♥ PROFESSIONAL DENTIST ♥

口腔内スキャナーやマイクロスコープ、CTといった最新の医療機器導入で高精度の診査・診断

密なコミュニケーションも重視し、個々の患者にとってベストな歯科医療を提供

プラム四谷歯科クリニックは、口腔内スキャナーやマイクロスコープ、CTといった最新の医療機器を導入している。これらの機器を駆使して精度の高い診査・診断を行っている点も大きな特徴だ。

歯科業界ではデジタルの進化により、デジタル機器を扱う歯科医院が増加傾向にあるが、安豊院長は2016年に他院より先駆けて口腔内スキャナーを導入した。「導入当初と比べると、今はさらに機器の精度が上がり、それを扱うことができる技工士さんの数も増えてきています。技術やソフトが進化しており、業界全体で診査・診断の質が確実に向上していると感じます」

歯科医療の進歩にデジタルが大きく寄与していると語る安豊院長は、「実際当院でも最初に診査診断をする上で、原因を追求するのに正確な診断ができるため、精密でクオリティの高い治療に繋げることができています」と説明する。

こうした最先端の医療機器の活用とともにもう1つ、プラム四谷歯科クリニックの大きな特徴であり、スタッフ一同で大事にしている患者とのコミュニケーション。これに関して安豊院長は、「もしもコミュニケーションが不足していたら、歯科医師の理想論と患者さんの抱く希望がずれることになり、このようなケースは意外と多い」のだと話す。

「歯の特徴は見れば分かるし、いろんな機器を使うことで状態は把握できます。しかし、患者さんの歯の歴史を知ることが歯科治療においてもっとも大切なこと。そのすり合わせが大事で難しいからこそ、一番時間をかけて、いろいろな情報を密なコミュニケーションによって引き出さな

ければならないのです」

最新医療機器による診査・診断と密なコミュニケーションを駆使して、患者にとってのベストな治療を提供することに全力を注いでいる。

インストラクターとしても活動するインプラント治療のスペシャリスト

重症疾患の患者も受け入れる豊富な経験と技術力

安豊院長は、国際口腔インプラント学会認定医・日本口腔インプラント学会会員である。さらにDIOインプラント公認インストラクターでもあり、デジタルを駆使したインプラント手術を年間70件以上こなしている。インプラント治療のスペシャリストといえる安豊院長に、インプラントについて伺った。

「インプラントは歯がなくなった人に行ういわば最終手段ですが、周りの歯がボロボロだと、いくら丈夫なインプラントを入れてもいずれ駄目になってしまう。やり直しのない治療を行うには、なぜ歯が抜けたのかを解明しなければいけません。歯が1本抜けたから、ただ単にそこにインプラントを入れて終わりでは絶対に上手くいきません」

またインプラントの適用になる条件もいくつかあり、第一条件はまず歯周病のリスクをなくした状態にすること。もう1つは噛み合わせを改善すること。そして、「再生医療も条件適用に大きく役立つ治療法です」と安豊院長。

たとえば歯周病で下がった歯茎や感染がひどくて骨が全くないといった症状でも、再生治療により元の状態に戻すことでインプラント治療が可能になる。

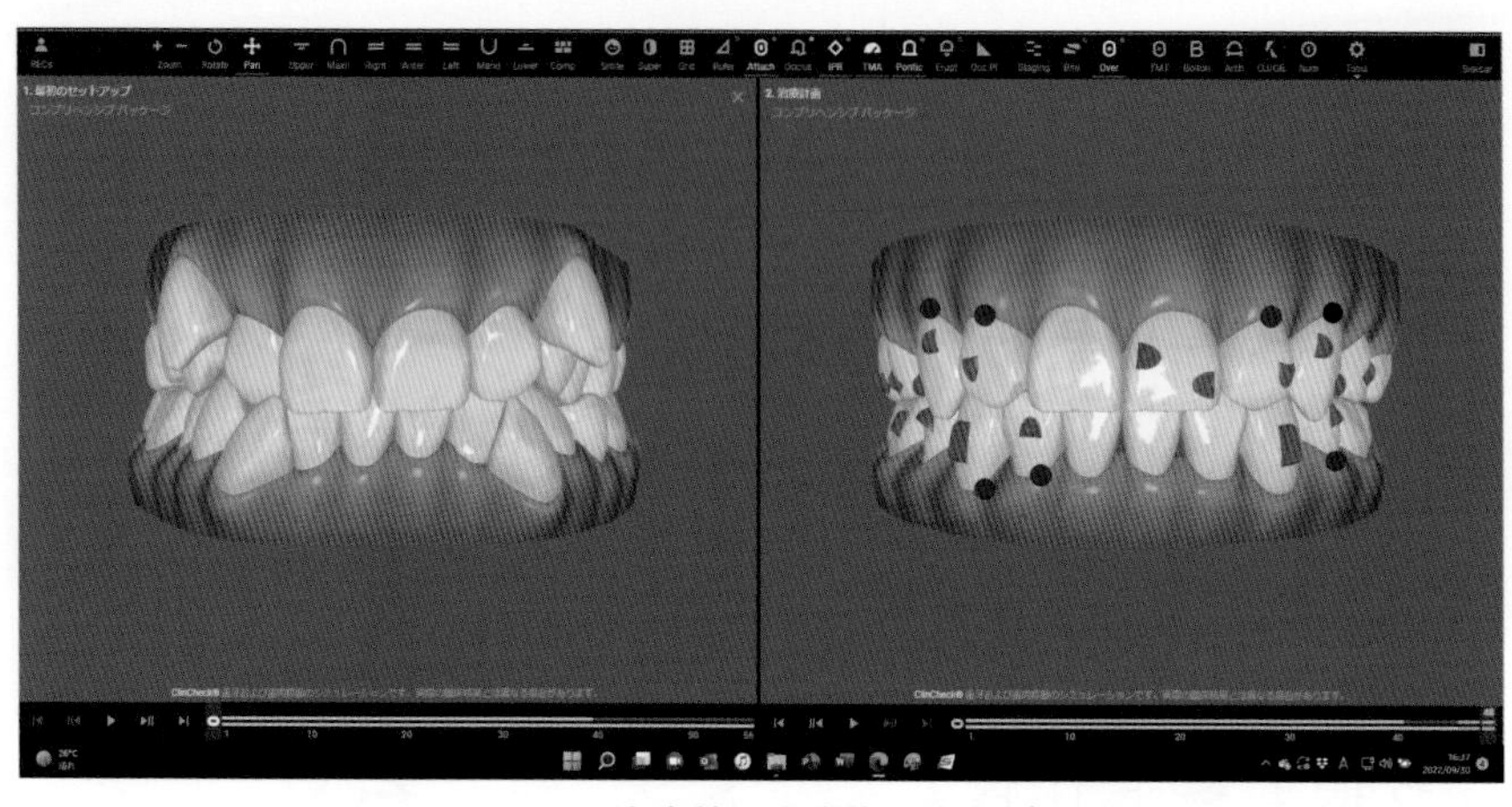

治療前に治療後の仕上がりをシミュレーションして
完璧な治療に繋げていく

プラム四谷歯科クリニックでは、人工膜や成長因子を用いた歯周組織再生治療を必要に応じて行い、その後のインプラント治療に繋げている。

こうして条件をしっかり整えた後に行われるインプラント手術。安豊院長は、口腔内スキャナーとCT画像を用いて正確なシミュレーションを行った上で手術に臨む。「CTは骨の状態、口腔内スキャナーは歯と歯茎の状態を知ることができます」

そしてさらに、骨と歯と歯茎の画像をコンピューター上でスーパーインポーズする（重ね合わせる）ことで、三次元的なシミュレーションが可能になる。手術前に、完璧な仕上がり具合を術者も患者も確認できるというわけだ。

「インプラント手術を行う上では、患者さんの不安を取り除くことを一番に考えています。コンピューターによる解析と特殊なガイドシステムにより、間違いのない角度、深度、位置に正確にインプラントを埋め込むことができるため、出血や痛みを最小限におさえることが可能です。手術のつらさが少ないことが、患者さんに喜ばれているのではないかと思っています」

安豊院長に、これまでのインプラント手術の中で、印象的な事例をあげてもらった。

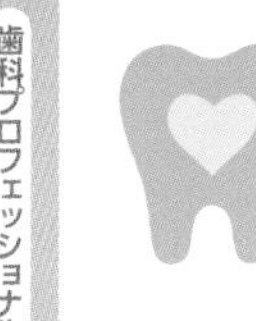

「他院でインプラントされた方の不具合のリカバリーは良くある事なのですが、一人の患者さんの口の中に5種類のメーカーのインプラントが10本以上埋め込まれており、治療に際しそれぞれのメーカーからネジやパーツを入手し、最終的な被せ物をつなげるためのデザインや型取りがとても大変だった経験があります」

このように、他院で不完全な治療をされた患者にも対応できるのは、安豊院長の長年の経験と技術力のなせる業だ。

「人材を育成してより多くの患者さんを診ていきたい」

常に技術を磨き、最新医療機器の導入を模索

プラム四谷歯科クリニックは開院から10年が経過（2022年12月現在）。「ゆくゆくは右腕になってくれる人材を育成したい」と安豊院長。ここまで歯科医師一人で頑張ってきたが、歯科治療は集中力を要して時間がかかる。「今まで手が届かなかった患者さんも診られるようなクリニックにしていきたい」と将来展望を語る。

全国的に歯科医院が多いといわれているが、実際は困っている患者の数もそれ以上に多い。例えばインプラントを扱っている歯科医院も増えたが、それぞれ知識や技術に大きな差があるのだという。安豊院長は、歯科業界全体にとって、人材育成は重要なミッションだと捉えている。

これまで講師やインストラクターを担うなど、歯科業界全体のレベルアップに貢献してきたが、自医院にて人材を育て上げるということも必要なことではないかと考えるようになったという。

「歯科医師に求められるのは、全体のバランスを見て様々な治療プランを提案できる能力。例え

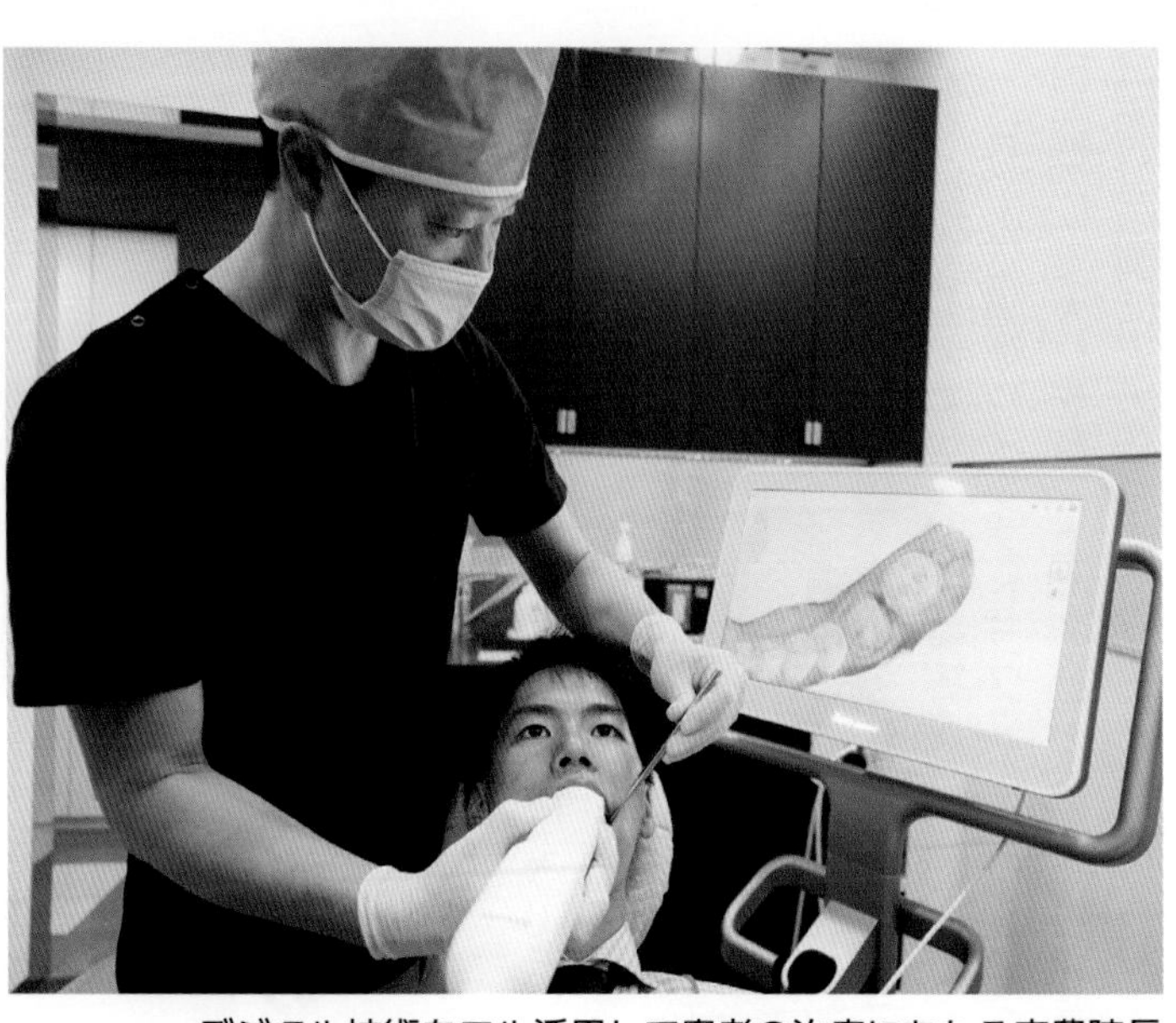
デジタル技術をフル活用して患者の治療にあたる安豊院長

ばインプラントはあくまで治療の一手段です。患者さんの状態に合わせて、この人にはインプラントじゃなくブリッジが適しているというような見極めができ、提示することができる。そういう歯科医師が増えてほしいと考えています」

「そして歯科医師にとってデジタル技術への適応も言うまでもなく重要です。ここ数年歯科業界にはデジタルの波がきていて、歯科医療に革命が起こっていると言っても過言ではない状況です」

デジタル分野の目覚ましい進化により診査能力が格段に向上。さらに安豊院長は、「今後の歯科医療の進化も計り知れません」とも。

どんなに実績を重ねても、常に技術を磨き、最新医療機器の導入を模索。歯科医師として常に高みを目指すそのモチベーションになっているのは、「シンプルに歯科医の仕事が楽しいということですね」と穏やかな笑みを浮かべる。

「海外に比べて日本はまだまだデジタル技術など本当に遅れています。学ぶことはまだまだあります」

進化する歯科医療への期待を胸に、さらなる高みを目指して安豊院長の飽くなき挑戦は続く。

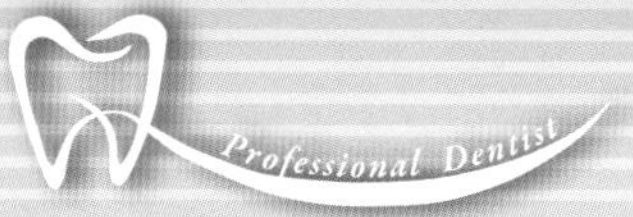

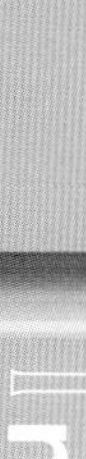

安豊（李）昌弘（やすとよ（り）・まさひろ）

昭和 52 年生まれ。東京都出身。平成 13 年に日本大学松戸歯学部卒業。同年、日本大学松戸歯学部総合歯科診療学講座に入局。平成 14 年、日本大学松戸歯学部総合歯科診療学講座助手。平成 16 年、SJCD 原田歯科クリニック（千代田区）勤務副院長。平成 24 年、プラム四谷歯科クリニック開院。平成 30 年、日本大学松戸歯学部再生歯科医療学講座博士（歯学）取得。同年、日本大学松戸歯学部非常勤講師。学会論文発表多数。好きな言葉は「桃李もの言わざれども、下自ずから蹊を成す」（人徳ある人には自然と人が集まることのたとえ）

主な資格、所属・学会

国際口腔インプラント学会認定医。日本顎咬合学会咬み合わせ認定医。厚生労働省認定歯科医師臨床研修指導医。日本大学松戸歯学部非常勤講師。DIO インプラント公認インストラクター。日本臨床歯科医学会会員。OJ（Osseointegration study club of Japan）正会員。日本口腔インプラント学会会員。日本歯周病学会会員。

Information

プラム四谷歯科クリニック

所在地	〒 160-0004 東京都新宿区四谷 2-4-1 ACN 四谷ビル 1F TEL 03-3355-3718 FAX 03-3355-3719
アクセス	JR 総武線 四ツ谷駅 徒歩 5 分 JR 中央線 四ツ谷駅 徒歩 5 分 東京メトロ丸ノ内線 四ツ谷駅 徒歩 5 分 東京メトロ丸ノ内線 四谷三丁目駅 徒歩 8 分
設立	平成 24 年
診療科目	一般歯科、口腔外科、インプラント、矯正歯科、予防歯科、審美歯科
診療時間	〈月～金〉 10：00 ～ 13：30、14：30 ～ 19：00 〈土〉 10：00 ～ 13：30、14：30 ～ 17：00 〈休診日〉日・祝　　木・土は隔週休
医院コンセプト	プラム四谷歯科クリニックでは、患者さまのお口の状況を早めに診断・解決するために、あらゆる視点からサポートし、トータルな診療を行っています。四ツ谷の歯科・歯医者としてまずは、患者さまのお口の中の何が問題なのかをしっかり精査することがその第一歩となります。その結果からもっとも有効な治療方針を導き出し、患者さまの承諾を得た後に治療を開始。そして治療が終了した後は、お口のよい状態を維持するためのアフターメンテナンスにつなげていきます。

プラム四谷歯科クリニック
東京メトロ南北線
コンビニ
東京メトロ丸ノ内線
四ツ谷
20
四ツ谷
四ツ谷
N
四谷中
JR中央線
405
JR総武線

https://plum-dc.com/

遠方からも患者が訪れる
東京都文京区の歯科医院

患者の 10 ～ 20 年先の健康を見据えた総合歯科治療を実践

髙橋歯科クリニック文京

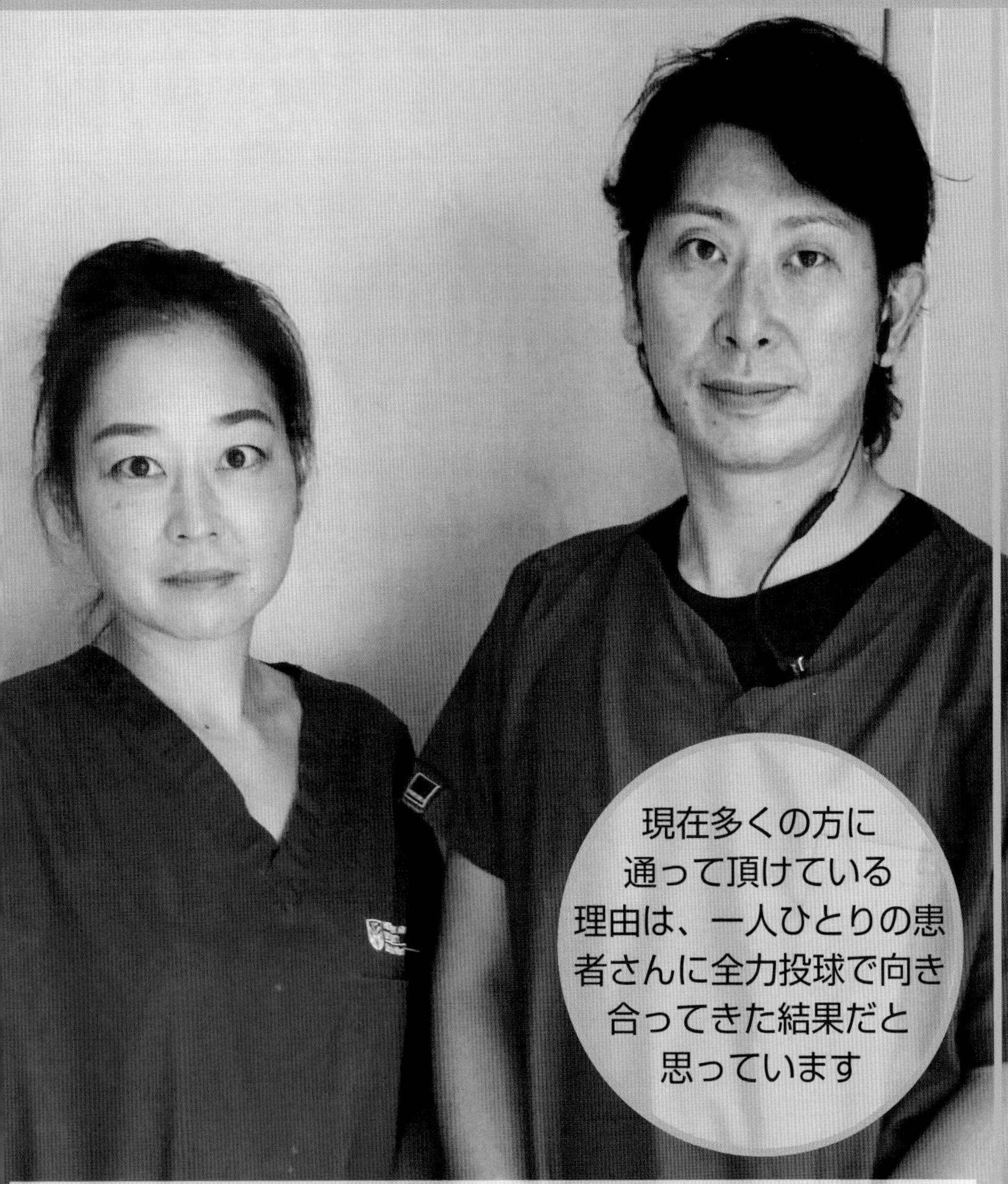

副院長 **髙橋 和子**　院長 **髙橋 大輔**

〝文の京（ふみのみやこ）〟と呼ばれる東京都文京区。文字通り、東京大学を筆頭にいくつもの学び舎が点在し、過去には夏目漱石や森鷗外、宮沢賢治など、著名な文学者が住んでいた地としても知られる。また、文京区は山手線の内側に位置し、閑静な住宅街が広がるエリアであり、移り住んでくる人も増加している。

そんな、様々な魅力をもつ文京の地に、多くの患者から慕われる人気の歯科医院がある。それが髙橋歯科クリニック文京だ。２０２２年４月には開院10年の節目を迎え、開院以来歯科医療を通して患者に笑顔や健康を提供し続けている。

「当院が大切にしているのは、患者さんの将来の健康をも見据えた歯科医療の提供です。その場しのぎの治療の繰り返しにより歯を失うのではなく、可能な限り歯を削らず神経を残す〝歯を保存する〟という目的を持つ総合的な歯科医療を行っています」

こう話すのは、髙橋歯科クリニック文京院長の髙橋大輔歯科医師。妻で副院長の髙橋和子歯科医師と矯正専門の永井歯科医師、衛生士・受付のスタッフとともに、日々来院患者の健康を懸命に支えている。

歯を守り、笑顔のサポートをする歯科医院

患者一人ひとりの不安にきめ細やかに対応

「妻と私で役割分担ができていて、私が主に歯や神経を残すための治療を担当し、妻は主に入れ歯や歯周病治療など、歯を失った後の患者さんの治療を担当しています」

現在44歳（２０２２年12月現在）、歯科医師キャリアとして20年（２０２２年12月現在）を迎

えた髙橋院長が、そもそも歯科医師の道を志したのは学生時代。「元々細かい手作業が好きだったことと、祖父が歯科医師でその姿に影響を受けたことがきっかけでした」

日本歯科大学を卒業した髙橋院長は、東京医科歯科大学にて研修医としてキャリアをスタート。この頃に、その後の自身の歯科医師としてのスタンスを決定づける経験をする。

「機能的にも見た目的にも納得する治療を行えた患者さんに、笑顔でとても喜んで頂きました。〝歯科医師とは困られている人をこれほどにも笑顔にできる職業なのだ〟という気づきとともに、患者さんを笑顔にできたことで私も幸せな気持ちで満たされました。この方との出会いをきっかけに、私の中で目指すべき歯科医師像が明確になりました」

研修を修了後、髙橋院長は複数の歯科医院に勤務し、研鑽を重ねた。そして、いつしか自身の責任のもとで患者を笑顔にできる医院をつくりたいという想いが強くなり、独立の道を模索するようになる。

そうして2012年4月、妻とともに、髙橋歯科クリニック文京を開業した。「0からのスタートでしたが、価値観を共有するスタッフと出会えたこともあり、多くの患者さんに大切な歯を任せて頂ける医院となりました」

「症例写真を発信していたことで、開院当初から難症例や審美的に困られている患者さんに来院頂きました。そうした患者さんに治療結果を喜んで頂けると、今度はその患者さんがまた困られている大切な方をご紹介してくださり、患者さんが増えていきました。現在多くの方に通って頂けている理由は、一人ひとりの患者さんに全力投球で向き合ってきた結果だと思っています」

歯の寿命と人生の質を変えるという目的をもつ歯科医療

精密審美歯科治療で数多くの実績

髙橋歯科クリニック文京には、子どもから年配者まで幅広い世代の患者が来院する。むし歯や歯周病などの一般歯科治療、予防メンテナンスなど、患者のニーズにあわせて様々な歯科医療を提供している。

そうした中で、髙橋院長が歯を残すためにこだわりをもって行っているのが拡大視野下での歯科治療だ。「治療箇所をどれだけ鮮明に確認しながら治療を行うかで、結果は大きく変わります。肉眼での手探りのような治療では限界があるため、歯を残すという目的を持って精密な歯科治療を行なっています」

精密歯科治療にこだわる髙橋院長は、根管治療、歯髄保存治療、審美歯科治療などの保険外診療において、マイクロスコープや拡大鏡（ルーペ）を用いて治療を行っている。「例えばむし歯治療であれば、拡大視野下で行うことで、歯の削り過ぎや神経の除去、むし歯の取り残しを防ぐことができるなど、様々なメリットがあります」

最新の医療機器と自身の腕を駆使して、とことんクオリティを追い求める髙橋院長が、これまで実績を多く積み上げ得意としている分野が、歯を残すことを視野に入れた精密な審美歯科治療だ。

「歯を大切にしたいという想いはもちろんのこと、その上で女性・男性問わず、人前で話をされる方や立場のある方などが、見た目や清潔感を気にされて綺麗に治したいと相談に来られるケースが増えています。多くの方が色や形が不適合なセラミックス、プラスチック、銀歯や歯並びを

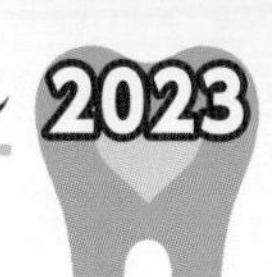

気にしながら生活をされていて、歯を生かし、かつ笑顔に調和する精密審美治療を受けたいと望んでいます」

PROFESSIONAL DENTIST ♥ PROFESSIONAL DENTIST ♥ PROFESSIONAL DENTIST ♥ PROFESSIONAL DENTIST ♥

機能面と見た目の両方を重視した髙橋院長の精密審美歯科治療

天然歯の再現を目標とする治療を提供

銀歯や不適合な修復物を、見た目の改善だけではなく歯の寿命を延ばすため、セラミックスなどに取り替えたいという意識の高い患者に対し、まず髙橋院長は口腔内全体を確認する。機能面の問題や治療すべき箇所のチェック、状態や治療回数、治療費等の説明を行う。

その上で、不適合な銀歯やセラミックスを除去し、必要があれば根管治療や歯肉炎症のコントロールを行い、歯肉圧排やシリコン印象を駆使して精密な型どりを実施。型に基づき、精度の高いセラミッククラウンを製作していく。

「形やサイズはもちろん、色味も他の歯と合わせ、清潔感のある調和するセラミックスをつくることができるよう努めています」

精度の高いセラミックスを装着することは、見た目の改善に加え、「歯や神経を長く残すことに繋がります。むしろ私はこの機能的なメリットを重視して審美の治療を行っています」と髙橋院長。

多くの患者に精密審美歯科治療を施してきた実績の中で、印象に残っている患者をあげてもらった。

「小学生の時に転倒により前歯が折れてしまった女性患者さんです。この方は差し歯でしたが、

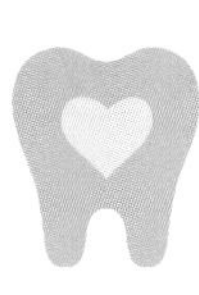

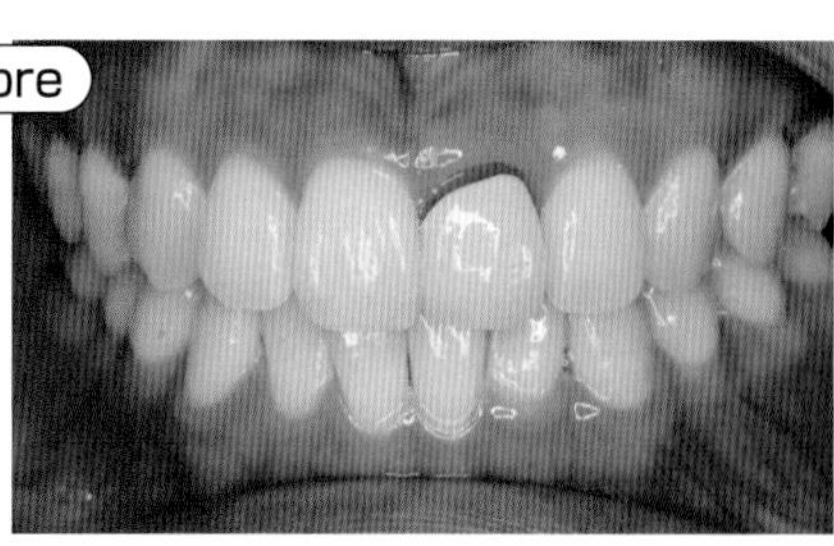

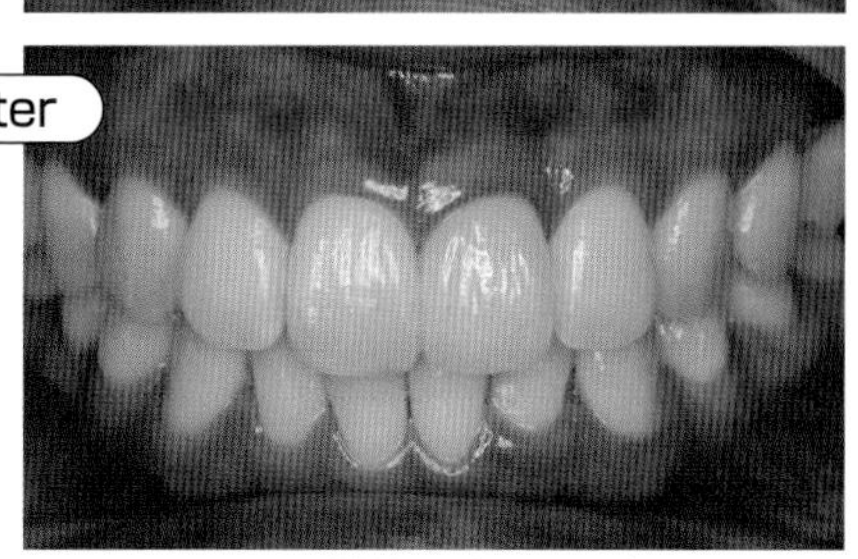

見た目と機能両方にこだわる
髙橋院長の治療例 1

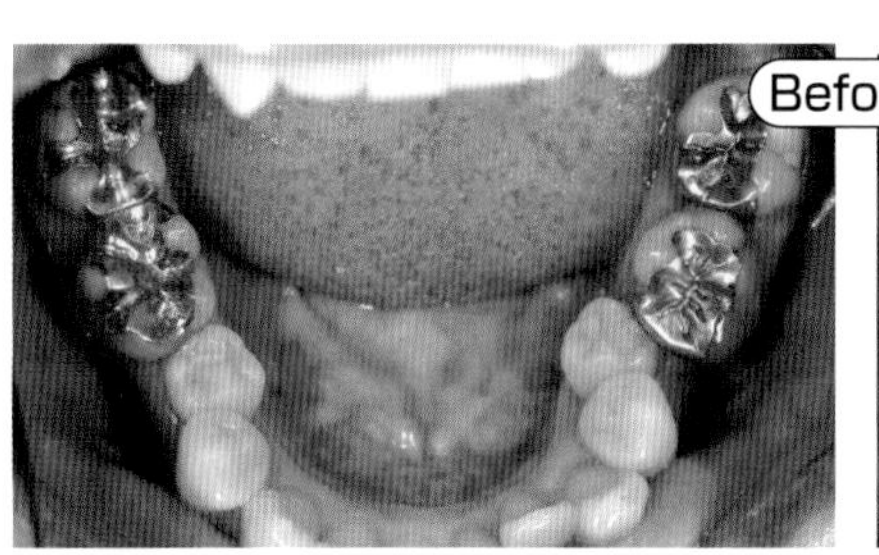

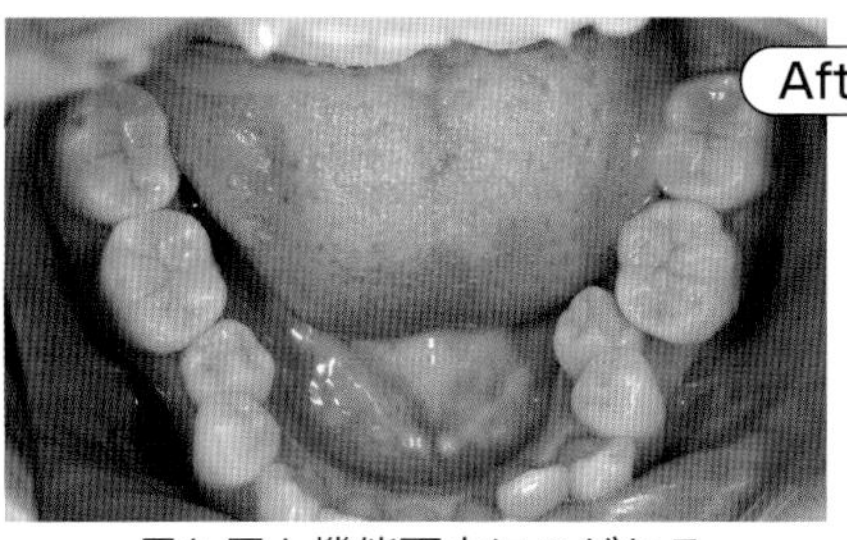

見た目と機能両方にこだわる
髙橋院長の治療例 2

20代になって『見た目を綺麗に治したい』と、他院でセラミック治療を受けるも、他の歯と色が調和していない不満の残る仕上がりに後悔されていました。どこで再治療を受ければ良いのか分からず不安を感じられていましたが、数年後に、症例写真を見て当院に相談に来て下さいました。当院での再治療の仕上がりに満足頂き、笑い方も変わってとても喜んで頂けました」

髙橋歯科クリニック文京は、こうした事例のような日常をより豊かにするため、審美回復や歯の保存への強い想いをもって訪れる患者がとても多く、中には茨城県や埼玉県、神奈川県といった遠方から通う患者もいる。

「セラミックスなどの審美治療を望む方や遠方からお越しになる方は、治療の質を求めて当院に来られます。私自身も治療を受けるのであれば歯を守るだけではなく綺麗に治してほしいと思います。患者さんの期待に応えることができるよう、自分の歯の治療と思い一つひとつの診療に取り組んでいます」

PROFESSIONAL DENTIST ♥ PROFESSIONAL DENTIST ♥ PROFESSIONAL DENTIST ♥ PROFESSIONAL DENTIST ♥

治療クオリティの高さを示すHP上の症例集

治療直後だけではなく、治療から数年経った状態もHP上に掲載

『見た目を綺麗に治したい』と、強い期待と希望をもって髙橋歯科クリニック文京を訪れる患者は、口コミや紹介がきっかけという人が多いが、もう一つ来院のきっかけとなっているのが医院HP上での症例集だ。

「精密なセラミックス治療は、0・3ミリほどといわれるほんのわずかなズレにより歯の喪失リスクが上がったり、ほんのわずかな色味の違いで患者さんの満足を得られなかったり、施術者と歯科技工士にきめ細かなディティールが求められます。こういった治療だからこそ、白ければ良いのではなく、どのような審美的なイメージを持って診療を行なっているか、どのような精度で治療を行なっているかを受診前に確認して頂けるよう、HP上に当院でこれまで行った精密セラミックス治療の症例写真を、患者さんの許可を得て掲載しています」

掲載している症例写真の中には、術前と術後すぐのものだけではなく、術後何年も経過した写真もある。「完成直後の仕上がりも写真により治療の質が如実にあらわれますが、治療から何年も経過した状態がどのようになっているかも患者さんが気になる部分でしょうし、治療の質が一目瞭然にあらわれます。当院は開院以来の10年で多くの方に精密なセラミックス治療を行ってきましたが、現状ほとんどの患者さんは再治療がなく済んでおり、多くの方に笑顔で来院頂けています」

髙橋院長は、世界中あらゆる人が見ることのできるインターネット上に、治療クオリティが表れる症例集を掲載することで、自身に重圧をかけながらも不安を抱える患者と出会い、精密な治

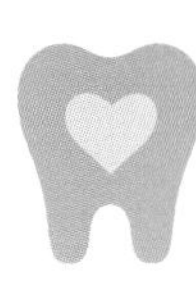

療により笑顔や健康に寄与したいと願っている。

髙橋院長が考える歯科医院選びのポイント

大切な歯を守るための医療コンセプト

専門性の高いむし歯治療や歯周病細菌治療、インプラントや矯正、審美などの保険外診療は安価ではない。それでも人生が左右される程の治療であることから、希望する患者は全国に大勢いる。こうした治療をハイクオリティに行ってくれる歯科医院にかかりたいとは誰しもが願うこと

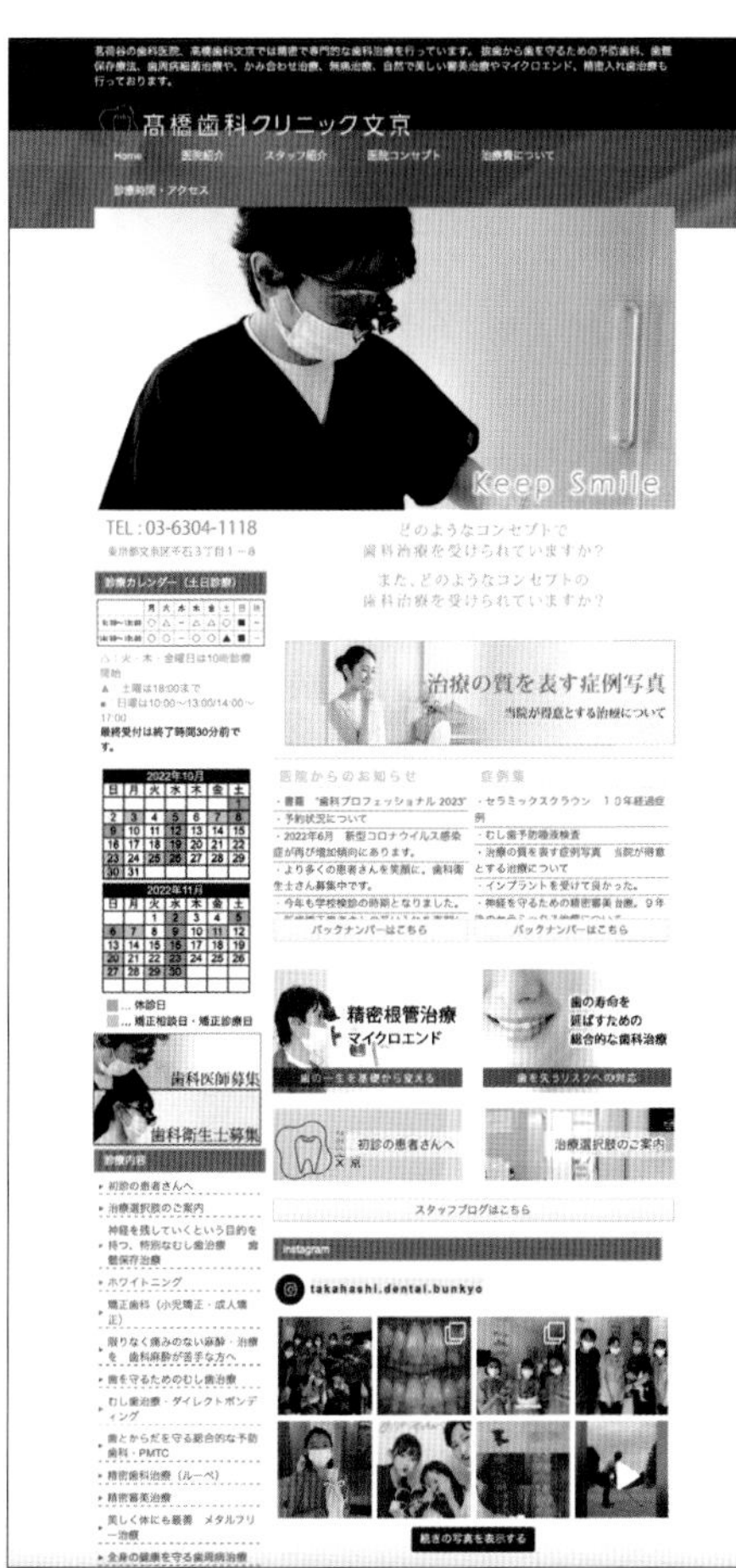

症例や院内の雰囲気などを
詳細に発信している医院ＨＰ

だが、実際は再治療の患者が後を絶たないように、歯科医院によって治療の得手不得手があるのが現状だ。

この中で、どのようにして自分にとってベストな歯科医院を選べばいいのか。髙橋院長も、知人や引っ越しをする患者から歯科医院選びのアドバイスを求められることがあるという。

「皆さんＨＰで歯科医院を探される方が多いと思いますが、その際に私は重視してみてはと感じる2つのポイントをお伝えしています」

髙橋院長のいう2つのポイントが、治療の症例写真を載せているかどうかと、医院全体の雰囲気だという。「医院の症例写真は前述のように、その医院で行われている治療の質がダイレクトにわかります。そして、人の健康に関わる仕事と理解し、意識高く診療に取り組んでいる医院は受付も含めスタッフにプライドがあり、院内の空気がよく、写真に協力をして院内の雰囲気を発信していることが多いと感じます。そういった医院は先生もストイックにより良い治療を追い求めていて、その姿勢がスタッフにも波及し、結果、待合に足を踏み入れた瞬間の受付の空気が気持ちの良いものであり、熱意と質の伴った歯科医院であることが多いように思います」

髙橋院長も自身の医院運営においてはもちろんこの2つを重視している。様々な治療分野の症例写真を更新し、スタッフと価値観を共有することで提供する医療の質を示してきた。

「開院以来、歯や笑顔を大切にするという自身が受けたい治療を行なってきました。診療理念にご理解を頂き多くの方に大切な歯を任せて頂けているため、予約をとりにくい状況となっています。多くの患者さんに信頼を頂けていること、家族のようなスタッフと出会えたことに日々感謝の気持ちで一杯です」

瞳を輝かせ、充実感一杯の表情でこう話す髙橋院長は、今後も患者の笑顔を引き出すための将来を見据えた歯科医療というものを、一人ひとりの患者に対して妥協無く行っていく。

Profile

髙橋 大輔（たかはし・だいすけ）

昭和 53 年生まれ。東京都出身。日本歯科大学卒業。東京医科歯科大学にて研修修了。東京医科歯科大学歯髄生物学分野にて根管治療を専攻。港区内インプラントセンター勤務。江東区内インプラントセンター勤務。平成 24 年 4 月妻とともに髙橋歯科クリニック文京開業。院長。趣味は歯科治療とゴルフ。

髙橋 和子（たかはし・かずこ）

東京都出身。明海大学歯学部卒業。明海大学機能保存回復学講座歯科補綴学分野専攻。埼玉県のひまわり歯科医院勤務。平成 24 年 4 月に髙橋歯科クリニック文京を夫とともに開業。副院長。趣味は茶道、乗馬。

Information

髙橋歯科クリニック文京

所在地	〒 112-0011 東京都文京区千石 3-1-8 TEL 03-6304-1118
アクセス	〈電車でのアクセス〉 東京メトロ丸ノ内線 茗荷谷駅 徒歩 8 分 都営三田線 千石駅 徒歩 8 分 JR 山手線 大塚駅 徒歩 16 分 〈車でのアクセス〉 近隣に駐車可能なコインパーキングがあります（有料） 〈バスでのアクセス〉 千石三丁目のバス停留所からすぐ（当歯科クリニックは千石 3 丁目の交差点に位置しています。都バス上 58 と上 60 のバス停留所をご利用下さい）
設立	平成 24 年
診療内容	かみ合わせ、インプラント、ダイレクトボンディング、予防歯科、入れ歯、審美歯科、小児歯科、根管治療、歯周病、矯正治療
診療時間	〈月〉 9：30 ～ 13：00、14：30 ～ 19：00 〈火～金〉 10：00 ～ 13：00、14：30 ～ 19：00 〈土〉 9：30 ～ 13：00 、14：30 ～ 18：00 〈日〉 10：00 ～ 13：00、14：00 ～ 17：00 〈休診日〉 水・祝　※最終受付は終了時間 30 分前
医院コンセプト	歯や神経を可能な限り残すという目的を持つ治療を行うことで安心を提供し、患者さん個々の健康のサポートに努め、共に「長く」、「笑顔」で歩める医院を目指します。

https://www.takahashi-bunkyo.com/

歯の健康維持のため、予防に尽力

自分が受けたい治療を患者に合わせて丁寧に提供

西歯科クリニック

「その治療を自分自身
は受けたいのか？」が
当クリニックの
一番の信念です

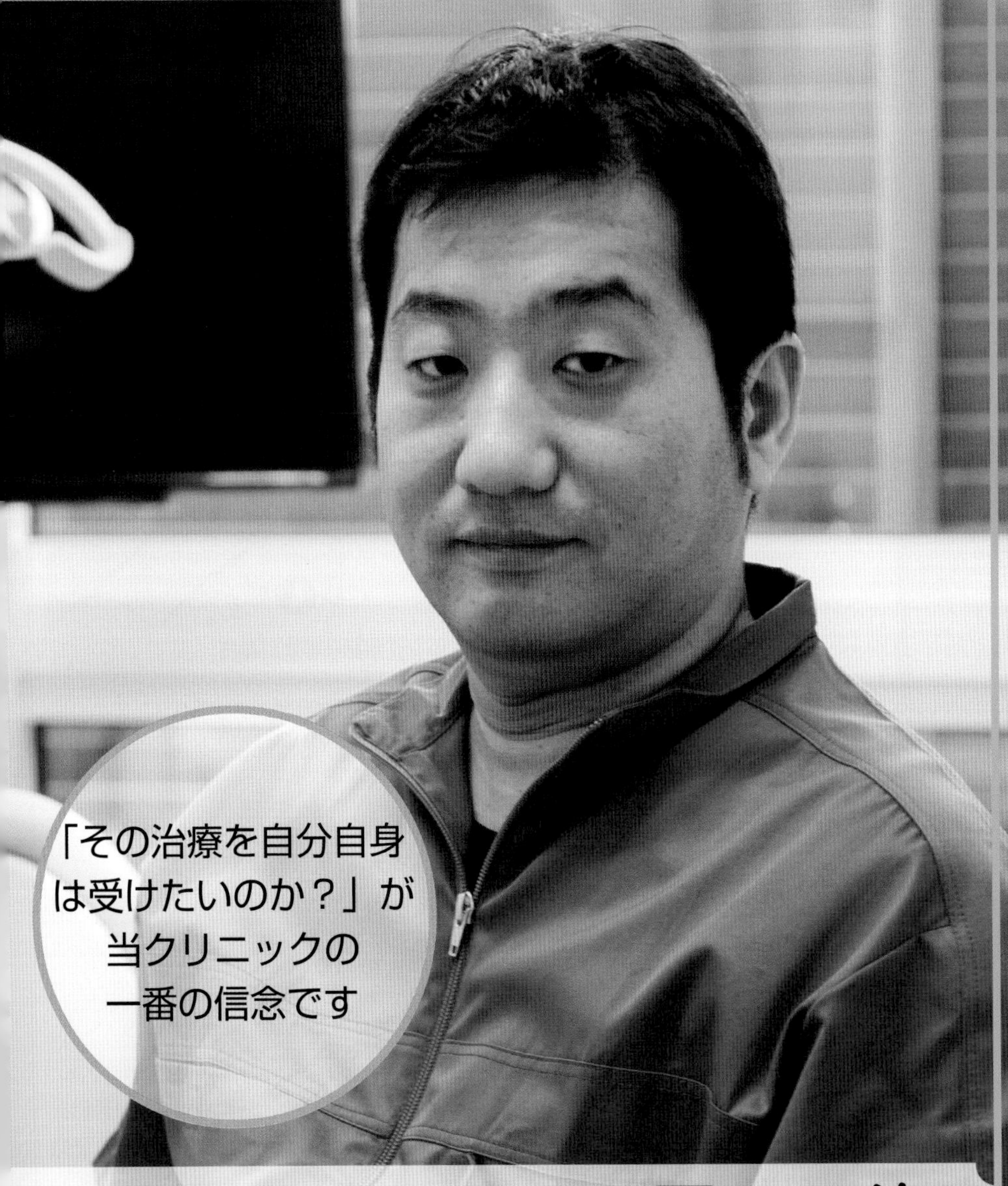

院長　西　治

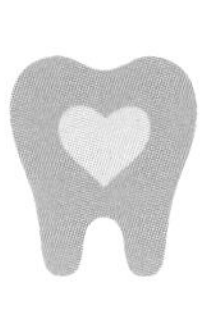

京都府木津川市は、府内で京都市に次ぐ数の国指定有形文化財を有する都市だ。寺院や石仏巡りなど観光コースも多く、豊かな自然の中で四季を感じられる。

２０１２年ごろより新興住宅地として開発が始められていた城山台。まだ空き地が多く、人口も数百人しかいなかった。西医師が開業を考えていたところ、「ぜひこの地に歯科医院を」と知人に勧められたという。そして２０１６年、西歯科クリニックを開業した。城山台と共に同クリニックも成長していくことを願い、歯のシルエットの中に繁る実りのある木をシンボルマークと決めた。

ＨＰには診療メニューの詳しい案内や同クリニックの理念などの情報が充実しており、西院長の治療への想いが伝わってくる。院長の想いに共感した患者は、地域だけでなく京都市内や大津の方からも訪れている。

審美治療の新しいテクニックから同クリニックのこだわりポイントまで、詳しくお話を伺った。

院内感染対策を徹底し、患者が安心して来院できる環境作りに尽力

滅菌・消毒、業務用機器など、対策もアップデートしている

西歯科クリニックでは、完全個室、滅菌・消毒したクリーンな環境で治療を行っている。これらはコロナウイルスの院内感染防止の対策だが、実は西院長の高い意識でコロナ禍前よりフェイスガードやマスクなど元々準備があったという。そのためコロナ禍でもスムーズに診療を続けられ、アクリル板の設置も地域でいち早く取り組んだ。そういった動きによって、患者は安心して通院を続けることができた。個室であることは、他の患者から姿が見えないためプライバシーの

お知らせ
2022年4月1日より
患者さんの窓口負担割合が変わります

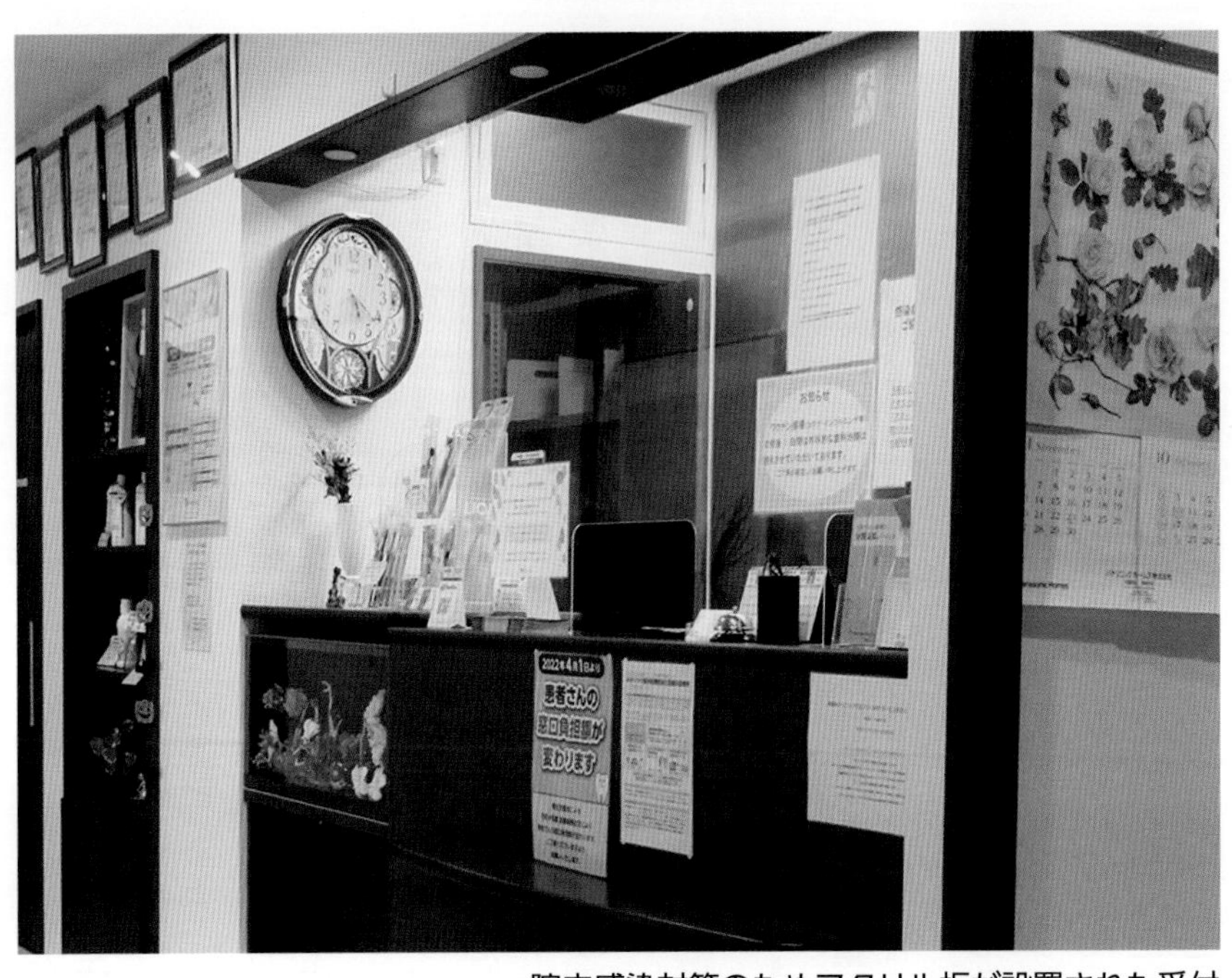

院内感染対策のためアクリル板が設置された受付

保護にも役立っている。

治療中に歯を削ると目に見えない削りかすが飛散するため、これを吸い取る集塵機も完備している。治療に使用する器具も、クラスB・クラスSという細い空洞の中まで滅菌可能な高規格の高圧蒸気で滅菌を徹底している。そのほか、業務用の空気清浄器や自動洗浄消毒器なども次々と導入し、感染対策をアップデートしている。

また、できる限り痛くない治療を目指している同院だが、痛みを和らげるための麻酔注射の痛みさえも最小限で済むようにしている。痛みに弱い患者でも安心して治療を受けられる。一度治療を受けた歯は、再び治療しなくてもよい状態を保つことが理想的である。同じ詰め物でも、精密に治療できていないとすき間から再びむし歯になりやすい。

「一本一本の歯が長持ちするように、精密かつ丁寧に治療しています」

審美歯科の画期的技術「BTAテクニック」と「BOPTテクニック」

歯肉との調和を重視した、従来型審美補綴装置とは全く異なる治療

西院長は日本歯科審美学会の認定医であり、また所属する審美歯科BTA研究会の理事・認定医として、研究・普及活動を行っている。西歯科クリニックでは、審美歯科の中でも、特にセラミックスを使用した審美的な補綴装置（被せ物）の治療に力を入れている。単なる色や形だけでなく、BTAテクニックやBOPTテクニックという歯肉の形態をも改善させる新たな考え方で開発された、最新の技術を使用している。特に、歯肉との調和を重視した、これまでの従来型審美補綴装置とは全く異なる治療である。

「単なる『白い』歯というだけでなく、これまで治療した歯のやり直しなどを求めて、意識の高い患者さんが治療に来られています」

BTAテクニック（Biological Tissue Adaptation）は、東京の赤坂フォーラムデンタルクリニック院長で日本歯科審美学会の理事でもある坪田健嗣先生が考案したテクニックだ。この治療法は、歯の形態や色調を改善するだけでなく、歯肉のラインまでを美しくする審美治療である。従来の補綴装置では難しかった健康な歯肉を維持し、歯肉退縮しにくくなる効果も期待できる。

画期的で評価の高い治療法であったが、近年西歯科クリニックではBTAテクニックだけでなく、症例に合わせてBOPTテクニック（Biologically Oriented Preparation Technique）も使用している。症例によってはハイブリットで治療を行うことも可能だ。

BOPTテクニックは、健康な歯肉と調和を求めるだけでなく、歯肉の形態までを整えるテク

ニックとしてイタリア人歯科医師の Igunatio Loi 先生が開発・提唱した技法である。

「ヨーロッパではスタンダートになりつつあるテクニックですが、日本ではまだほとんど浸透していません。BOPTテクニックを施術できる歯科医師も数えるほどしかいないのです」

歯肉の形態をコントロールし、健康で安定した退縮しにくい歯肉になるという点など、BTAテクニックと似ているところも多いBOPTテクニック。

従来法との大きな違いとして、従来のセラミック治療と比べて健康な安定した歯肉を得られ、術後の歯肉退縮を起こしにくいことが挙げられる。また、歯肉退縮した歯に使用し、結合組織移植術などの手術を行わず、歯肉の歯冠方向への伸展回復と安定を得ることができる場合がある。歯冠側、根尖側にも歯頸部ラインをコントロールでき、左右の対称性を理想的に整えることができる。

「全てのセラミックスクラウンに適応することが可能で、歯茎部がえぐれているような楔状欠損（WSD）の歯の充填修復にも有効です。特にこれまで被せ物をしたものの、歯肉が下がり黒い線（ブラックマージン）が見えてきた方などに喜んでいただいています」

歯肉の成長や伸展を確認しながらの治療となるため、削ってから装着まではある程度の期間が必要となる。それでも、長期にわたる安定と仕上がりの美しさが特に魅力で、施術を受けた患者からも好評である。

PROFESSIONAL DENTIST PROFESSIONAL DENTIST PROFESSIONAL DENTIST PROFESSIONAL DENTIST

大切な歯を抜歯せず、なるべく残せる手段を提案

健康な歯を維持できるよう予防のための定期検診を推奨

「生涯、自身の歯で過ごすために、残せる歯はできる限り抜かない方が良い」という西院長。それでも抜歯しなければならない状態もあるが、そのような場合でも抜歯せずに残す手段はないか検討するという。

使用できる材料や方法に大きな制限がある保険診療にこだわらなければ、大切な歯を抜歯せずに残す治療の選択肢が増える。同院では自費の根管治療や歯周再生療法も行っており、保険外であればこれらの治療を受けることも可能だ。

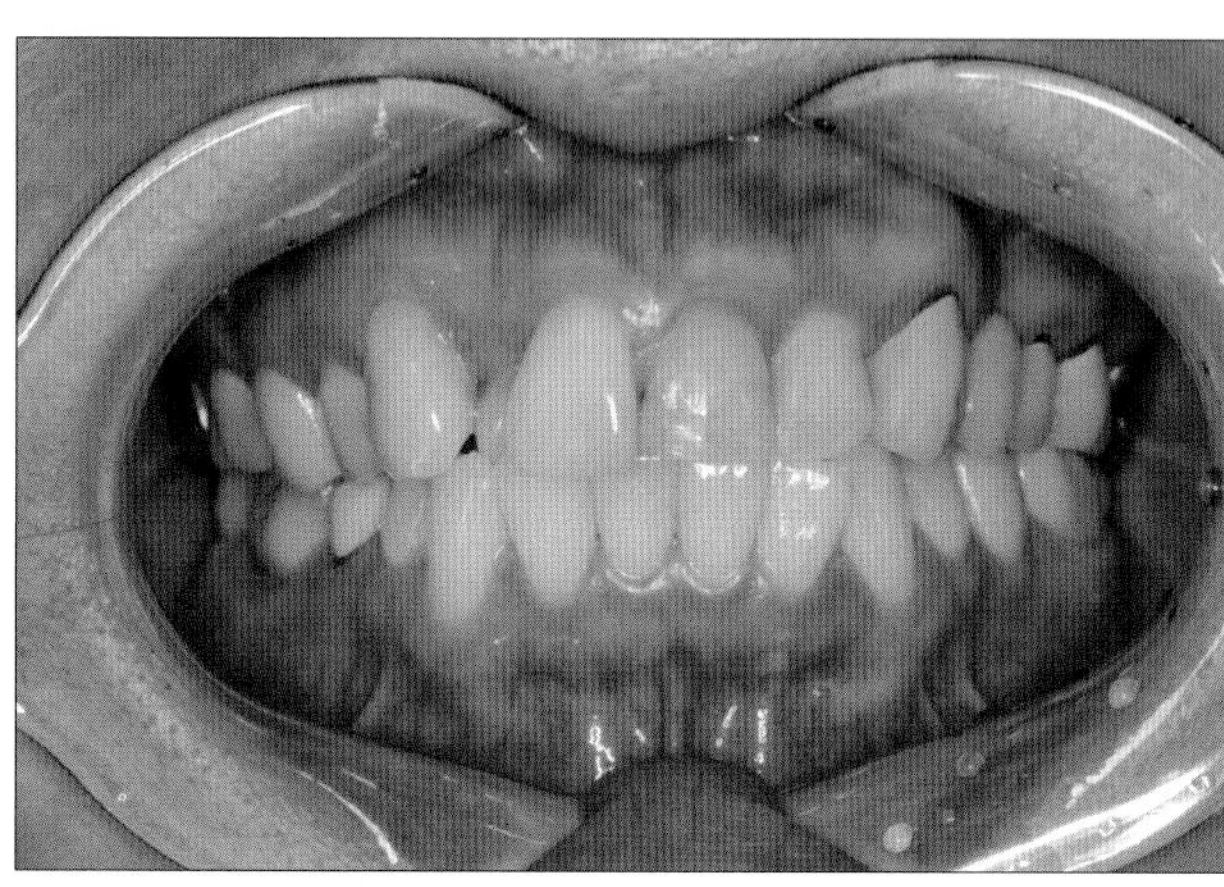

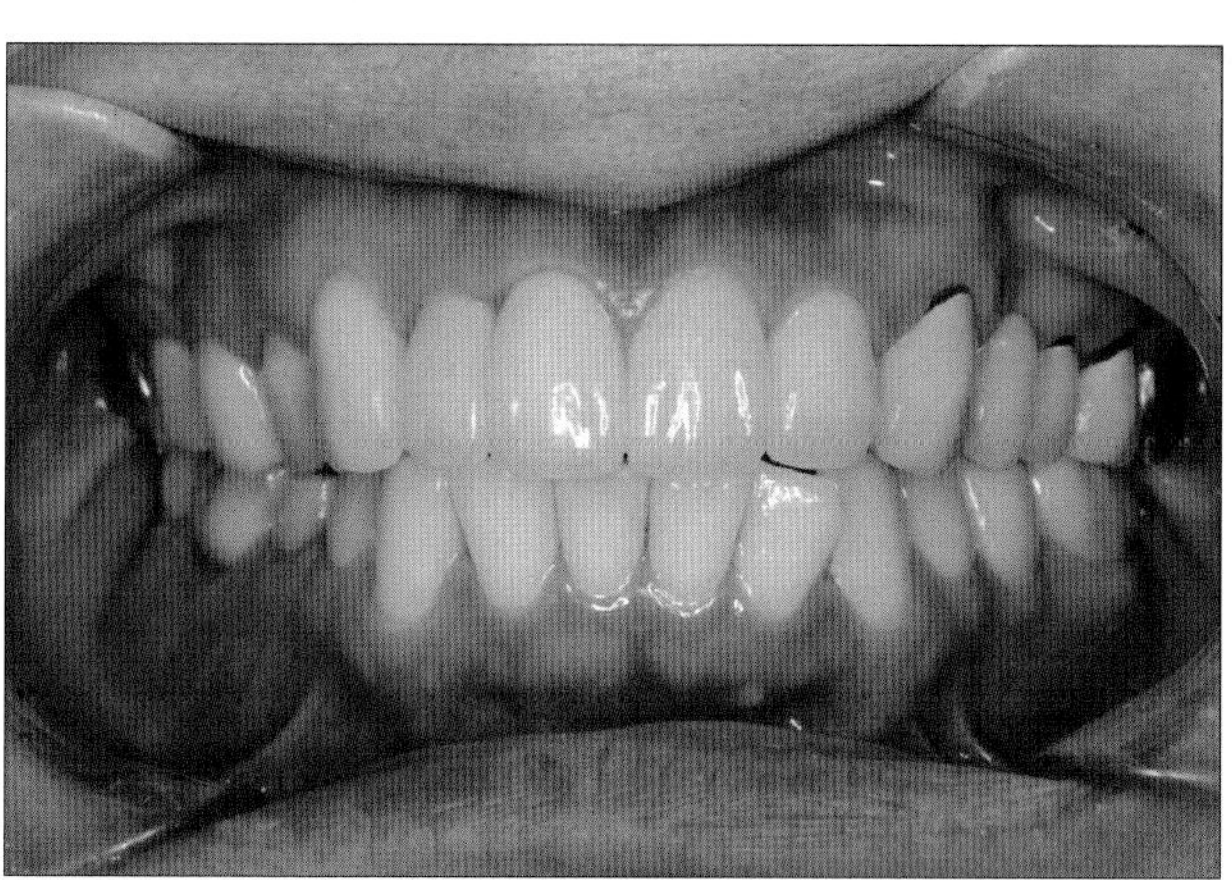

BOPT と BTA テクニックをハイブリッドで行った
治療前（上）と治療後（下）

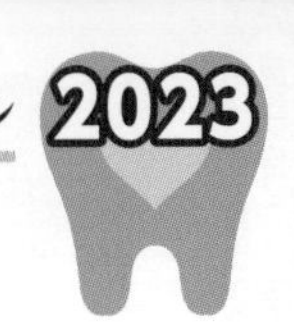

ＢＴＡテクニックやＢＯＰＴテクニックは審美目的だけでなく、歯を保存するためにも有効だ。歯肉より深く進行した虫歯や途中で折れた歯に対し、安定し健康な歯肉を得られるＢＴＡテクニックやＢＯＰＴテクニックを応用し、これまでに数多くの歯の保存・延命に成功している。

治療だけでなく、健康な歯の維持のため予防も重視している西歯科クリニック。

「日本では予防のために歯科医院に通うことはまだ浸透していませんが、欧米では当然のこととされています。むし歯や歯周病にならないように、またたとえなったとしても初期で発見できるように、数カ月に一度は健診を受けることをお勧めします」

定期健診では、自分一人では取ることが難しい歯垢や歯石の除去、口腔内のチェック、ブラッシング指導なども行い、かかりつけの歯科医師としてサポートしている。

PROFESSIONAL DENTIST PROFESSIONAL DENTIST PROFESSIONAL DENTIST PROFESSIONAL DENTIST PROFESSIONAL DENTIST

託児サービスの利用で、保護者は安心して治療を受けられる

保育士の資格を持つスタッフが在籍し、親子共に治療を受けることも可能

西歯科クリニックは小児歯科や小児矯正を診療科目にもち、子どもの患者も少なくない。また、保護者が治療を受ける際は、予約時に相談すると託児サービスを利用することができる。就学前の子どもを、診察室への入室時から退室時まで預かってもらえる。乳児はベビーカーのまま診察室に入ることが可能で、離れることなく治療が受けられる。

同クリニックの開業当時は、託児を行っている歯科医院が地域にまだなかった。

西院長は勤務医時代に出会った、子どもがいることを理由に自身の歯に気を配れない母親と、

「自分のせいでお母さんの歯が悪くなった」と寂しそうにしていた子どもを印象深く覚えているという。

「幼い子どもがいても安心して治療を受けてもらえるようにしたい」との想いで、開業時、同クリニック内に託児サービスを導入した。

現在、保育士の資格を持つスタッフは3人在籍しており、利用している保護者達からは有り難いと好評を得ている。

現状で満足せず常に最適な診療を目指し続けている

患者の歯を少しでも良くしたいという強い想いを持つ

患者のためにより良い治療を提供し続ける西院長だが、「今後はこれまでの取り組んでいたBTAやBOPTテクニックだけでなく、歯周外科や根管治療の腕をもっと磨いて、患者さんの治療にあたっていきたいです」と語る。

同院には、2022年度中に2台目となるマイクロスコープと口腔内スキャナ（IOS）を導入予定であり、より精度の高い治療に役立てたいと語る。

「患者さんが来院するのは、何か歯に問題があってそれを改善するためです。本来の目的である『治す』に近づけるためには、優しいだけでなく、時には熱く、厳しいお話をすることも必要です」そこには、少しでも良くなってほしいという西院長の強い想いが表れている。

「うわべや流行廃りに惑わされず、患者さんの歯を治すこと、良くすることが歯科医師の存在意義でありそれが『寄り添う』ことだと思っています」

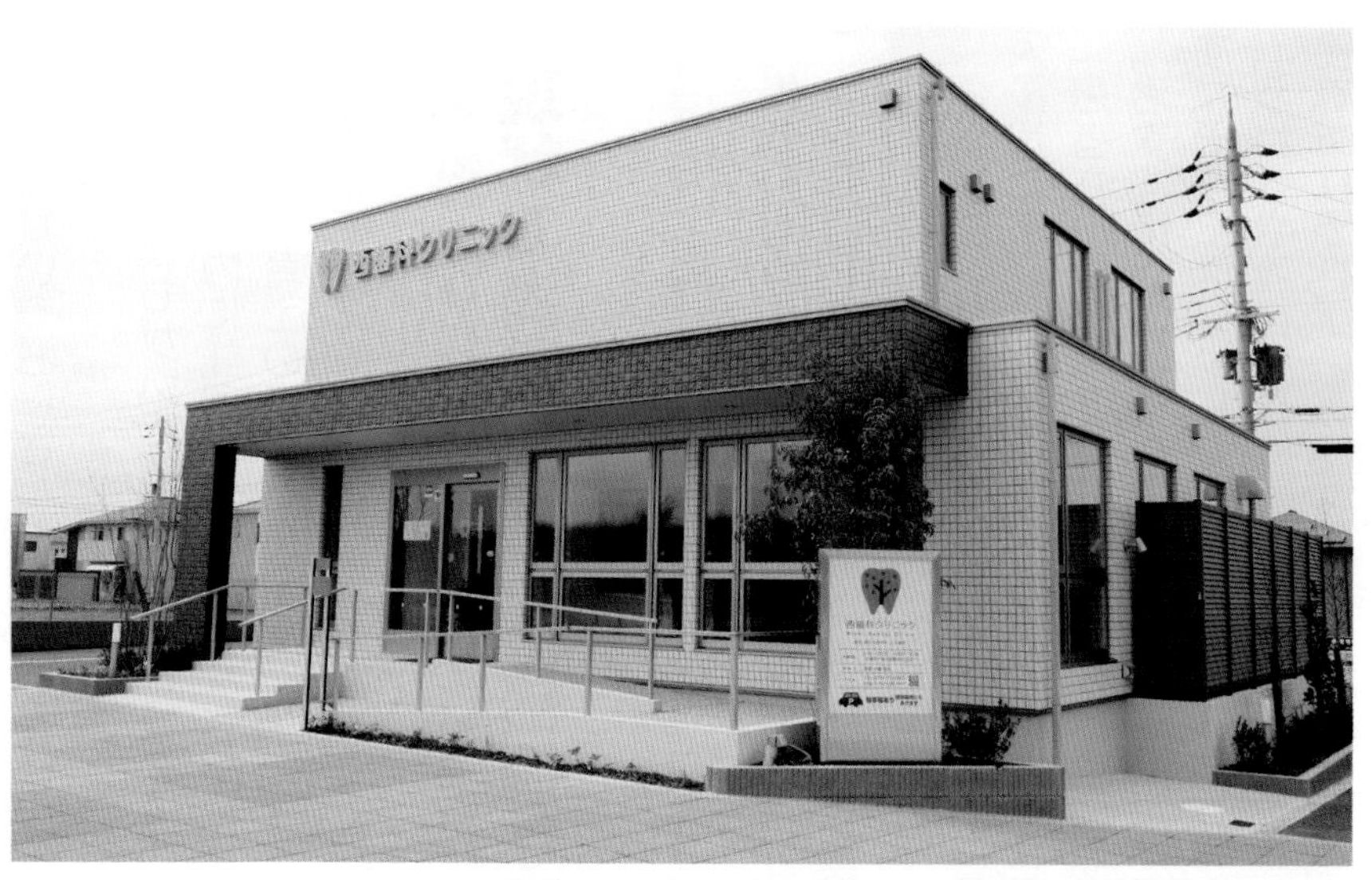

診療に対する院長の想いに共感した患者が訪れている

「その治療を自分自身は受けたいのか？」が同クリニック一番の信念であり、コンセプトでもある。自分が患者として歯科医院を受診するときは保険診療を選択することはほぼないという。

保険内の治療では、使用できる材料や機材、時間に限界があることをよく理解しているからだ。だからこそ可能なかぎり患者には自費治療について提案はするが、しかし押し付けることはしない。治療法を選ぶのは患者自身である。

だが、できる治療法が限られると、健康な歯の状態が長持ちしない場合もある。自費であってもしっかりと治した方が、長期的に見て良いという考えだ。医療は日々進歩している。患者は自身の状態と理想とする状態を真剣に考えて治療方法を選択するべきである。

ぶれないその姿勢に魅了された患者のため、西院長は今後も進み続ける。

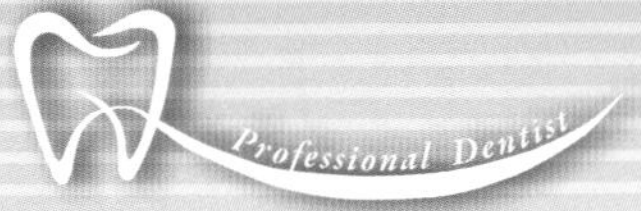

Profile

西　　治（にし・おさむ）

大阪府出身。
平成 9 年、北海道医療大学卒業。大阪歯科大学付属病院臨床研修歯科医師。
平成 10 年、大阪歯科大学附属病院総合診療部。
平成 11 年、同口腔外科第 2 科。
平成 13 年、日本生命済生会付属日生病院歯科口腔外科。
平成 16 年、大阪歯科大学附属病院口腔外科第 2 科。
平成 17 年、仁泉会阪奈病院歯科。
平成 22 年、医真会八尾総合病院歯科口腔外科。
平成 25 年、医療法人安井歯科副院長。
平成 28 年、西歯科クリニック開設。

主な資格、所属・学会

日本歯科審美学会認定医、日本顎関節学会専門医、日本歯科放射線学会准認定医、産業歯科医、EBAC（ほんだ式口臭治療）認定ドクター、日本アンチエイジング歯科学会認定医、審美歯科 BTA 研究会理事・認定医、スプリントデンチャー研究会理事、日本口腔外科学会会員、日本口腔インプラント学会会員。

Information

西歯科クリニック

所在地	〒619-0218 京都府木津川市城山台 1-14-1 TEL 0774-73-6767
アクセス	JR 木津駅から徒歩 13 分
設立	平成 28 年
診療科目	歯科、小児歯科、歯科口腔外科、審美歯科、予防歯科、矯正歯科、ホワイトニング、入れ歯治療、歯周病治療、低侵襲治療、スポーツスプリント
診療時間	〈月・火・水・金〉8：30 ～ 13：00、15：00 ～ 18：30 〈土〉8：30 ～ 13：00、14：30 ～ 17：00 〈休診日〉木・日・祝
西歯科クリニックがこだわる6つのポイント	・院内感染防止対策に力を入れています ・できる限り痛くない、長持ちする治療を目指しています ・残せる歯は出来る限り残す努力をしています ・虫歯や歯周病の予防を重視しています ・白い歯で笑顔を魅力的にする長持ちするこだわりのセラミック治療 ・託児サービスもあり、お子様連れでも通いやすい

https://nishi-dc.net/

北の大地・北海道にある栄養療法専門クリニック

口腔内の疾患をはじめ身体全身の不調を根本から治す

あんどう口腔クリニック

皆が
当たり前のように
食事や栄養の観点から
健康維持を実践する
世の中をつくって
いきたい

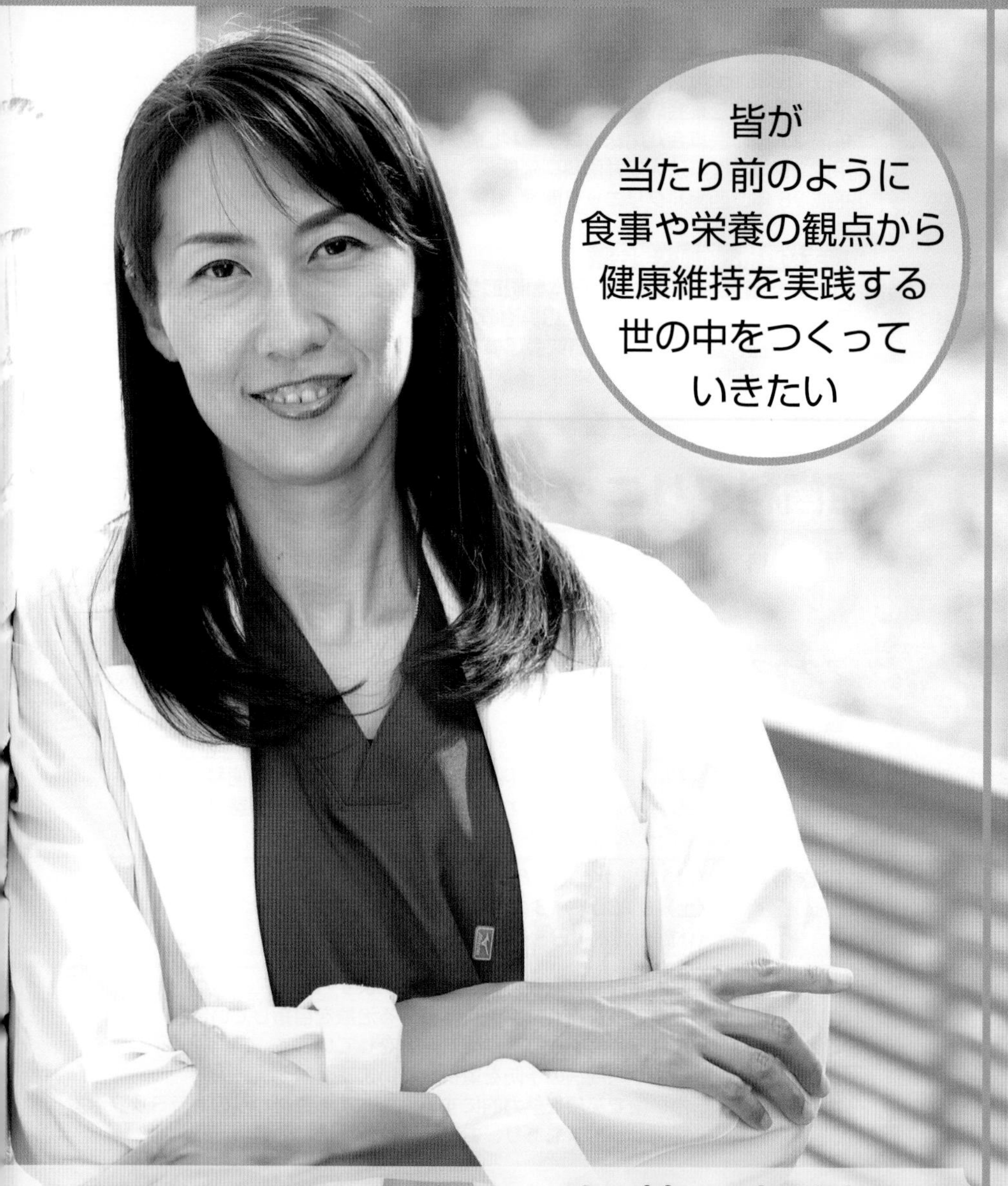

院長　**安藤 麻希子**

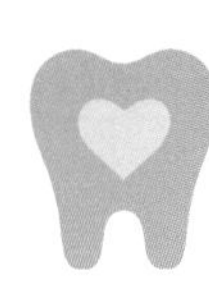

人間の身体に必要不可欠な栄養。ひとたび不足すると身体に様々な不調があらわれ、大病に繋がることも。栄養は生命維持の源、そして健康の源であり、人間にとってとても重要なものだ。

この栄養にアプローチして、患者の身体の不調改善や健康サポートを行うなどして日々奮闘する歯科医師がいる。それが北海道にあるあんどう口腔クリニック院長の安藤麻希子氏だ。「栄養素の過不足を調べて不足があるものは補充する栄養療法により、長年悩んでいた身体の不調が改善するといった患者さんをこれまで何人も見てきました。こうした患者さんを診るたびにいかに人間の身体にとって食事・栄養が基盤となっているのかを思い知らされます」

こう話す安藤院長自身も、栄養療法により身体の不調から抜け出すことに成功した一人だ。そんな彼女にこれまでのキャリアや栄養療法との出会い、クリニックでの取り組みや今後に向けてのビジョンなど、様々なお話を伺った。

PROFESSIONAL DENTIST ♥ PROFESSIONAL DENTIST ♥ PROFESSIONAL DENTIST ♥ PROFESSIONAL DENTIST ♥

栄養療法を知るきっかけとなった自身の体調不良

2018年にあんどう口腔クリニックを開業

父親が歯科医師であったことから自身も歯科医師の道を目指した安藤院長は、日本歯科大学を卒業後、札幌医科大学口腔外科臨床研修医を経て、勤務医としてキャリアを重ねた。その後、結婚を機に夫の仕事の関係でハワイへ移住することとなり、2人の子どもを含めた家族4人でハワイでの生活をスタートさせた。この時期に安藤院長は体調を崩してしまうことになる。

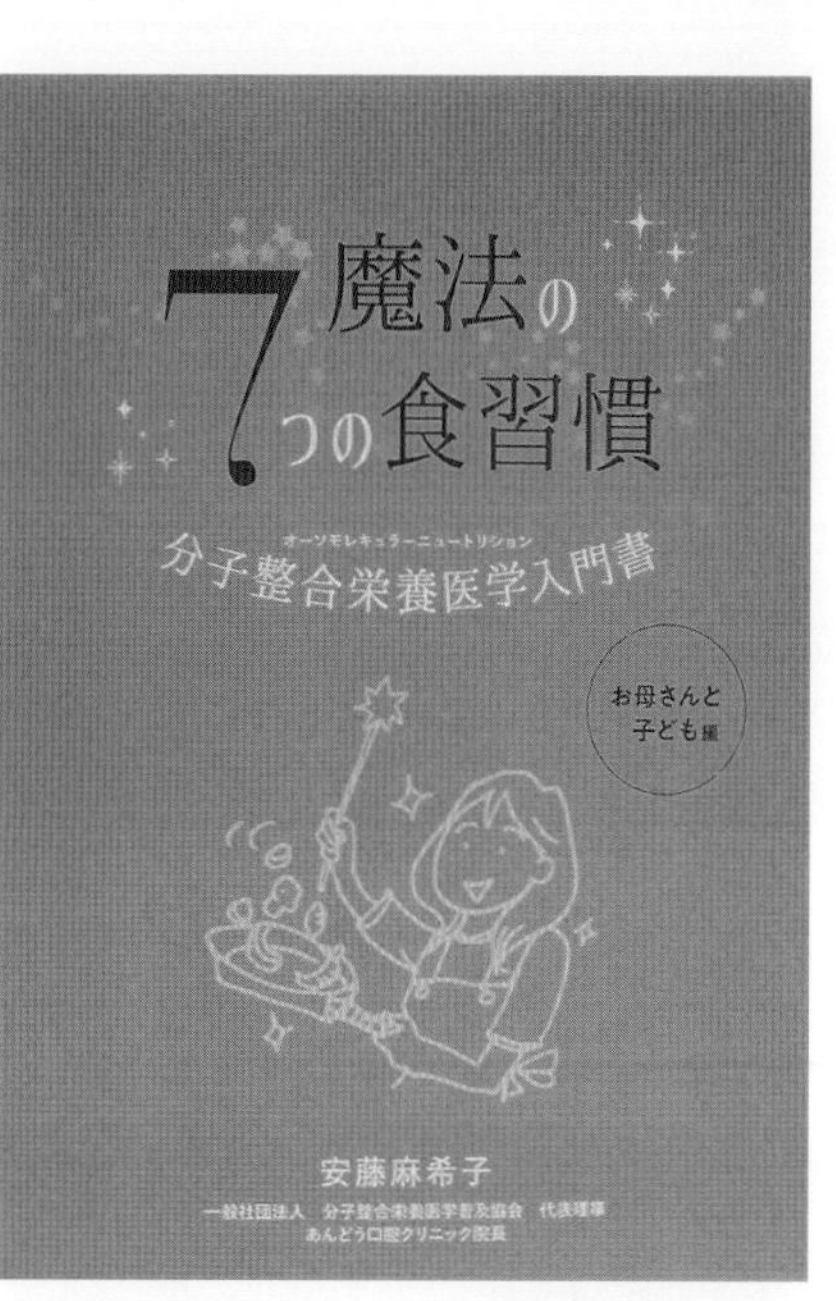

分子整合栄養医学が
分かりやすく学べる安藤院長の著書

「生活環境の変化とともに、偏った食生活や育児ストレスなどが重なり、頭痛や疲労感、メンタル不調、最終的には口腔カンジダになりました」

色々な病院を回って検査や治療を受け、異常なしの診断を受けたが身体の不調自体は全く取れることがなかった。途方にくれていた安藤院長がこの時出会ったのが栄養療法だった。「血液検査のデータを専門的に解析してもらった結果、重度の栄養不足であることが分かりました。この飽食の時代に栄養不足…？と当時驚いたのを覚えています」

栄養療法を行うドクターからのアドバイスを基に、食事改善や栄養補給を行い、結果、3カ月ほどで体調が劇的に良くなった。「口腔カンジダも含めて様々な不調が嘘のように改善していきました。加えて子どもの肌トラブルや夜泣きに悩まされていましたが、栄養を整えていくと子ども達の不調も改善されてきたんです」

栄養療法の効果を身をもって体験した安藤院長は、1つの大きな決断をする。「自分も栄養療法を勉強して、同じように困っている人を救える活動がしたいなと。栄養療法を自分のライフワークにしていこうと思いました」

そこから一心不乱に勉強を重ねて知識を得ると、ハワイから日本に帰国し、父親の営む歯科医院の一画にて、栄養療法を提供する活動を始めた。色々な悩み相談、栄養サポートを行う中で、

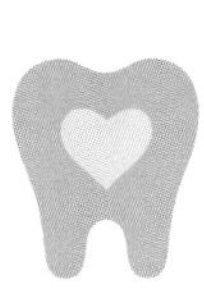

「もっと栄養療法を世の中の人に知ってもらわなければ」と、自分でクリニックを一から立ち上げることを決意。こうして2018年に栄養療法を専門に行うあんどう口腔クリニックが誕生した。

問診や血液検査などで不調の原因を見極める

生活習慣・食習慣の改善とサプリメントで不調を改善

北海道札幌市にあるあんどう口腔クリニックは、東西線円山公園駅から徒歩約2分程と交通至便な場所にある。栄養療法をメインに行う同クリニックには、子どもからお年寄りまで幅広い世代の患者が相談に訪れる。

クリニックにはどのような悩みを抱える患者が来るのか、安藤院長に伺った。

「まずは口腔内に悩みをもつ方ですね。味覚異常や口内炎、舌痛症、口腔カンジダといった方が来られます。そして最近ではこれらに加えて、メンタル不調や妊娠を望まれている方、漠然と健康に不安のある方、また子どもさんであれば起立性調節障害などで学校に行けないなど、口腔内だけではなく、心身に不調や不安を抱く方から食事・栄養のアドバイスをしてほしいという相談も増えてきています」

来院患者に対して、まず安藤院長は約90分の問診を行う。この時間でそれぞれの患者の生活習慣・食習慣を詳細にプロファイリングし、必要に応じて血液検査を中心とした各種検査を行っていく。

「血液検査に関しては、病気か病気ではないという従来の医学的には基準値内であっても栄養学

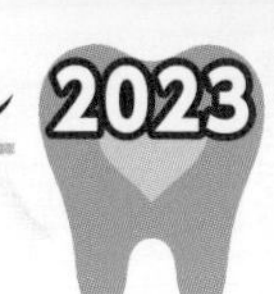

的に診れば、すでに正常ではなく未病の段階にあるケースがかなり多くあります。ですので身体に不調があるにもかかわらず、病院では異常なしと言われた方でも、ここでは栄養という観点から不調の根本原因を見つけていくことができます」

他に有害金属の蓄積などは重金属検査、毛髪ミネラル検査、その他遅延型食物アレルギー検査、有機酸検査、唾液コルチゾール検査などといったものがあり、これらの検査も駆使しながら、不調の根本原因を見極めていく。

こうした問診と検査結果に基づき、安藤院長は生活習慣・食習慣の改善アドバイスやサプリメントの提案などを行っていく。「栄養療法は高額なサプリメントを買い続けなければいけないというイメージをお持ちの方もいらっしゃると思いますが、実際は食事や生活習慣の改善だけで不調が良くなるケースも多々あります。当院でも、サプリメントは一時的なものとして、まずは食事と生活面の改善を念頭において治療を進めています」

PROFESSIONAL DENTIST PROFESSIONAL DENTIST PROFESSIONAL DENTIST PROFESSIONAL DENTIST

子どもから大人まで。栄養療法による数々の治療実績

味覚障害やうつ、起立性調節障害を改善

あんどう口腔クリニックは開業から4年が経過（2022年12月現在）。これまでの多くの患者の相談・治療事例の中から、安藤院長に印象的なものをいくつかあげてもらった。

「女性の患者さんで、味覚障害とうつに苦しみ、色んな病院で治療を受けてもなかなか良くならないということで当院に来られました。問診や検査の結果、飲酒からくる栄養欠乏と不規則な生活が主な原因だということが分かり、栄養補給と生活習慣をガラッと変えるようアドバイスさせ

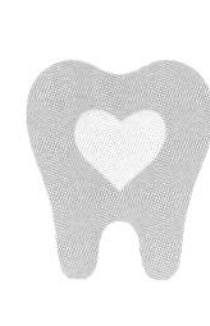

て頂き、結果、困っていた悩みが解消され、『味がわかるようになり、食事もとても楽しみになった』と感謝の言葉を頂けました。開院して初めての患者さんで、〝自分の治療が間違っていなかった〟と自信を得ることができた事例です」

「もう一人は男性の患者さんで、全身の関節痛に長年悩まされ、どこの病院にいっても治らず困り果てて当院に来られました。診させて頂くと関節痛の他、歯周病や鼻づまり、喉の扁桃炎といった症状もありました。この方は偏食による糖質過剰と慢性炎症が原因でした。野菜やタンパク質の摂取など、食事改善の徹底と歯周病治療、慢性上咽頭炎治療をして頂いた結果、２カ月ほどで長年の関節痛が治り、とても喜んで頂けました」

「他にはお子様の事例ですね。起立性調節障害により学校に通えないという悩みをもつ患者さんに対して、朝食をしっかり摂ることと成長発達に必要な鉄や亜鉛を中心とした栄養素を摂って頂くアドバイスを行い、結果、学校に元気に通えるようになったケースも非常に印象的です」

味覚障害やうつ、関節痛、起立性調節障害などといった身体に起こる様々な不調を、栄養学的アプローチで改善に導く安藤院長は、「心身の健康と栄養が密接にリンクしていることは明らかである一方、今、ほとんどの病院で提供されている医療に栄養という観点が抜け落ちているのは残念でなりません。私の活動を通して、少しでもその部分の穴埋めができればと考えています」と話す。

不調改善には〝至適量〟の栄養補給が必要

改善後はセルフコントロールのための食事や栄養知識も伝授

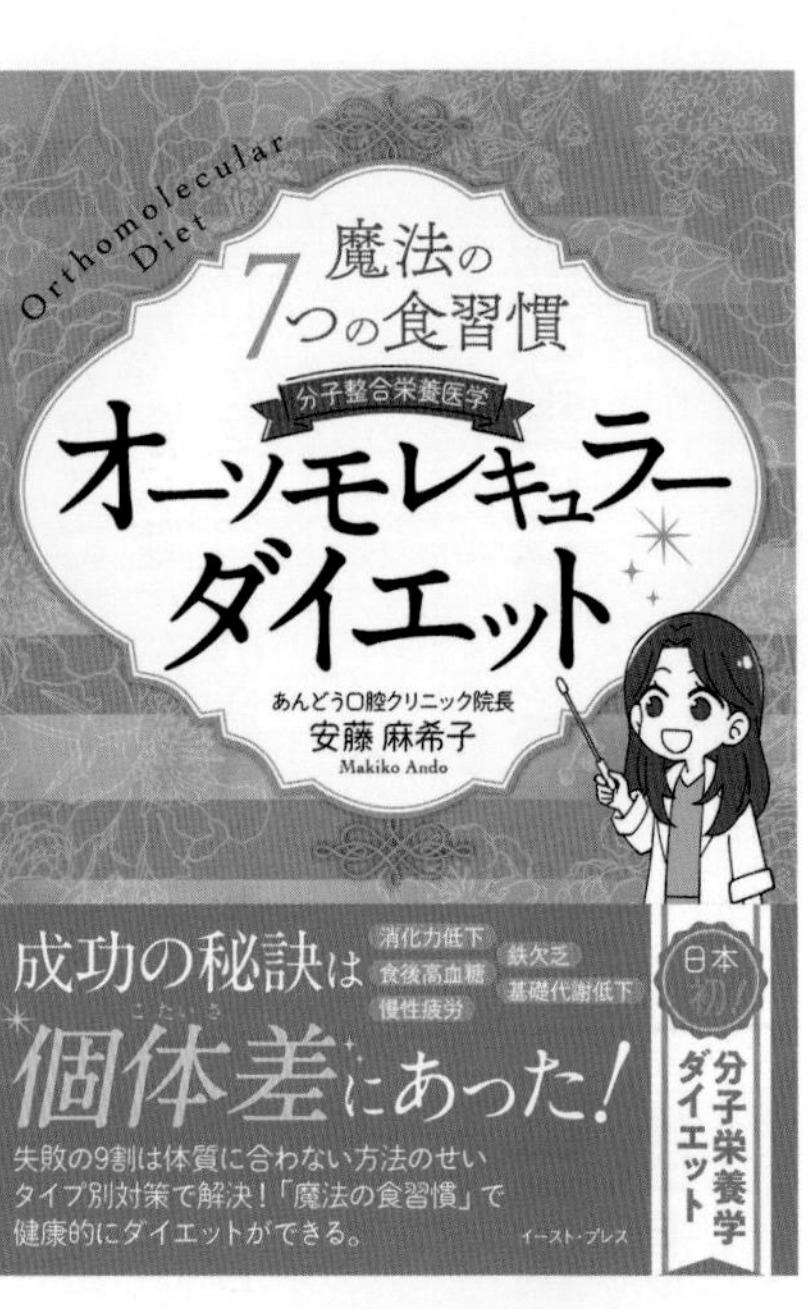

分子整合栄養医学を用いた
ダイエット法が書かれた
安藤院長の著書第２弾

栄養療法において、必要に応じて用いられるサプリメントは、「枯れかけた花に沢山の水を一気にあげるイメージ」と安藤院長。

「不調の改善は、体内の細胞や組織の機能向上によって叶いますが、これに必要な栄養の量を〝至適量〟といいます。個人によって至適量に差はありますが、食事から摂るのが困難な程欠乏している場合はサプリメントを用いています」

サプリメントはいつまで続けることになるのか。使用期間について安藤院長は、「どれだけ不調の期間が長かったか。どれだけ生活の不摂生期間が長かったかで変わりますが、まずは最初の1～2カ月は欠乏していた栄養を集中的に摂ってもらう方が早く良くなることが多いです」とのこと。

至適量の栄養摂取の結果、欠乏が解消されてくると身体の調子も良くなっていくが、このタイミングで安藤院長はサプリメントがどの程度必要かを見極める。

「欠乏状態を脱し、身体の不調が改善されれば、あとはその状態を出来る限り食事のコントロールで維持して頂くのがベストです。サプリメントは自費診療で決して安いものではありませんから」

また安藤院長は、不調改善時期を脱した後の体調管理は、「患者さん本人で実践して頂く形が理想」だという。

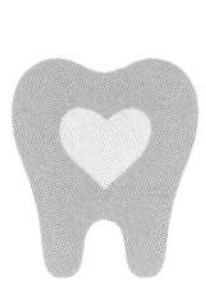

「そのためにはご本人である程度の栄養知識を持って頂くことと、自分の体調を把握することが大切です。日々の体調変化を敏感に感じ取り、必要な栄養を普段の食事から摂っていく。目の前の不調を取り除いた上で、自分の身体を自分で養生する方法や知識をマスターすることが、当院の最終的な治療のゴールになります」

「お母様が家庭のホームドクターとなり、家族の健康を支えて欲しい」

SNSや講演・セミナー活動などを通して栄養療法普及に尽力

子どもからお年寄りまで、日々様々な悩みを抱えた患者があんどう口腔クリニックを訪れる。多くの患者と向き合う中で安藤院長は、「今は健康に興味のある方や体調が悪くなった方が色々な情報収集をして当院に来られますが、そうではない方。不調はまだ感じていない方でも、食事や栄養の観点から健康維持を実践する。そんな世の中を作っていければと思っています」と展望を語る。

今現在、食事や栄養の大切さを広める啓もう活動にも大きな力を注ぎ、クリニックでの診療と並行してHPやSNSからの情報発信や書籍出版、セミナー・講演活動を精力的に行っている。

「特に私は世のお母様方や子どもに携わる仕事をしている方に栄養に関する知識を持って頂きたいと考えています。家族皆の食事管理を行うのは基本お母様で、お母様が家庭のホームドクターになることで、毎日の食事から家族皆の健康を支えることができます。そしてお母様からお子様へ食事や栄養の重要性を伝えて頂き、将来的に健康維持や病気予防に繋がる生活を当たり前のよ

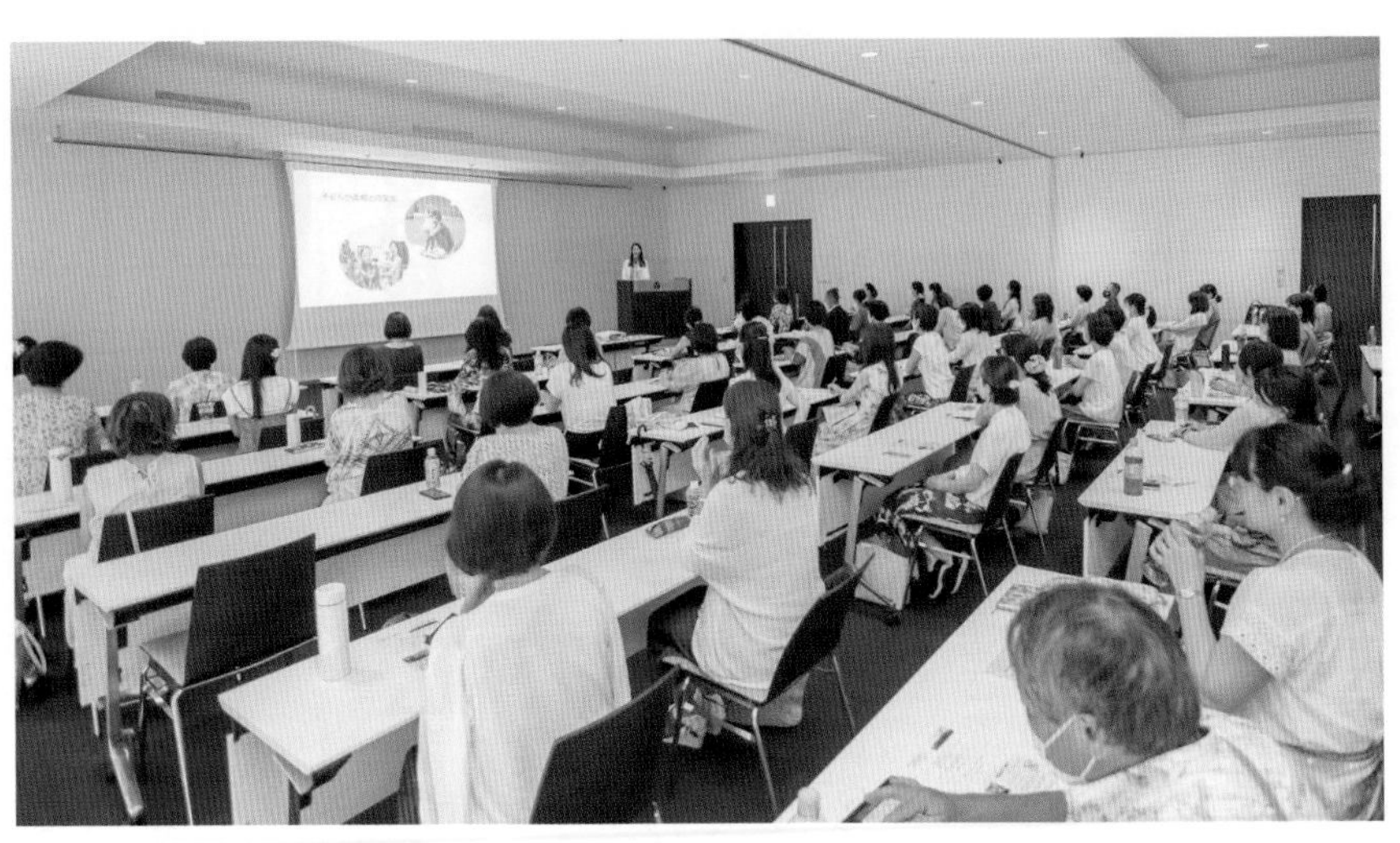

食事と栄養をテーマとしたセミナー活動を精力的に行う安藤院長

うにおくれる文化を日本に根付かせていきたいと思っています」

栄養療法に魅入られて以来、平日は外来診療、週末は講演・セミナー活動と多忙を極めて活動する安藤院長。

「不調や病気は大変かもしれませんが人生と身体を見直す良いきっかけとして前向きにとらえてほしいです。ネガティブにとらえず、自分を変える良いチャンスと思うようにしてほしいですね」

実際栄養療法により不調を脱したことで、人生が大きく激変した患者も少なくないそうだ。

「栄養状態が整うとメンタルも前向きになって人生が上向いていきます。『仕事もプライベートも上手く回りだした』というような喜びの声を聞くごとに、〝栄養療法をやっていて良かった〟としみじみ思います」

栄養療法に並々ならぬ情熱を傾ける安藤院長は、今後も北海道の地から、不調に苦しむ目の前の患者を救うとともに、栄養療法を全国に広める活動に尽力していく。

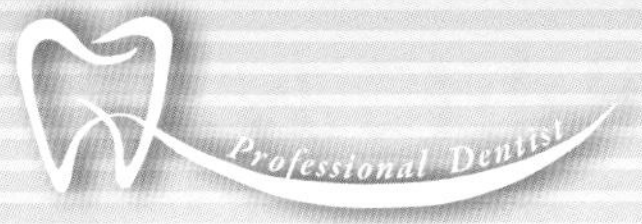

Profile

安藤 麻希子（あんどう・まきこ）

北海道札幌市出身。日本歯科大学卒業。
札幌医科大学口腔外科臨床研修医を経て、開業医の勤務医として一般歯科治療に従事。結婚を機にハワイに移住。自身の体調不良をきっかけに分子整合栄養医学と出会い食習慣、生活習慣の見直し、サプリメントの補給により健康な身体を取り戻す。平成 30 年あんどう口腔クリニックを開業。同年一般社団法人分子整合栄養医学普及協会を設立。
著書に『魔法の 7 つの食習慣 分子整合栄養医学入門書 お母さんと子ども編』（一般社団法人分子整合栄養医学普及協会）、『魔法の 7 つの食習慣 オーソモレキュラーダイエット』（イースト・プレス）がある。栄養・食事をテーマとした講演・セミナー実績多数。

主な資格、所属・学会

歯科医師。一般社団法人分子整合栄養医学普及協会代表理事。
高濃度ビタミン C 点滴療法学会会員。日本アーユルヴェーダ学会。
QSS グローバル会員。臨床 CBD オイル研究会。QS グローバル認定医。

Information

あんどう口腔クリニック

所在地	〒 064-0802 札幌市中央区南 2 条西 25-1-37 内田ビル 2F TEL 011-676-8980 FAX 011-676-8981
アクセス	地下鉄東西線円山公園駅より 徒歩約 2 分
設立	平成 30 年
診療内容	分子整合栄養医学に基づく栄養療法を用いた、栄養と食事による身体と心に優しい治療を行います。
診療時間	予約制 〈月・木・金〉9：00 ～ 12：00、13：30 ～ 15：00 〈火〉9：00 ～ 12：00、13：30 ～ 16：00 〈休診日〉水・土・日・祝
院長からメッセージ	分子整合栄養医学療法は心と身体の両方に優しくアプローチして根本治療を目的としている医療です。患者さんの皆様には心身ともに健康になって頂けたらと思います。

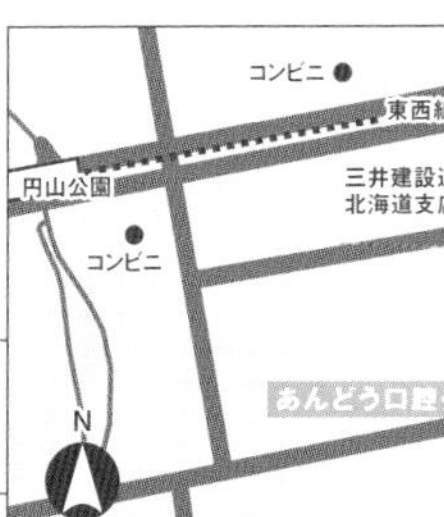

https://orthomolecular-health.jp/

大阪府吹田市にある多くの患者から愛され、親しまれる歯科医院

職域を超えたチーム医療の徹底で全ての世代に良質な歯科医療を提供

医療法人社団 Kデンタルクリニック

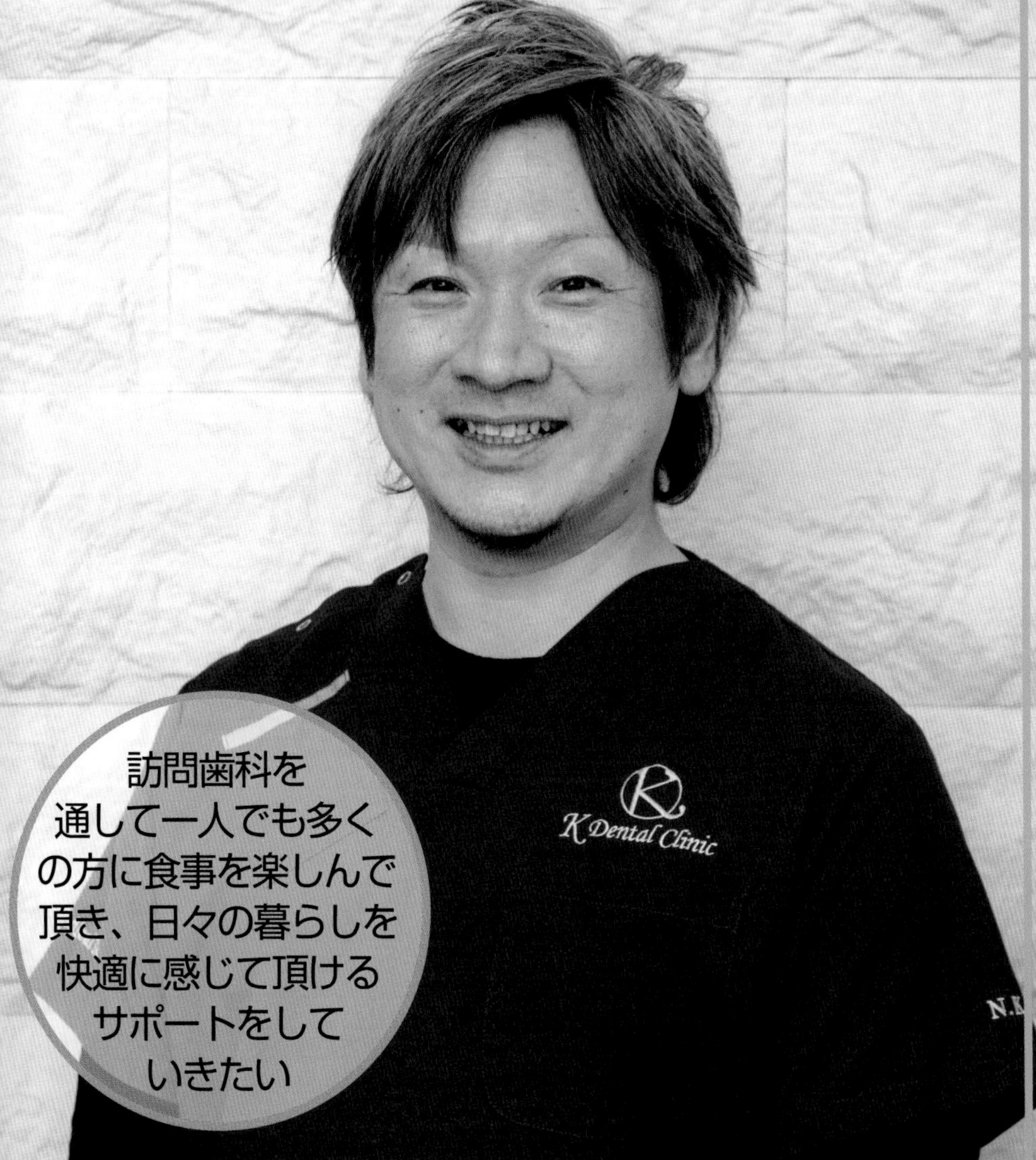

訪問歯科を通して一人でも多くの方に食事を楽しんで頂き、日々の暮らしを快適に感じて頂けるサポートをしていきたい

理事長・院長 **金子 尚樹**

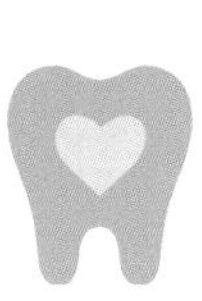

大阪府吹田市にある医療法人社団Kデンタルクリニック。2013年の開院以来、子どもから高齢者まで多くの患者が利用し、今では新規の予約が取りづらいほどに患者からの支持を集めている。

そんな、人気のクリニックを先頭に立って引っ張るのは理事長・院長の金子尚樹歯科医師。「当院の強みは質の高いチーム力、質の高い治療とホスピタリティ溢れる患者様対応、訪問歯科医療の提供といった部分です。2023年で開院から10年になりますが、今後も現状に満足することなく、患者様に満足して頂ける歯科医療をスタッフ一同で追求していければと考えています」

こう力を込めて話す金子理事長に、独立の経緯や歯科医療にかける想い、クリニックの魅力や特徴など、様々なお話を伺った。

歯科医療を通して大勢の人が集まる拠点を作りたいと独立開業

コロナ禍でも患者が減ることなく確かな成長を続ける

開放感のある受付・待合室と元気なスタッフが来院患者を迎えてくれる。明るさと活気に満ち溢れた院内は、リラックスした表情で治療にのぞむ患者で毎日一杯だ。「歯科医院はできれば行きたくない場所というイメージをお持ちの方もいらっしゃると思いますが、ここは歯科医院でありながら、多くの地域住民の方々が楽しみに集う場になればと、毎日診療を続けています」

穏やかな表情を浮かべる金子理事長は、昭和56年生まれの41歳（2022年12月現在）。人気の歯科医院を作り上げた張本人が、そもそも医療の道を目指したのは幼少期にまでさかのぼる。

「物心ついた頃から街医者になりたいという夢をもっていました」

その後、歯科医師を志し、明海大学歯学部を卒業、大阪歯科大学の口腔インプラント科に属するなどして腕を磨いた。歯科医師としてキャリアを重ねる中で、独立開業は早くから考えていたという。「先ほど〝地域住民が集う場に〟というお話をさせて頂きましたが、これは患者様だけではなく、当院スタッフも含まれています。歯科医療を通じて、あらゆる人が集まる拠点を作りたいというのが独立開業の一番の動機です」

こうして前述の年に、Kデンタルクリニックを開業した。吹田という場所については、「私自身吹田市というまちが大好きだったというのが大きいですね。また、吹田はあらゆる世代の方が住んでいらっしゃるので、歯科医師として幅広い医療が展開できますし、連携医療機関も多く、今はやりがいも凄く感じています」と金子理事長。

開業から順調な医院運営を続け、コロナ禍でもほとんど患者数が減ることがなかった。2021年春には外観の大幅リニューアルも敢行するなど、確かな成長を続けている。

PROFESSIONAL DENTIST PROFESSIONAL DENTIST PROFESSIONAL DENTIST PROFESSIONAL DENTIST

クリニック一番の強みは〝スタッフの存在〟

全員が密に連携を取り、チームワークを発揮して治療にあたる

今現在Kデンタルクリニックには、歯科医師、歯科衛生士、管理栄養士、事務局という各専門スタッフがグループ総勢50名在籍している。日々、クリニックを支えるスタッフに対して金子理事長は、「当院の一番の強みといっても過言ではありません。スタッフの能力や人柄、ホスピタリティの部分が多くの患者様から支持を頂いている要因になっていることは間違いありません」と力を込める。

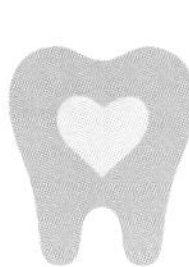

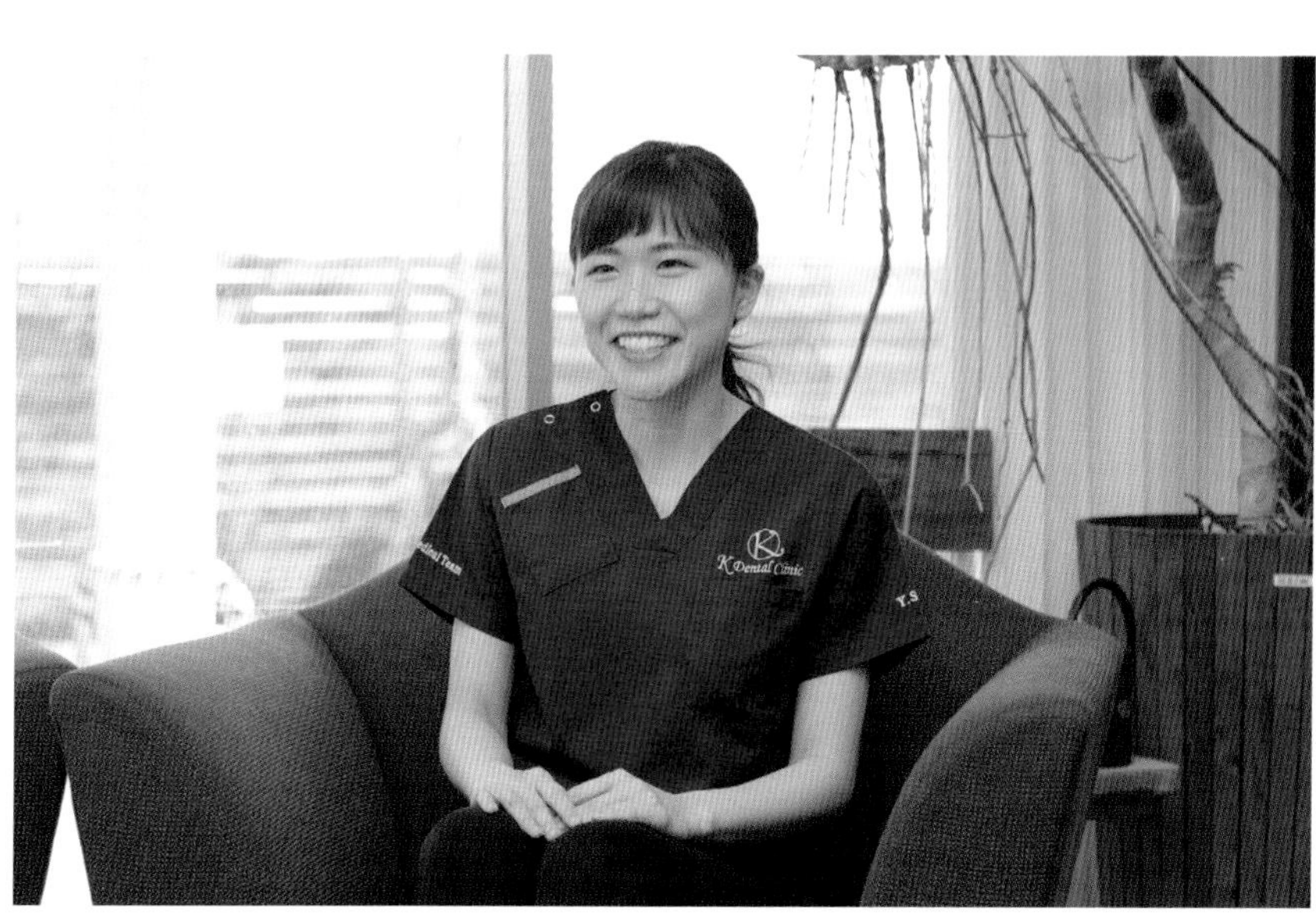

矯正治療や小児歯科を主に担う柴歯科医師

開院以来、人材を重要視し続けてきた金子理事長。そこには一緒に働くスタッフに対する大きなこだわりがある。「私は学生時代、アメリカンフットボール部に所属し、喜びや達成感を分かち合える仲間の大切さとチームメイトの存在が刺激となり、自己成長につながることを学びました。当院においても、一体感をつくって仲間を大切にしあいながらも、切磋琢磨をして互いに高めあう。そういう組織づくりを実践しています」

また金子理事長は、「このKデンタルクリニックの歩みは私の人生そのもの」だとも。「だからこそ、スタッフ全員に対しては家族のように接し、歯科教育だけではなく道徳教育も行っています。皆が歯科医療に従事する者として能力を伸ばすだけではなく、人間的にも成長していってもらいたいと考えています」

スタッフ教育にとりわけ力を注ぐ金子理事長は、診療知識や社会マナーを詳細に記したクリニックオリジナルの院内マニュアル作成の他、スタッフ同士の実習の充実、外部セミナーの参加費補助など、各スタッフのスキルアップのサポートを様々な形で行っている。

金子理事長のこうした取り組みや想いに応えるように、スタッフ達も皆和気あいあいとしながらも、仕事はストイックにこなし、職域に関係なく、全員がシームレスに情報交換や連携を取りながら、チームワークを発揮して患者の治療にあたっている。「私たちスタッフの心技体全てが充実していれば、結局はそれが患者様に喜ばれる歯科医療の提供に繋がります。スタッフ、患者様両方がハッピーになれる。そんなサイクルを生み出す形が理想ですね」

PROFESSIONAL DENTIST PROFESSIONAL DENTIST PROFESSIONAL DENTIST PROFESSIONAL DENTIST

患者が快適に過ごせる院内環境

歯科用CTスキャン・レーザー機器など最新の医療設備を導入

人材へのこだわりとともに、院内環境や治療設備にもこだわりを見せる金子理事長は、「治療の質や患者様のリラックスを追及するにはハード面も非常に大事になってきます」と話す。

全面ガラス張りで天井の高い受付・待合スペースは、患者に少しでも快適に過ごしてもらうよう広く、解放感のある空間になっている。また待合のすぐそばにあるキッズスペースも、木製のおもちゃやその年の流行りのアニメ映画を鑑賞できるとあって、来院する子どもから人気を博している。

そしてこの受付・待合を含め、トイレや診療室、検査室など全てのスペースがバリアフリーとなっていて、車いすやベビーカーのまま出入りすることができるようになっている。

一方治療設備に関しては、「当院では安心・安全・精密、そして痛みをできるだけ抑えた治療を患者様に提供するため、最新の医療機器を導入しています」とのこと。

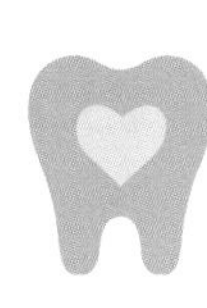

「まず歯周病治療の際に用いられる〝ペリオフロー〟という機器は、歯ブラシでは取りきれない歯周ポケットの奥深くにあるプラークもキレイに取り除くことができます」

「虫歯の検査機器である〝ダイアグノデントペン〟は、まだ痛みを感じないような隠れた虫歯も検知することができ、削るべきか削らなくていいかまでも教えてくれるものです」

「他に〝エルビウムヤグレーザー〟といって、主に虫歯や歯周病、根管治療に使う機器があり、今まで痛みを伴っていた治療もこの機器を使えば無痛で行うことができます」

こうした最新の機器を揃える中、金子理事長が近年デジタル機材の中で最もこだわって導入したのが、「歯科用CTスキャン」である。「今まで2次元の平面でしか確認できなかった歯の状態を、3次元で立体的に確認できる検査装置です。これにより、インプラントや歯周病、根管治療、親知らず抜歯などの治療クオリティを格段に上げることができます」

開院以来力を入れて行う〝訪問歯科医療〟

嚥下障害の検査・リハビリに専門的に対応

Kデンタルクリニックは患者のあらゆるニーズに応えようと、歯周病や矯正、インプラント、摂食・嚥下など幅広い歯科医療サービスを提供している。この中で、開院以来、力を入れている分野が訪問歯科だ。「こちらから患者様のご自宅や施設に伺ってリハビリや治療を行わせて頂く医療です。対象となるのは、脳血管障害や心臓病、糖尿病、認知症などといった内科的疾患や外傷・骨折、腰痛・関節痛といった外科的疾患のために通院困難となった患者様です。ご高齢の方向けのサービスというイメージを持たれている方もいらっしゃいますが、年齢に関係なく利用す

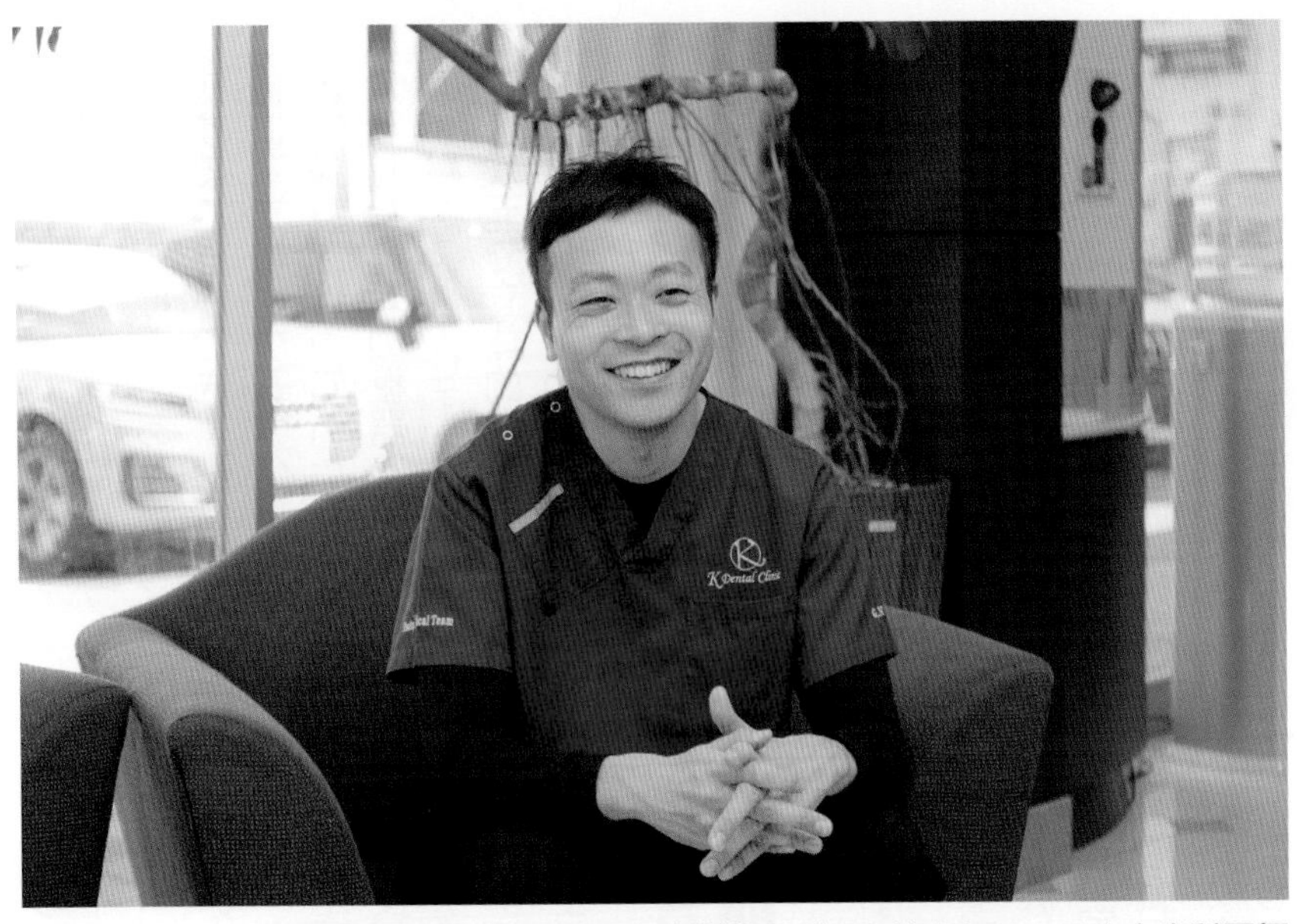

訪問歯科をメインで入れ歯製作などにも注力している中山歯科医師

ることができます」

訪問頻度は基本的に週一度で、一回の診療時間は30分~1時間ほどだという。「初回の訪問時には、虫歯の数や歯周病の重症度、入れ歯の診査、口腔周囲筋や呼吸機能、発声の状態など細かな検診を行わせて頂き、今後の治療プランを患者様やご家族、担当ケアマネージャー様などと一緒に決めさせて頂きます」

その後の治療は主に、義歯の作製・修理・清掃、虫歯・歯周治療、抜歯、口腔ケア、嚥下障害のリハビリ、内視鏡検査といったものが行われる。これら様々ある治療の中で、Kデンタルクリニックが今現在、とりわけ力を入れて行っているのが、〝嚥下障害の検査・リハビリ〟だ。「嚥下障害は、食べ物や水分など口の中のものを上手く呑み込めなくなる症状のことをいい、食事が満足に取れなくなるばかりか、誤嚥性肺炎を引き起こすこともありますので、早期に対策を取ることが重要です」

検査に関しては、嚥下内視鏡検査に加え、

必要に応じて舌圧測定器や唾液の検査システムを用いる。そして治療のメインはリハビリで、検査結果に基づき、舌や口、咽頭など、食事をするために必要な器官のトレーニングや食べ物を使った訓練などを行っていく。

さらにこうした検査・リハビリに加え、「当院では管理栄養士によるサポートも行わせて頂いています」とも。「リハビリによる嚥下機能の回復だけではなく、専門的な視点から食事指導や栄養管理のサポートもさせて頂けるのは当院の強みの部分だと思います」

PROFESSIONAL DENTIST PROFESSIONAL DENTIST PROFESSIONAL DENTIST PROFESSIONAL DENTIST

「多くの方に食事を楽しんで頂き、快適な暮らしをサポートしていきたい」

トラブル早期発見のために定期検診や口腔ケア教室を実施

訪問歯科医療に並々ならぬ情熱を傾ける金子理事長に、その想いを伺った。「体を動かせず、日常生活が不自由な方にとって食べることは大きな楽しみであると思いますが、〝入れ歯が合わない〟、〝歯が痛い〟、〝上手く呑み込めない〟などの理由から、食事の楽しみを我慢されている方も多いのではないかと考えています。そうなると人生の楽しみも半減しますし、低栄養となって身体機能もますます衰えていくなど、QOLが著しく下がってしまいます。私は〝食べることは生きること〟だという風に考えていて、訪問歯科による歯科治療や口腔ケアを通して、一人でも多くの方に食事を楽しんで頂き、日々の暮らしを快適に感じて頂けるサポートをしていきたいと思っています」

訪問歯科の対象となる通院困難な患者は、口腔内のトラブルやリスクの発見がどうしても遅れがちになることも多い。そういった中でKデンタルクリニックは、歯科検診や口腔ケア教室を実

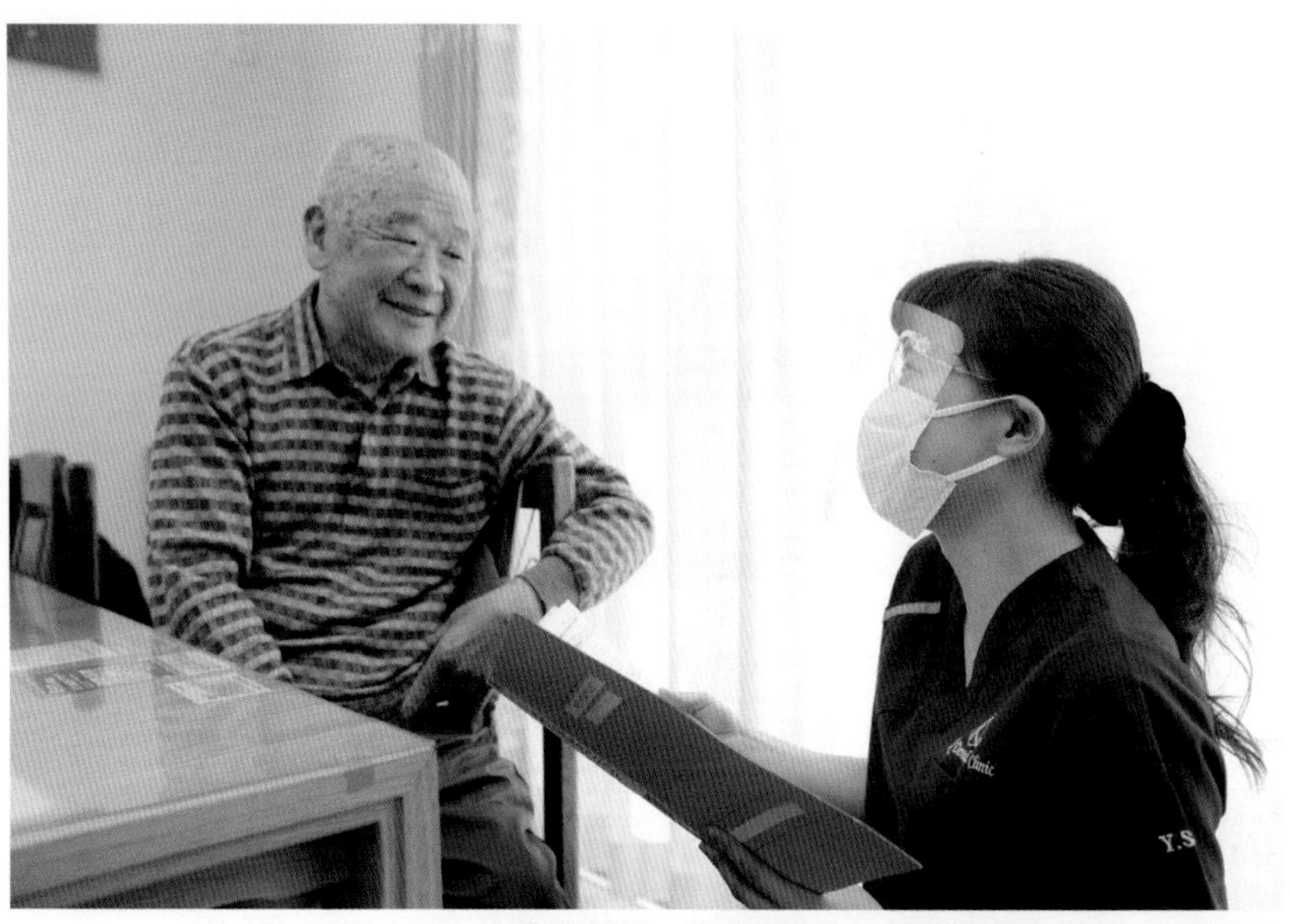
歯科医師、歯科衛生士、管理栄養士がチームを組み
質の高い訪問歯科医療を提供している

施し、早期のリスク発見や早期治療に繋げようという取り組みも行っている。「当院では半年~1年ほどのペースで定期的に健診の呼び掛けを行い、訪問患者様の継続的な口腔機能の管理ができるよう心掛けています。また口腔ケア教室は色んな方面への情報発信を目的としており、ご高齢者様・介護職員・ご家族・地域の方々などを対象に、〝日常的な口腔ケア方法〟や〝嚥下困難者に対する口腔ケア方法〟といった様々なテーマで情報をお伝えしています」

生きるため、そして食べるためにに欠かせない口腔内の健康をひたすら守ろうと日々奮闘する金子理事長は、「訪問も含め、歯科医療はチーム医療が重要。これからもスタッフ一丸となって、地域の方々に良質な歯科医療を提供し続けていきます」と前を見据える。

Profile

金子 尚樹（かねこ・なおき）

昭和 56 年生まれ。奈良県出身。明海大学歯学部卒業。
臨床と研修のため大阪歯科大学病院にも在籍。
平成 25 年医療法人社団 K デンタルクリニックを開業。

資格、所属学会、受講セミナー、スタディーグループ

日本訪問歯科協会認定医。日本口腔インプラント学会。日本歯周病学会。
日本臨床歯周病学会。日本顎咬合学会。日本スウェーデン歯科学会。日本感染症学会。
日本老年歯科医学会。モリタベーシックコース・ディビジョンコース修了。
DHP 摂食介護支援プロジェクト修了。GC インプラントセミナー修了。
EN basic course 修了。アソアライナー Dr 修了。インビザライン Dr 修了。
MID-G 会員。JIADS 会員。IOD Study club。Er：YAG レーザー研究会会員。

Information

医療法人社団 Kデンタルクリニック

所在地	〒 564-0043 大阪府吹田市南吹田 5-1-30 TEL 06-6192-7799
アクセス	大阪メトロ御堂筋線・北大阪急行線 「江坂駅」から徒歩約 12 分または バス 5 分「南小学校前」下車徒歩すぐ JR おおさか東線「南吹田駅」から徒歩 約 8 分またはバス 3 分「南小学校前」 下車徒歩すぐ。駐車場 10 台完備
設立	平成 25 年
診療科目	一般、小児、矯正、口腔外科、審美、予防、インプラント、 ホワイトニング、歯周病治療、咬み合わせ、義歯、訪問
診療時間	〈月・水・金〉9：30 ～ 14：00、16：50 ～ 20：00 〈火〉9：30 ～ 14：00、午後は訪問診療 〈土〉9：30 ～ 17：00 平日の 14：00 ～ 17：00 は矯正担当医、インプラント担当医による 完全予約制。17：00 ～ 18：00 は小児優先 〈休診日〉木・日・祝
理事長メッセージ	当院は「丁寧な説明」「精密かつ痛みの少ない治療」「衛生管理体制の徹底」、これら 3 つを重視した歯科医院です。なかでも、一人ひとりに十分なカウンセリングを行い、患者さまと歯科医療チームとで治療計画を作りあげることを大切にしております。また、日々勉強と研究を重ね、より痛みの少ない治療、より長持ちする治療ができるよう努めています。

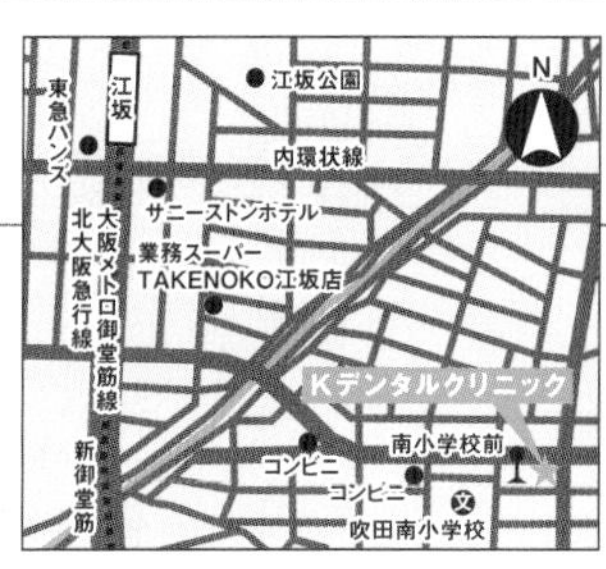

https://k-dc.me/

地域住民の歯の悩みに幅広く対応

全世代が通えるオールマイティーな歯科医院

わたなべデンタルクリニック

どんな歯の悩みにも対応できる、オールマイティーに診療できる歯科医師でありたいです

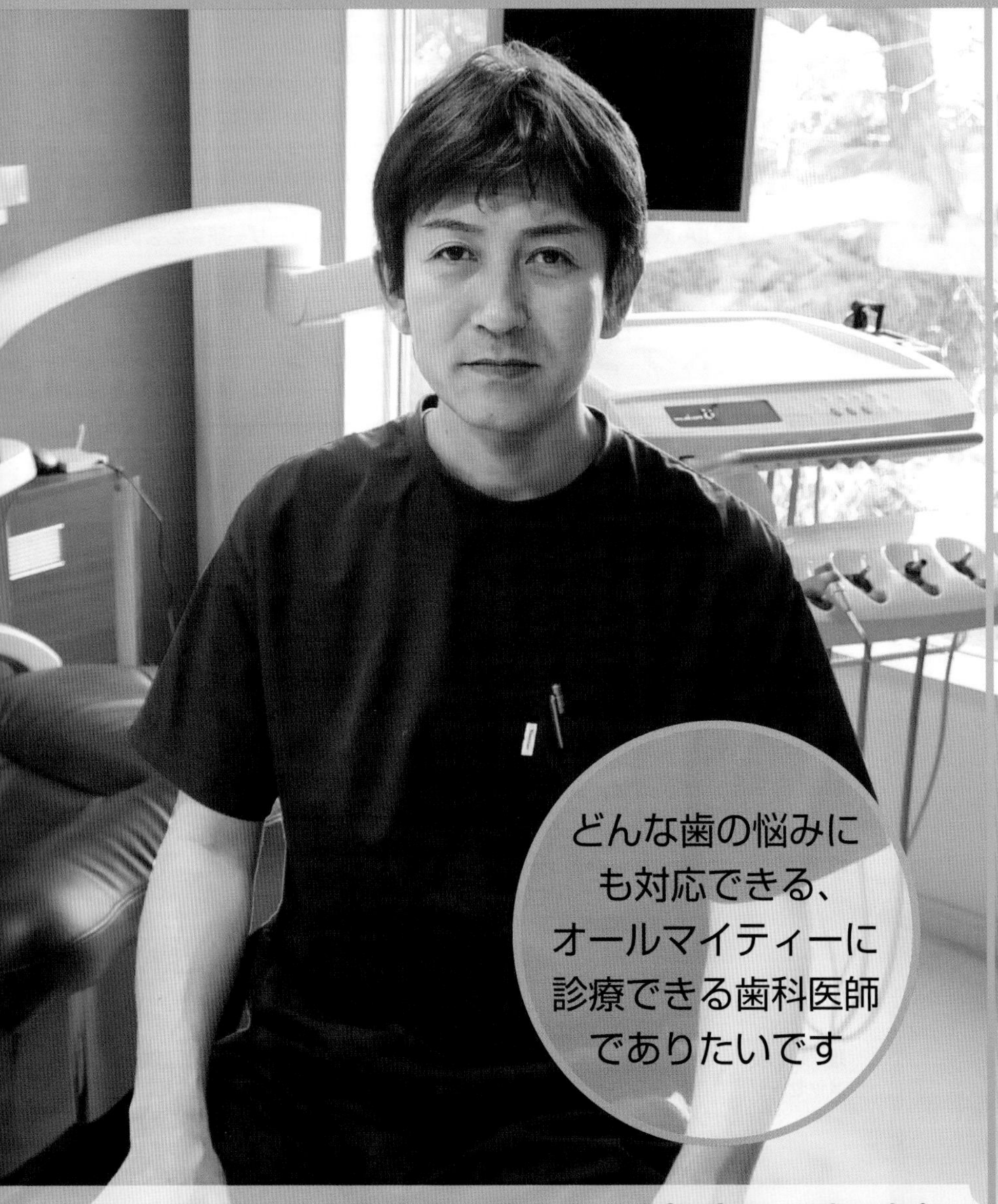

院長　**渡部 卓希**

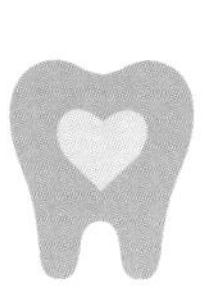

わたなべデンタルクリニックは、山形県東置賜郡高畠町にある歯科医院だ。過疎化と高齢化が進むこの地域で、『頼れる歯科医院』を目指し、地域密着の診療」をコンセプトに、日々診療に取り組んでいる。

診療科目は虫歯や歯周病の治療をはじめとする一般歯科にとどまらず、口腔外科や審美歯科、最新のインプラント治療を受けることができ、地域住民の需要に幅広く対応している。また、小児歯科の治療も行っているほか、依頼を受けて高齢者の訪問診療に赴くなど、地域の全世代が頼ることのできる歯科医院だ。

「歯のことで困っている人に役立てるよう、オールマイティーな診療ができる歯科医師でありたい。患者さんに寄り添った治療をしていきたい」と、語るのは同クリニックの渡部卓希院長だ。渡部院長に詳しくお話を伺った。

PROFESSIONAL DENTIST PROFESSIONAL DENTIST PROFESSIONAL DENTIST PROFESSIONAL DENTIST

地域医療の過酷さを感じながら育った幼少期

父が残した医院の跡地で開業することを決意

「私の父は内科の開業医でした。地域住民のために日曜日も休まず往診に出かけるような医者だったので、子どものころに一緒に遊んだ記憶などはほとんどありません」

地域医療にほとんど休みなく従事していた父の姿を見て育った渡部院長は、この地で開業することの大変さを子どもながらに感じ取っていた。また、患者の全身管理が日夜必要となってくる内科医の仕事に対しても同じような感想を抱いていた。

そんな渡部院長が歯科医師を志すきっかけとなったのは、幼少期に自宅の近所で治療しても

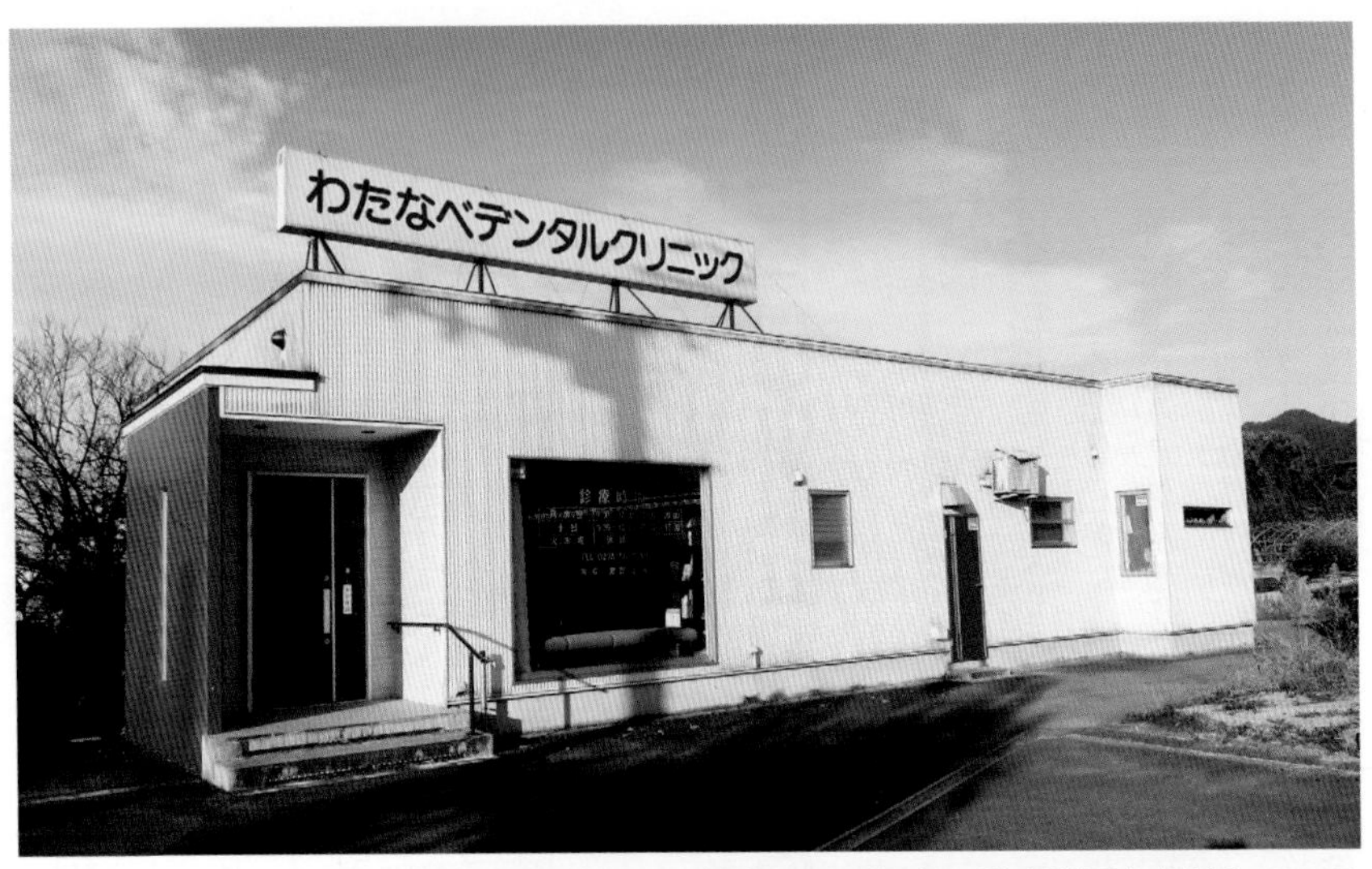

全世代の歯の悩みに対応できる幅広い診療科目を標榜している

らっていた歯科医院の医師だった。

「その先生は高畠町の隣の米沢市で開業していましたが、この辺りが地元だったということから、週に2回ほど近所に出張診療に来られていました。先生は私をかわいがってくれていたので、歯の治療も兼ねてよく遊びに行きました。その歯科医院に通ううちに、私はだんだんと歯科に興味を持ち始めました」

歯科医師になることを夢見た渡部院長は、歯学部に進学を決める。しかし、院長が大学に進学して間もなく、内科医だった渡部院長の父が不幸にも急逝してしまう。「その時、父が残してくれた地で開業することを決意したのを覚えています」と当時を振り返る。大学卒業後は、山形県内の歯科医院で勤務する傍ら、歯科知識に関する様々な勉強会やインプラントコースに出席し、山形県立中央病院の歯科口腔外科での研修を通じて、歯科医師としての経験を積んでいった。

父の残した地での開業という目標に向けて、勤務医として歯科治療に励んでいた渡部院長。しかしその頃、自分の目標に対して不安を感じ

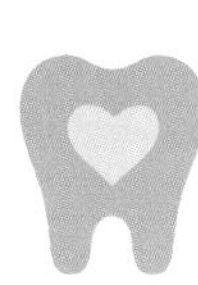

始めていたという。

「私が分院長をしていた宮城県登米市の歯科医院は、ショッピングモールの中にありました。もともと人が集まるところですから、マーケティング調査において問題ありませんでした。ですが、父の医院の跡地は山形県の過疎地にあるので不安になってきたのです」

揺らいでいた渡部院長の決意を開業まで後押ししたのは、父の診療を受けていた患者さんの言葉だった。「『とりあえずやってみて、駄目だったらまた考えるといいんじゃない』その言葉に共鳴を感じ父の医院の跡地で開業することにしました」

地元住民からの熱い要望も渡部院長を後押し、東日本大震災に見舞われながらも、2012年2月、東北地方の厳しい冬の中で遂に開業に至った。

歯科医院は歯が痛くなってから行くところではない

歯の定期的なメンテナンスが歯周病予防のカギを握る

歯周病は日本人が歯を失う原因の第1位であり、成人の約8割が歯周病にかかっているかその予備軍であると推定されていることから、日本人の国民病とも言われている。歯茎の炎症から症状が始まり、治療せずに放置していると歯を支えている歯槽骨が溶かされ、最終的には歯が抜け落ちてしまう恐ろしい病気だ。また、近年の研究では、歯周病が心臓病や糖尿病、誤嚥性肺炎などの様々な病気と深い関わりを持っていることが明らかになっており、口腔内にとどまらず全身の健康に影響を及ぼす恐れがあるのだ。

歯周病の原因は、歯垢に含まれている食渣（しょくさ）を栄養源とする細菌だ。この細菌が歯石をつくり出

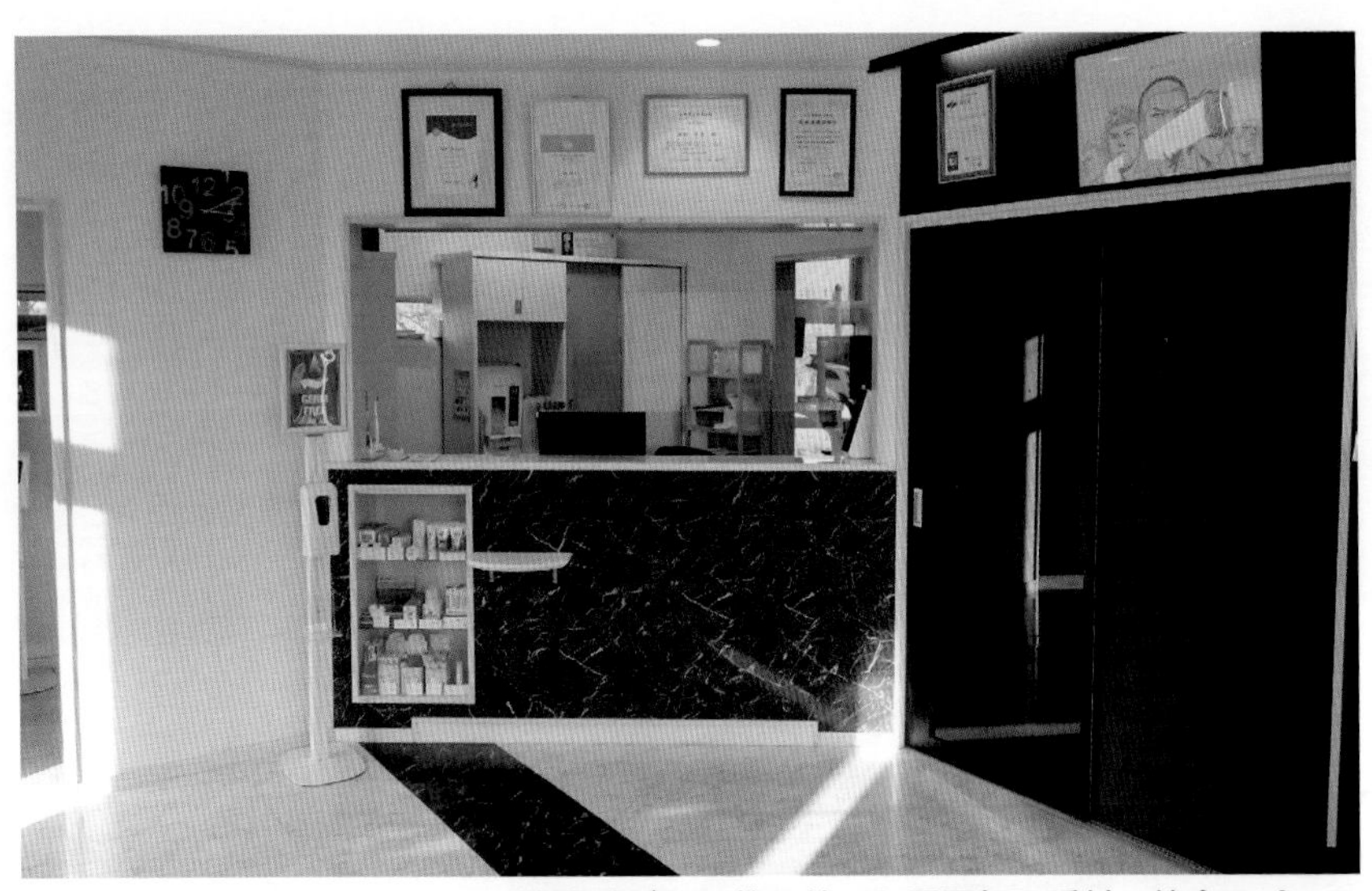
清潔感があり落ち着いた雰囲気の受付・待合スペース

し、歯と歯茎の間の隙間を徐々に押し広げていき、歯茎が炎症を起こすのである。歯垢はやわらかいため毎日のブラッシングで除去できるが、歯石は非常に硬く、取り除くには歯科医院での処置が必要だ。

わたなベデンタルクリニックを受診する患者の多くも歯周病を発症していると渡部院長は語る。

「この地域は歯科に関する知識があまり浸透していません。歯石ができていてもそのまま放置している人が多いです。過去には、歯の痛みや歯茎からの出血を理由に診察を受けに来た20代の患者さんが、初めて歯科医院に来たのと変わらないような状態だったこともありました。また、歯がどうしても痛むから抜いてくれと患者さん自身に頼まれる場合もありますが、そういった患者さんは歯周病治療を施すと、抜歯せずに歯を残すことができることも多いです。まだまだ歯科医院は痛くなってから行く場所というイメージが定着しています」

歯周病の治療には、歯垢の増殖を抑えることに重点を置いた予防治療であるプラークコン

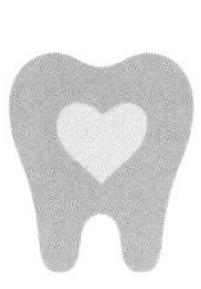

トロールを行う。それには患者自身が普段から正しいブラッシングを行うことが必要不可欠だが、歯科医院に定期的に通って歯のメンテナンスを受けることも同じく重要である。

「歯の表面の歯石をとるスケーリングや、歯茎の中の歯石を掃除して歯根の表面を滑らかにするSRP（スケーリングルートプレーニング）をすることで、多くの患者さんの歯周病は改善します。ただ、重度の歯周病を患っている場合には、歯茎を切開して歯石を除去したり、レーザーを使って殺菌したりします」と渡部院長。

しかし、歯周病治療への理解が得られないことも多いという。

「もちろん治療前に十分な説明をするように心がけていますが、治療後の患者さんから何をしているのかわからないと言われてしまうことがあります。私自身、予防歯科の勉強会に参加して自身の見識を深めたり、患者様一人ひとり、歯周病と他の病気との関連を説明したりして、歯のメンテナンスの重要性が広まるように努めています」

歯を白くするだけでなく、機能性と見た目の両方を考慮する審美歯科

ジルコニアの使用で歯を削る前と変わらない噛み心地

保険診療による一般の歯科治療では、虫歯や歯周病、失ってしまった歯の機能を回復するといった治療に重点が置かれている。そういった歯科治療ではカバーしきれない歯や口元の美しさに焦点を当てているのが、ホワイトニングをはじめとした審美歯科である。

近年は、ホワイトニングを通して白く美しい歯を求める患者が増えているが、わたなべデンタルクリニックの患者も例外ではないという。

「ホワイトニングを希望する患者さんは、やはり女性が多いですが、最近は男性も多くなってきました。歯科医院に通院して行うオフィスホワイトニングに比べ、自宅で患者さん自身にやってもらうホームホワイトニングは安く提供できるからでしょう。思っていたよりも費用が掛からないからやってみたいと言われる男性の患者さんが増えています」と渡部院長。

「審美治療はただ歯の形を整え、白くすることだけでなく、機能性も考慮して治療を行います。歯を削った部分に詰める補綴物で、歯を削る前と変わらない噛み心地を得ることができます」

渡部院長は機能性と見た目の両方の観点から保険適応外の補綴素材を患者に勧める場合もある。

「保険診療で使える補綴素材は耐久性が低く、日々の生活のうちに割れてしまうことがあります。また、黄ばみやすいのも難点です」

「当院では、主にジルコニアの使用を患者さんに勧めています。着色汚れに強く、耐久性にも優れています。今のところ私が治療した患者さんの中で、ジルコニアの補綴物が割れてしまったという話はありません」

PROFESSIONAL DENTIST PROFESSIONAL DENTIST PROFESSIONAL DENTIST PROFESSIONAL DENTIST

患者に無理をさせず、長持ちすることを目指したインプラント治療

バネを使わない入れ歯、ノンクラスプデンチャーでインプラントが適合しない人もサポート

インプラント治療は、歯を虫歯や歯周病、外傷などで失った場合に、義歯を顎の骨に埋め込むことで失った歯を補う治療法だ。取り外し式の入れ歯では硬いものを食べると痛みを感じたり、噛むたびに入れ歯が動いてしまったりしていた。しかし、インプラントは硬い食べ物でもしっかりと噛むことができるのが大きなメリットで、施術後は定期的なメンテナンスに通うことが必要

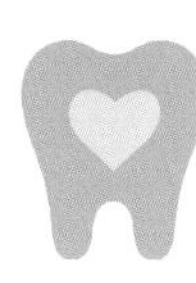

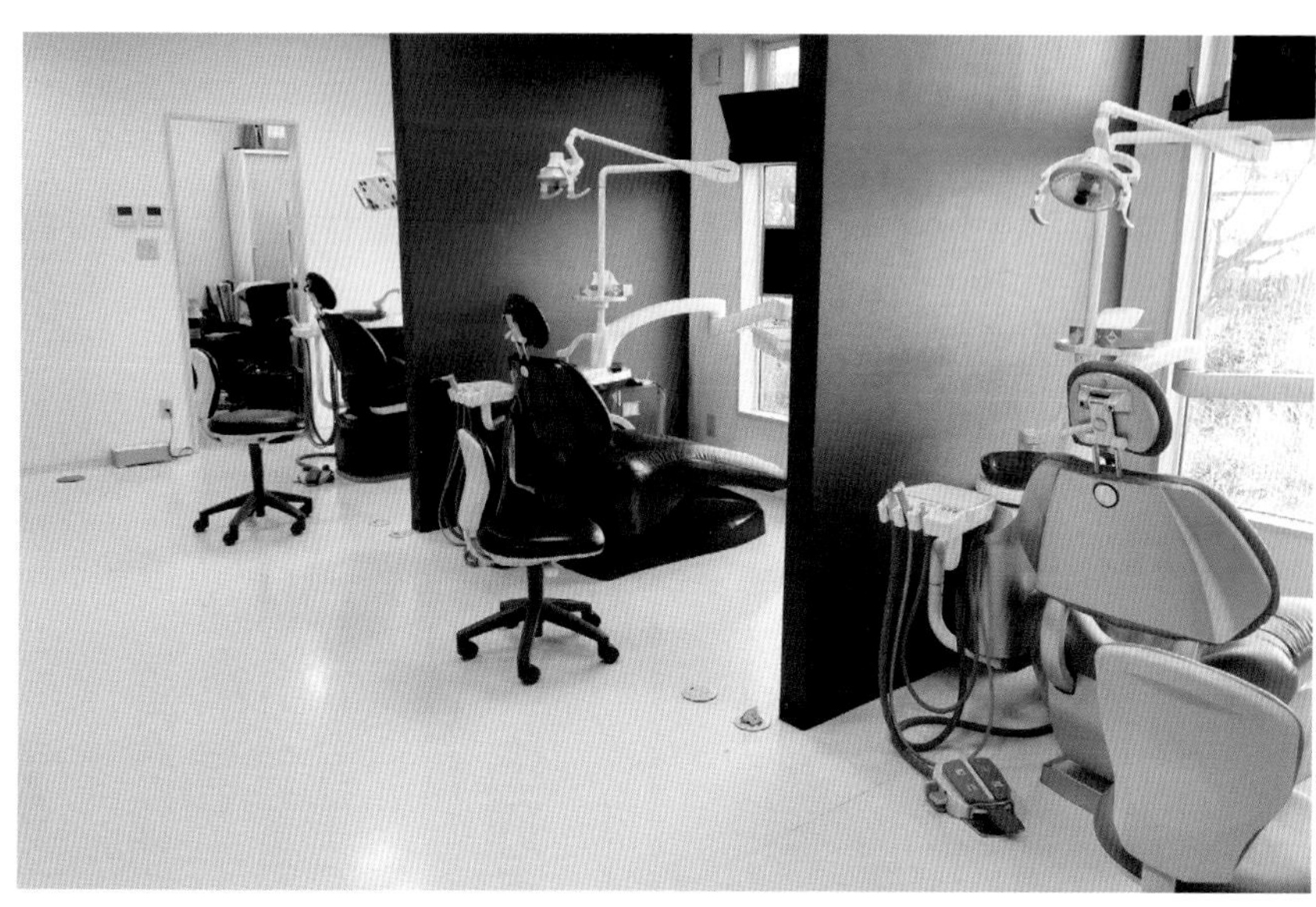

治療室は壁で仕切られ、他の患者の目を気にせず治療を受けることができる

となるが、半永久的に使用することができる。渡部院長も勤務医時代に育んだ経験と知識とを活かして、インプラント治療に取り組んでいる。「この地域では、育児が一段落して自由な時間が増えた方が、インプラントを希望されるケースが多いです。自分の歯で食べ物を噛めるようになると患者さんもとても喜んでくれるので、私自身も嬉しくなります」

インプラント治療は施術ができない場合もある。渡部院長はCTで患者の顎の骨の状態を確認しながら、患者に無理を強いることのないインプラント治療をするようにしている。「顎の骨が薄ければ、インプラントを埋め込むことはできません。患者さんが希望される時には、骨造成を行って骨を厚くすることもできますが、インプラントを入れるまでにかなり時間がかかってしまいます。また。骨造成をしたとしても、すぐに骨が痩せてしまってインプラントの寿命が長く持たないだろうと予想される場合には、入れ歯を勧めるようにしています」

わたなべデンタルクリニックでは、従来の

入れ歯にも対応しているが、ノンクラスプデンチャーという金属のバネを用いない入れ歯を患者に勧めている。

「ノンクラスプデンチャーは、保険適応外というのが難点ですが、金具を使用していないので金属アレルギーの心配もなく、また、色合いも自然の歯とほとんど変わらないので審美性にも優れています。さらに従来の入れ歯よりも軽量で伸縮性もあり、歯茎にフィットしやすいため、見た目を気にせず笑ったり、食事したりできます」

PROFESSIONAL DENTIST PROFESSIONAL DENTIST PROFESSIONAL DENTIST PROFESSIONAL DENTIST

全世代の地域住民が一生通える歯科医院にしていきたい

オールマイティーな歯科医院として地域医療を担っていく

内科医だった父の医院の跡地を受け継ぎ、父と同じく地域医療に従事する渡部院長。彼は今後の目標についてこう語った。

「これからもこの地域に根差して、地域医療に取り組んでいくつもりです。そのためには、どんな歯の悩みにも対応できるオールマイティーに診療できる歯科医師でありたいです。そして、わたなベデンタルクリニックを、子どもから大人、高齢者までの全世代の地域住民が一生通うことのできる歯科医院にしていきたいです」

一般歯科のみならず、口腔外科や審美歯科、小児歯科、インプラント治療、入れ歯治療と、全世代の歯の悩みに対応できる幅広い診療科目を標榜しているところからも、地域医療の担い手としての意気込みと自覚がうかがえる。

渡部院長の地域医療への取り組みはこれからも続いていく。

Profile

渡部 卓希（わたなべ・たかき）

山形県出身。
奥羽大学歯学部を卒業。臨床研修後、歯科医院に勤務。
山形県立中央病院 協力医。米沢市立病院 協力医。置賜総合病院 協力医。
歯科医院分院長を経てわたなべデンタルクリニック、院長に就任。現在に至る。

Information

わたなべデンタルクリニック

所在地	〒992-0264 山形県東置賜郡高畠町大字馬頭 72 TEL 0238-56-3888
アクセス	ＪＲ山形新幹線・高畠駅より 車で 12 分 ＪＲ山形新幹線・置賜駅より 車で５分
設立	平成 24 年
診療科目	インプラント、審美歯科（ホワイトニング）、小児歯科、 一般歯科（虫歯、歯周病）、予防歯科、入れ歯、口腔外科
診療時間	〈月・水・金〉9：30 ～ 12：30、15：00 ～ 20：00 〈土・日〉9：30 ～ 12：30、15：00 ～ 17：00 〈休診日〉火・木・祝
理念	「頼れる歯科医院」を目指し、地域密着の診療

www.watanabe-dc.biz

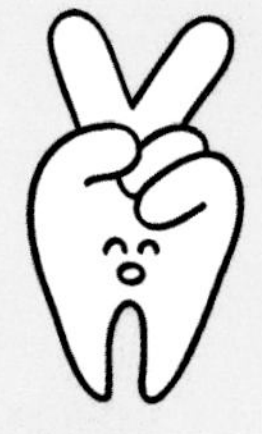

わたなべデンタルクリニックの
キャラクター

デジタル技術をいち早く導入し、痛みの軽減や治療期間の短縮へ

患者との信頼関係を大切に綿密な治療計画を欠かさない

医療法人優祉会 **本町デンタルオフィス**

本当に困った
患者さんの
駆け込み寺のように
なりたいです

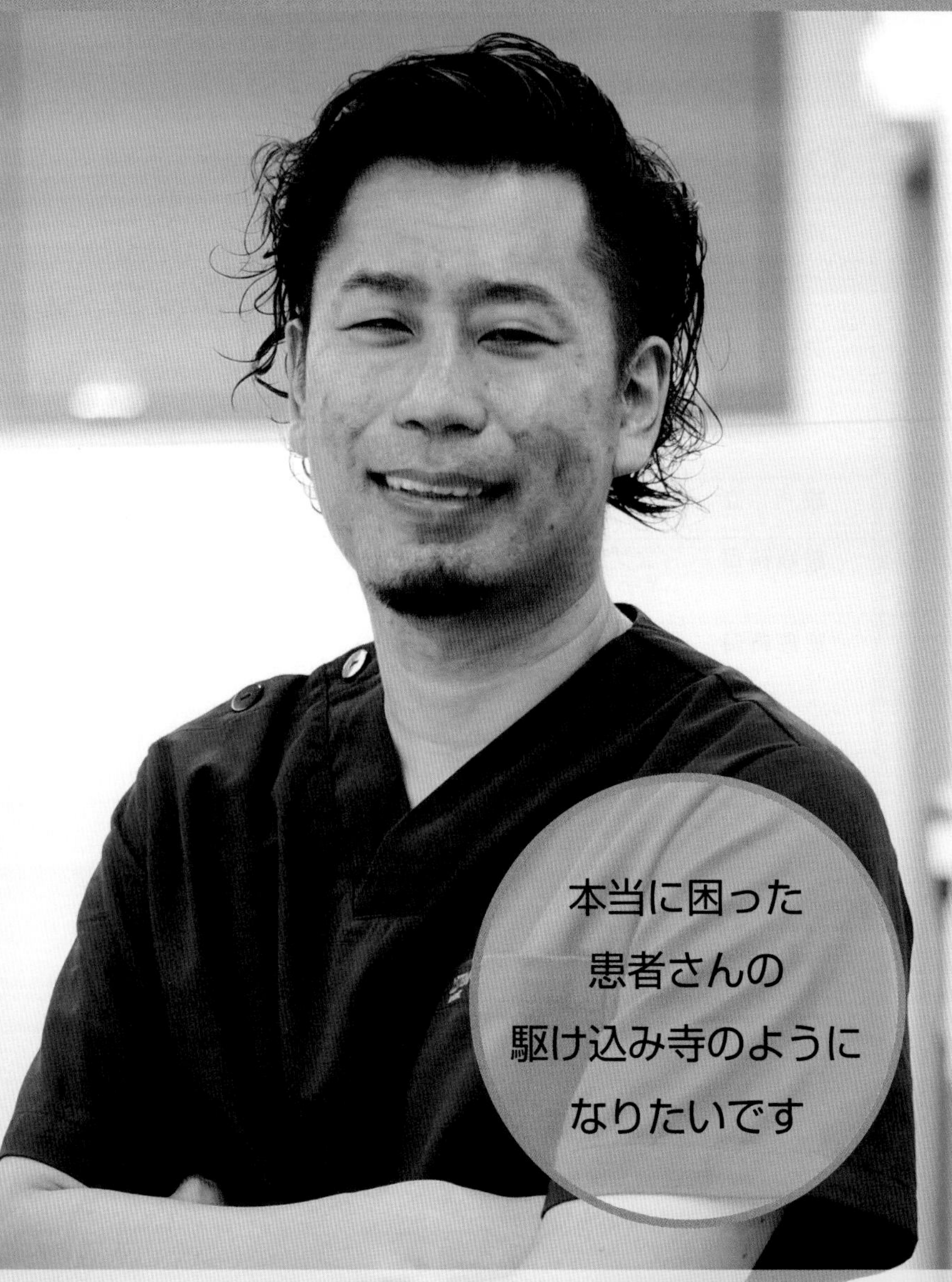

院長 **岩佐 健吾**

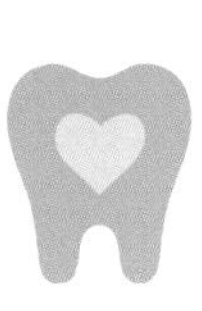

医療法人優祉会

本町デンタルオフィス

本町デンタルオフィスは、大阪メトロ本町駅よりわずか徒歩1分という便利な立地にある歯科医院だ。ビルに合わせた黒を基調とした美しい外観が特徴的である。院内は明るく清潔感が漂うだけでなく、感染予防対策も徹底している。オフィス街というその土地柄から、周辺に勤務するビジネスマンも多く訪れる。

同院は優祉会グループの7軒目の歯科医院として、2021年10月に開院した。院長を務めるのは、岩佐健吾医師だ。岩佐院長に同院の取り組み、大切にしているルール、今後の展望まで、様々なお話を伺った。

PROFESSIONAL DENTIST ♥ PROFESSIONAL DENTIST ♥ PROFESSIONAL DENTIST ♥ PROFESSIONAL DENTIST ♥

グループ7軒目の新規医院院長に抜擢

ルールを設け全員が楽しく過ごしやすい場所を目指す

岩佐院長は長崎大学歯学部を卒業後、九州の歯科医院で研鑽を積んだ。その後、縁あって関西の優祉会グループで勤務していたところ、腕を買われ本町デンタルオフィスを開院するにあたり院長に抜擢された。

同グループ7軒目となる新規医院を任された岩佐院長は、スタッフと共に3つのルールを設けた。まずは必ず挨拶をすること。次に患者や他のスタッフに思いやりをもつこと。最後に仕事を楽しむこと。3つのルールを、新人教育においても徹底した。

また、「来年の自分はどうなっていたいか」という目標をスタッフそれぞれに設定させている。仕事場を成長の場として過ごすか、なんとなく過ごすかで成長に差が出る。目標を紙に記して掲示することによって、自らの目標を日々視認でき、院長もスタッフの目標を把握できるためサ

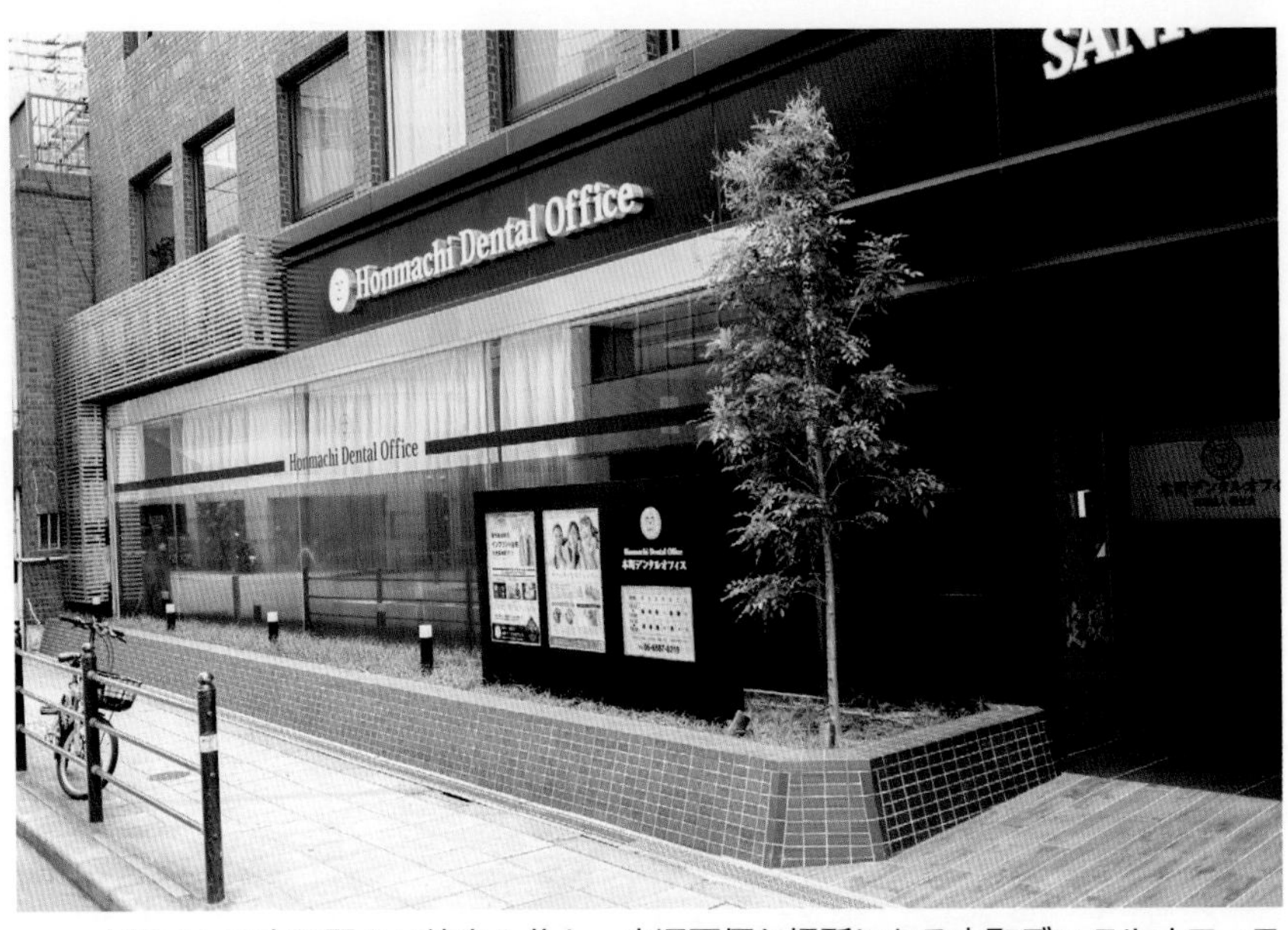

大阪メトロ本町駅より徒歩１分と、交通至便な場所にある本町デンタルオフィス

ポートもしやすいという。

「院長を任されたときに、自分だけ楽しいような自分勝手な医院にならないよう気を付けようと思いました」

誰かが楽しくなるために他の誰かが犠牲になることのないように、協力して全員が楽しく過ごせるように気を配っているという。

本町デンタルオフィスでは、岩佐院長を含め３人の歯科医師が在籍しチーム医療に取り組んでいる。日々の治療だけでなく、後輩の指導や体制づくりなどで、手が回らなくなりそうな時もある。そういった際に専門分野をお互い補いながら治療や対応が叶うのは、チーム医療のメリットだと感じているという。

費用・予算・期間を確認しながら様々な治療パターンを提案し、相談しながらゴール（最終目的）を設定している。

「自分たち歯科医師が思うゴールと患者さん自身が望むゴールが違うこともあるので、丁寧に説明して擦り合わせをします。どこまでの治療を求めているのか、どう治療す

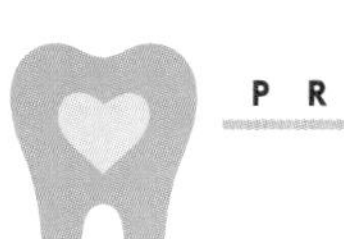

ればいいのか、すべては患者さんに喜んでいただくためです」

費用は予算内に抑えられるようにしているが、インプラントは高額になるため、患者とコミュニケーションを取り納得のいくまで治療計画を立てる。患者の希望や治療内容などは、歯科医師3人で共有するようにしている。

PROFESSIONAL DENTIST ♥ PROFESSIONAL DENTIST ♥ PROFESSIONAL DENTIST ♥ PROFESSIONAL DENTIST ♥

丁寧な治療計画で信頼関係を大切に

3次元のCTにより診断が格段にアップ

本町デンタルオフィスでは、インプラント治療、矯正治療、セラミック治療の三本柱で治療に取り組んでいる。最新のデジタル技術や設備を積極的に取り入れたことで、痛みの軽減や迅速な治療、治療期間の短縮に繋がっている。

「インプラントにもデジタル技術を導入しています。ガイドがあるため位置がぶれることもなく、担当医師による仕上がりの差がなくなってきています」

一方、手術後の痛みに関しては歯科医師の腕に左右されるという。骨の硬さなど細かい部分まで気を遣い治療していると、手術後に痛みは出にくい。このように歯科医師自身の技術ももちろん大切だが、デジタルによって恩恵を受けている部分もあり、以前に比べ痛みや腫れが少なくなったという声も多い。

インプラントの表面の形も良くなり、インプラントが骨と固着するスピードが速くなった。抜歯して1カ月半〜2カ月後の細胞が集まる時期を狙い、インプラントの埋入と骨を作る作業を行うと4カ月後には仮歯が完成する。従来は骨がないところに骨を作り、骨が固まり次第、インプ

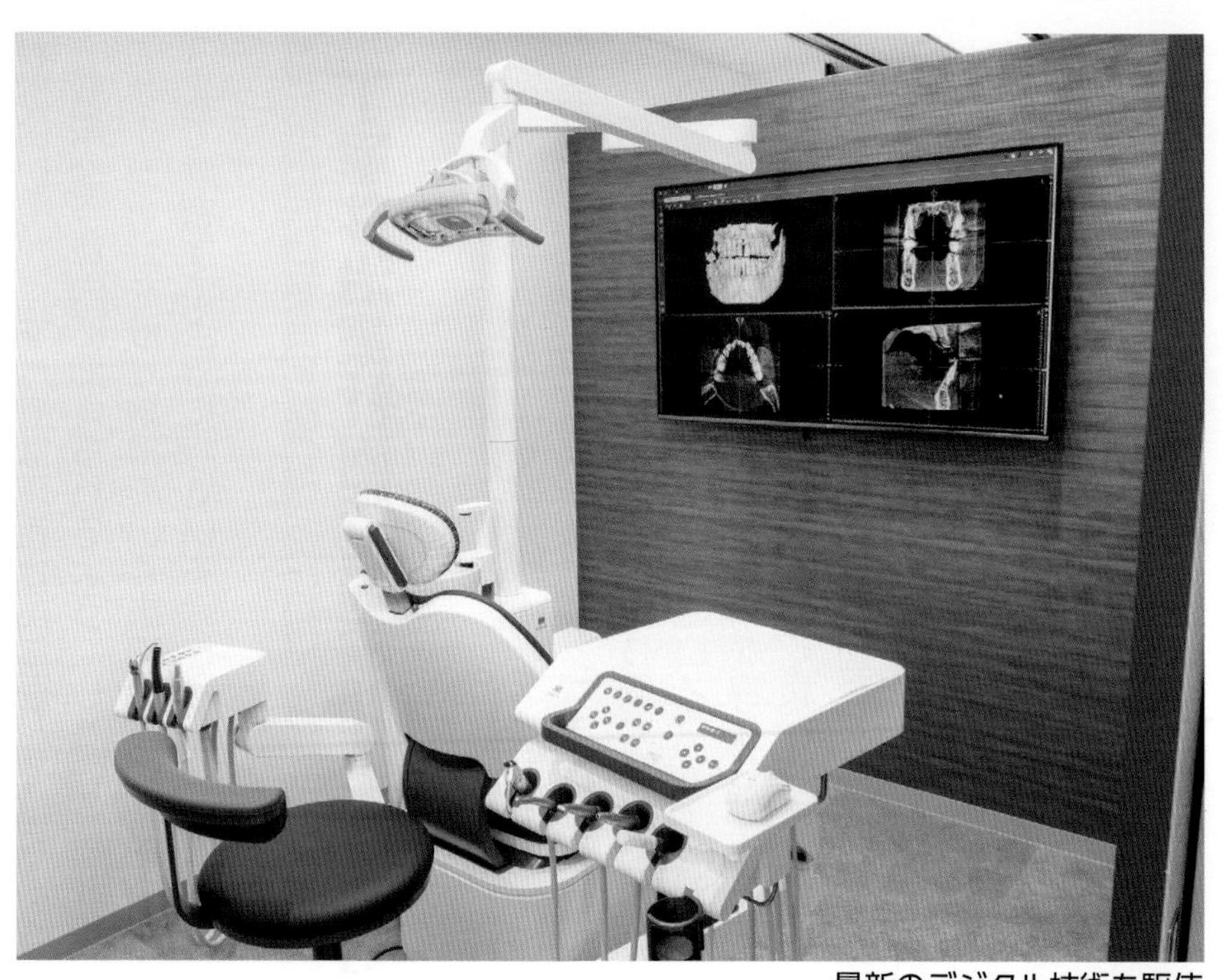

最新のデジタル技術を駆使

ラントを埋入したのだが、1年半もの期間が必要であったことから、大幅な期間短縮となったことがわかる。

「歯がない時期をなるべく短くできるため、患者さんの負担を減らすことができる。患者さんには大変喜ばれています」

3次元のCTの導入は、費用が高いため現在のところ広く普及はしていないが、本町デンタルオフィスでは導入によって診断技術が格段に上がった。3方向から確認することができ、2次元のレントゲン上では一見問題がなく見える箇所でも3次元なら、疾患が見つかる場合がある。

従来のレントゲンは2次元で、一方向から照射して断面だけを切り取った写真だった。一部分の断片しか分からないことから、歯茎の検査なども行い、歯科医師は予想をもとにして治療していたという。しっかりと治療するためには、資料が重要となる。

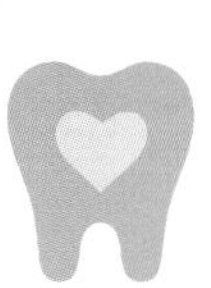

「力を尽くして治療しても歯を残せないこともあり得ます。その場合の治療方法も患者さんにしっかりと事前に伝え、納得してもらった上で治療を開始します」

岩佐院長は、一番大事なことは患者との信頼関係だと力強く語る。治療は正しくてもうまくいかなかった場合、患者には間違った治療と捉えられてしまう。信用して口を預けてくれるからこそ、事前の治療計画は欠かせない。

この最新のCTでは、インプラントを入れた場合のシミュレーションも可能だ。インプラントを必要とする患者の前歯は骨がないことが多く、歯茎が下がってしまうのを予測してから治療を計画する。範囲を想定し、位置を確認しておくことができ、トラブルを防ぐことにも繋がっている。

透明で目立ちにくく痛みもないマウスピース矯正

事前説明と仕上がりイメージ確認で不安を払拭

本町デンタルオフィスの矯正歯科医師は、マウスピース型矯正治療「インビザライン・システム」を提供するアライン・テクノロジー社から治療実績が認められ、プラチナドクターに認定されている。マウスピース矯正は透明で目立ちにくく痛みも感じにくい。型取りにデジタル技術を使用し、患者の負担軽減や治療の質向上に繋がっている。従来は技工士が手作業で作成しており、歯茎の形などがわずかに違うこともあったが、現在は機械で完全にコピーできる。さらに、汚れが付きにくくなったという利点もある。矯正は仕上がりイメージが付きにくいが、治療完了時のイメージをモニターで確認することも可能だ。丁寧な事前説明に加え、イメージも付いていれば、患者も安心して治療を受けられるだろう。

デジタルはとても良いものだが、一方でそれに頼りすぎると機械にエラーが出たり装置が入らなかったりしたときなどに対応が難しいという。

「アナログでやってきた歯科医師なら感覚と経験があるので大丈夫ですが、デジタルに頼り切っているとガイドやマウスピースが思うように動かないとき、修正しないといけないので大変です」

マウスピースとワイヤーの両方の矯正治療を行ってきた歯科医師なら、臨機応変に対応できるだろう。しかし、良い機械でも扱いきれないとトラブルの原因にもなるため、基本と基礎をしっかり抑えておくことが必要である。

「プロとしてお金をもらっている以上は患者さんの期待に応えられるようにしたいです」

技工士と連携しクオリティの高いセラミック治療を提供

PROFESSIONAL DENTIST PROFESSIONAL DENTIST PROFESSIONAL DENTIST PROFESSIONAL DENTIST PROFESSIONAL DENTIST

依頼を受けてデジタル技術の講演会も行う

本町デンタルオフィスでは、自然で美しい仕上がりはもちろん、丈夫で長持ちする歯にこだわりセラミック治療を行っている。連携している技工士主導でクオリティの高い技工物を目指しており、歯の長さや歯茎のラインなどはドクターが整えて、最終の被せ物を技工士が作るという共同作業だ。

「信頼できる技工士さんがやりやすいような体制を整えています」

岩佐院長は依頼を受けて講演も行っている。昨今では、技工士も含め、デジタル技術を使用することが増えてきている。最先端でなくとも、そもそもCTや口腔内スキャナは高額であるため、すべての歯科医師が採用しているわけではない。そこで岩佐院長が導入を検討する歯科医院や技

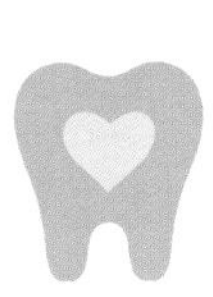

工所に向けて、経験を踏まえて説明する。
「口腔内スキャナは何ができるのか、どのように使い、どのように応用して医院として利益を生むかなどをお話しします。機器にはトラブルやエラーが付き物ですので、それらをどう回避するのかも伝えます。デジタルを導入することで得られるメリットは大きいですから、徐々にでも増えていくことを願っています」

他院で断られた患者も可能な限り助けたい

進歩し続ける医療に遅れないように努力を怠らない

知り合いからの勧めで歯科医師を目指した岩佐院長は、元々は一級建築士志望だった。同院の内装や配置は院長自身が考えたという。そんな岩佐院長に歯科の魅力を伺った。

「歯に痛みがある患者さんは、痛みを止めてもらえると思って来院するでしょう。しかし実際は、残念ながらどの治療も100％効果が得られるとは言い切れません。その分、経験と技術でカバーできるようにしたいと思っています」

患者が他院で納得いかず当院を訪れたら、受けてきた以上の治療をしないと恐らく解決しない。先が長く続き、終わりがないところが大変でもあり、歯科の魅力でもあると語る岩佐院長。常に向上心を持ち、患者に真摯に向き合い続けていることが伝わってくる。

困っている人を可能な限り助けたいと、歯科医師にやりがいを感じている岩佐院長は「当院に来てくれた以上は、心配なく噛めるようにして帰してあげたいです」と力強く語る。

インプラントや矯正治療を専門としているが、自分の専門に強く偏らず、どんな治療でもでき

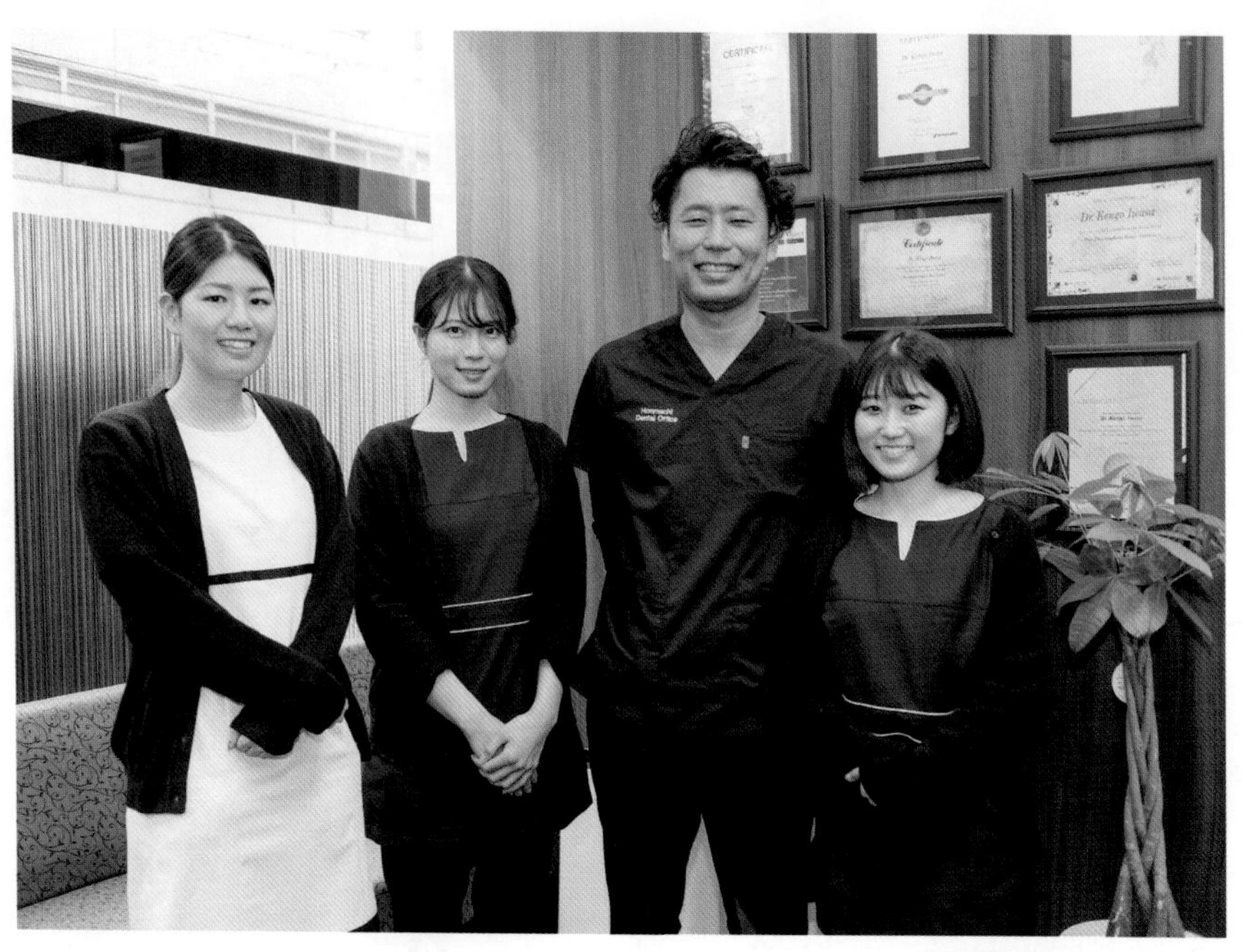

岩佐院長とスタッフ

るようにしたいという岩佐院長。

「本当に困った人の駆け込み寺のようになれたらと思います。他院で断わられ藁にもすがる思いで頼っていただけたなら、なんとかして助けてあげたいという気持ちがあります」

　医療技術は日々進歩している。遅れを取らないよう、院長となった現在でも様々な努力を怠らない。

「今日より明日の自分のほうが成長していたい。今できないことが一年後はできるようになっていたい」と未来を見据える。

　近い将来、同院内にユニットをもう1台増やし、マイクロスコープを導入して今よりもより多くの患者を診察し、さらに精密な治療ができるようにしたいと考えている。常に向上心をもって努力を惜しまない岩佐院長は、これからも患者のために走り続ける。

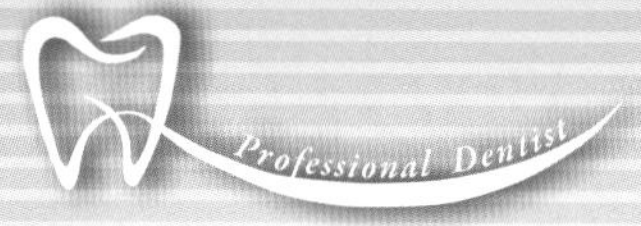

Profile

岩佐 健吾 （いわさ・けんご）

長崎大学歯学部卒業。

主な資格、所属・学会

ストローマン ベーシックインプラントロジー 受講
オステム 骨造成術 GBR セミナー 受講
オステム インプラント One Guide System セミナー 受講
インビザライン 認定医

Information

医療法人優祉会 本町デンタルオフィス

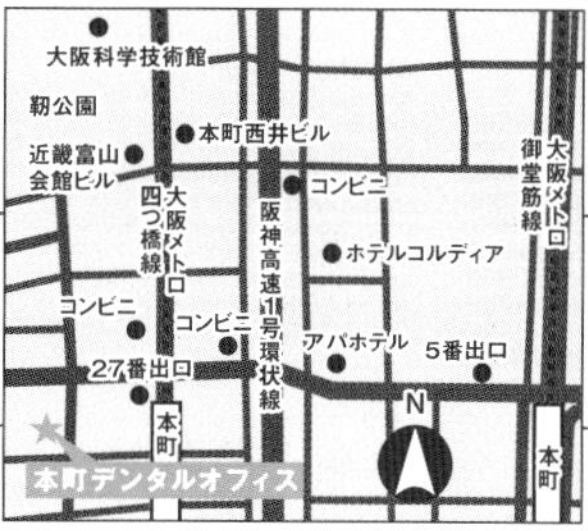

所在地	〒550-0005 大阪市西区西本町 1-8-2 三晃ビル 1F TEL 06-6567-8219
アクセス	大阪メトロ四つ橋線「本町駅」27 番出口徒歩 1 分。 御堂筋線「本町駅」5 番出口徒歩 5 分
設立	令和 3 年
診療科目	歯科・矯正歯科・歯科口腔外科・小児歯科
診療時間	〈月～水・金〉10：00 ～ 13：00、14：30 ～ 19：30 〈土〉10：00 ～ 13：00 〈休診日〉木・日・祝
経営理念	患者様に寄り添った治療プランを安心して治療していただくために、絶えず向上する努力は惜しまない

https://honmachi-dental-office.jp/

質の高い治療を提供する 総合医療チーム

ハードとソフトの両立で目指す次世代の歯科医療

医療法人城彩会 城彩会歯科ガーデンクリニック

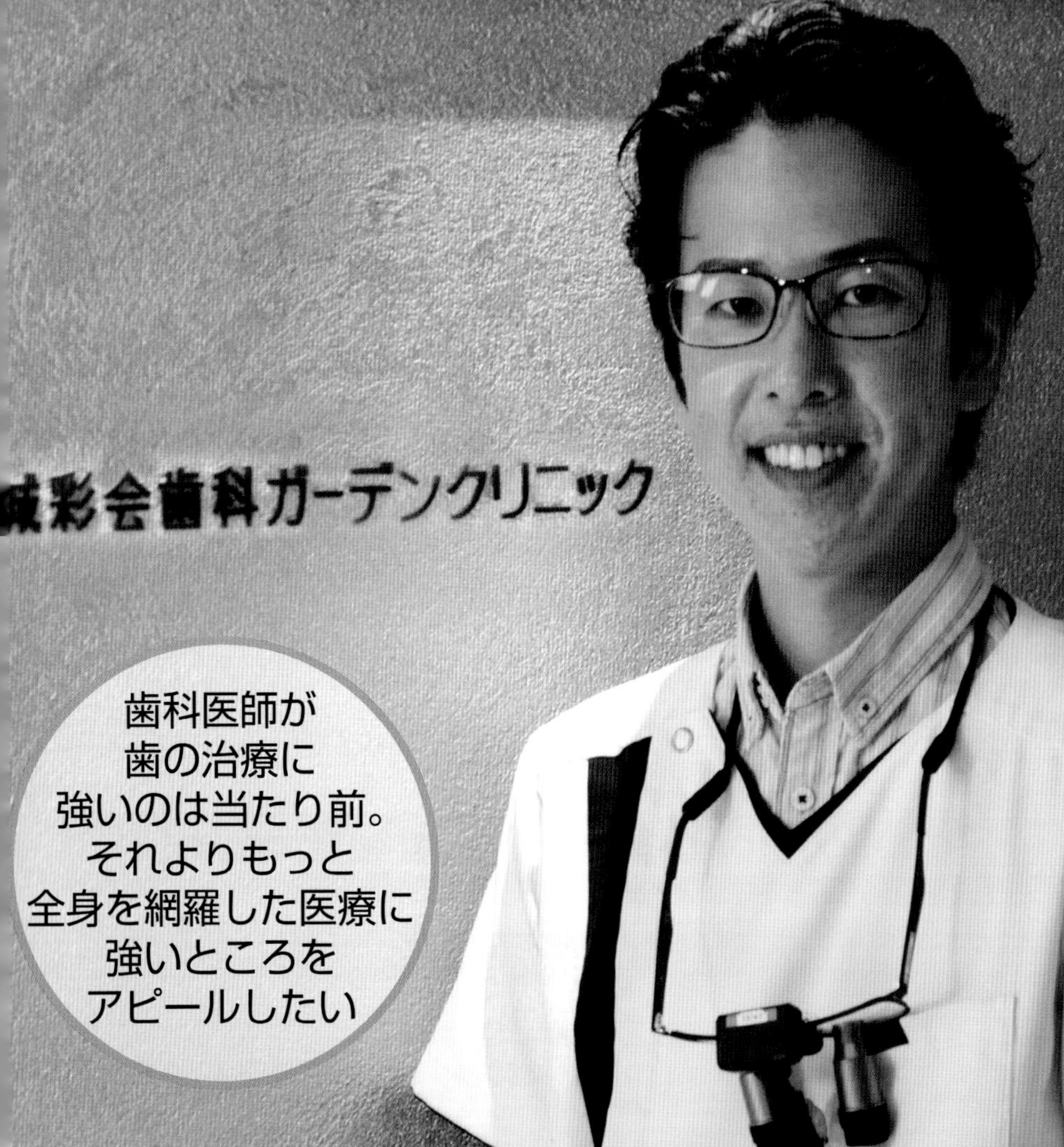

歯科医師が
歯の治療に
強いのは当たり前。
それよりもっと
全身を網羅した医療に
強いところを
アピールしたい

院長 **本城 裕也**

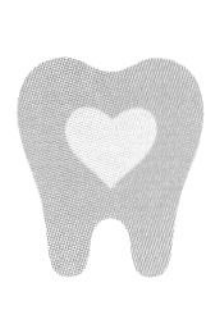

医療法人城彩会

城彩会歯科ガーデンクリニック

患者の笑顔が見られる魅力に引かれ歯科医師を目指す

ジェネラリストを目指し、父親の歯科医院に加わる

城彩会歯科ガーデンクリニックは本城裕也院長の父親で現理事長の本城泰治氏が開いた歯科医院がベースになっている。元々は院長の曽祖父が1922年に開院した本城歯科がルーツで、歯科医の系譜が代々受け継がれており、今年で100周年を迎える伝統ある歯科医院だ。2016年9月、患者の利便性や治療環境の向上を目指して近隣の土地に新築移転開業した。気鋭の建築家に依頼して院内の構造や内装を工夫し、患者が安心して治療を受けられる環境整備に留意した。

大阪市平野区にある歯科医院だが、全国でも有数の設備や治療体制が整っている。専門分野を持つ複数の歯科医によるチーム医療が特長で、全方位型の歯科治療を実施している。総合病院や産婦人科などほかの医療施設との連携にも積極的だ。

一駅隣の場所には、弟である本城怜氏が院長を務める分院も開設している。理事長が2院を行き来し、全体の指揮を執るという体制だ。本院だけで30人規模のスタッフを抱えており、分院も含めると40人にもなる充実した組織である。

歯科治療に関する専門医集団とも言える同院では、管理栄養士を常駐させている。一見、歯科治療とは無関係に思えるが、生活習慣は歯の健康と密接に関わっているため、院長が必要だと判断したようだ。最も特徴的なのはTC（トリートメントコーディネーター）をチーム医療の軸に据えている点。患者と歯科医を橋渡しする重要な役割を担っている。

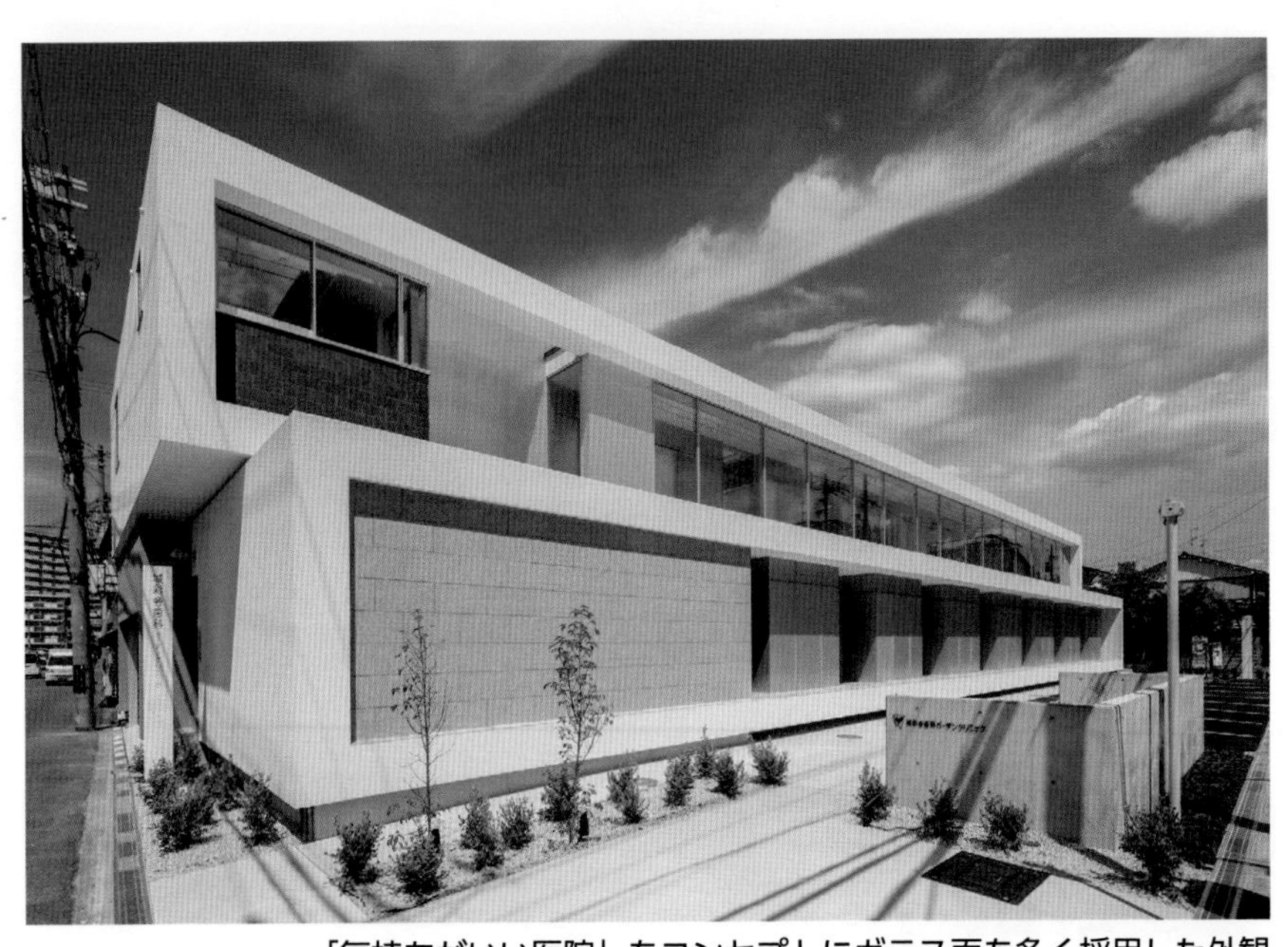

「気持ちがいい医院」をコンセプトにガラス面を多く採用した外観

本城院長が歯科医師を目指そうと思ったきっかけは、やはり父親の働く姿を見て育った環境が大きかったようだ。元来、物を作ることが好きだった院長。小学生のころは建築家になりたいと思っていた。中学生になり、父親の仕事をよく見る機会が増えると、今度は歯科技工士に魅力を感じるようになった。しかし患者と触れ合い、楽しく談笑している父親を見るにつれ、段々と歯科医師にあこがれるようになっていった。

大学進学後は物を作りたいという想いがまだ強かったため、歯科矯正医を目指していたこともあったようだが、最終的には「何でもできるジェネラリスト」になろうと決心した。

大学卒業後は大阪大学歯学部附属病院総合診療部において1年間の研修を経験する。その後どこで働くかを考えた時、様々なことを幅広く教えてもらえるだろうと、父親が運営する歯科医院での勤務を決断した。

その後2016年の現医院の新築移転開

業後に、院長に就任した。「移転した当初はスタッフが10人程度と人員が少ない体制でスタートしました。試行錯誤して、現在の体制をスタッフ全員で作り上げることができました」

理想を目指して設計された新しい医院

技工ラボを併設、自院完結型の治療が可能

城彩会歯科ガーデンクリニックは患者目線で設計された施設だ。構想段階から理事長と共に、院長も加わり理想とする歯科医院を構築していった。その苦労もあり、一般的な歯科医院には見られない個性的な構造や設備が採用された歯科医院が出来上がった。

「気持ちがいい医院」をコンセプトに、外観にもガラス面を多く採用。複数の吹き抜けを設けて、過ごしやすい環境を整えた。中庭は露天で、雨が降り注ぐ構造。四季の移り変わりを感じることができる。完全なバリアフリーで、車いすでも安心して通うことができる。歯科医院らしくない点が特徴かも知れない。「以前は2階に医院を構えていたため、お年を召した患者さんは階段の昇り降りが困難になり、通院されなくなることがありました。父親もそのことを気にかけていたようで、新しい施設はバリアフリーにしようと考えていました」

16の治療ユニットは全て完全個室。キッズルームはないが完全個室のため、子どもを連れて治療に臨めるレイアウトだ。「待合室からユニットチェアが見える構造にするなど、ショールームのような造りです。病院っぽさを無くすためにポスターは1枚も貼っていません。患者さんからの評判は良いですね。内装関係の患者さんもいらっしゃるのですが興味があるのでしょう、壁を観察して帰る方もおられます」

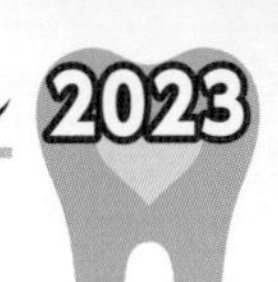

院内には入れ歯などの処置を施す技工ラボのスペースも設けている。患者から見える場所にあり、歯科技工士が常駐して作業に当たっている。「患者さんから見れば、技工士の作業が見えるので安心感につながると思います。技工士も患者さんの顔が見える環境なので、やりがいを感じてくれていると思います」

導入している医療機器も最新のモデルだ。歯科用のCTやマイクロスコープ、CAD／CAM、3Dプリンター、口腔内スキャナーなど、カバーできる治療範囲は広い。専門医によるチーム医療と充実した医療機器が整った環境で、「歯科に関するどんな治療でも当院で完結できること」が大きな魅力になっている。

チーム医療の要、組織の核になるTCの存在

管理栄養士が常駐、生活習慣まで見るフォロー体制

本城院長の専門は「矯正とインプラント」。矯正の知識と技術を掛けあわせることで、「インプラントの精度を高めることができる」と語る。

「矯正で歯並びを整えてからでないと理想の位置にインプラントを施すのは難しい。矯正とインプラントは切り離せない存在です」と院長は説明する。患者ごとに歯の状態は異なっているため、各人に適した措置が必要となる。「矯正とインプラントと連携してそれぞれに適した治療方法を心掛けています。技術もさることながら、各患者さんに対する想いが詰まっているという点をアピールしたい」

本院には４人の常勤歯科医師がいる。理事長が定期的に巡回するほか、院長の夫人も歯科麻酔

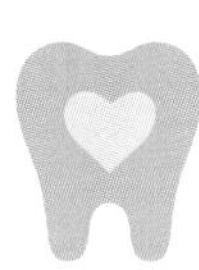

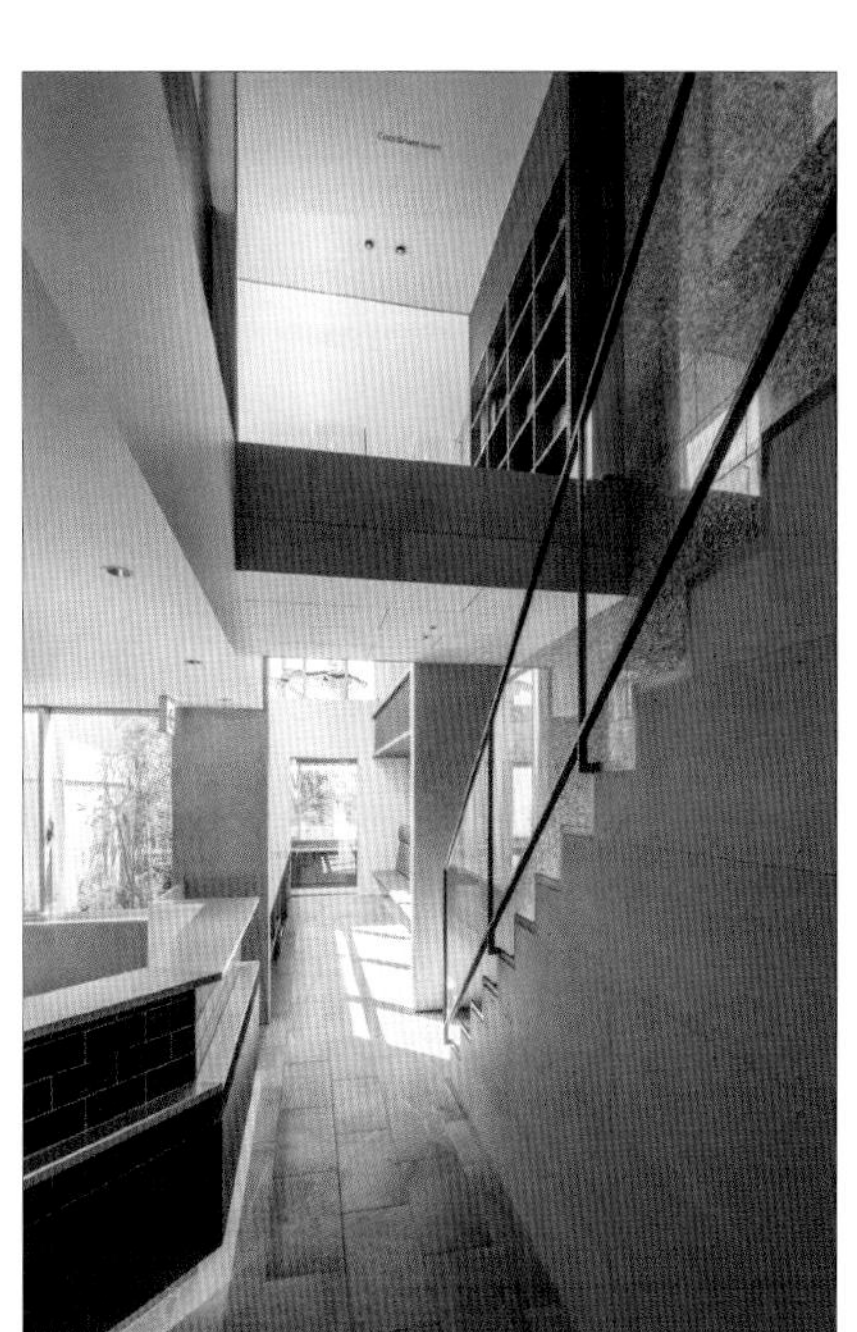

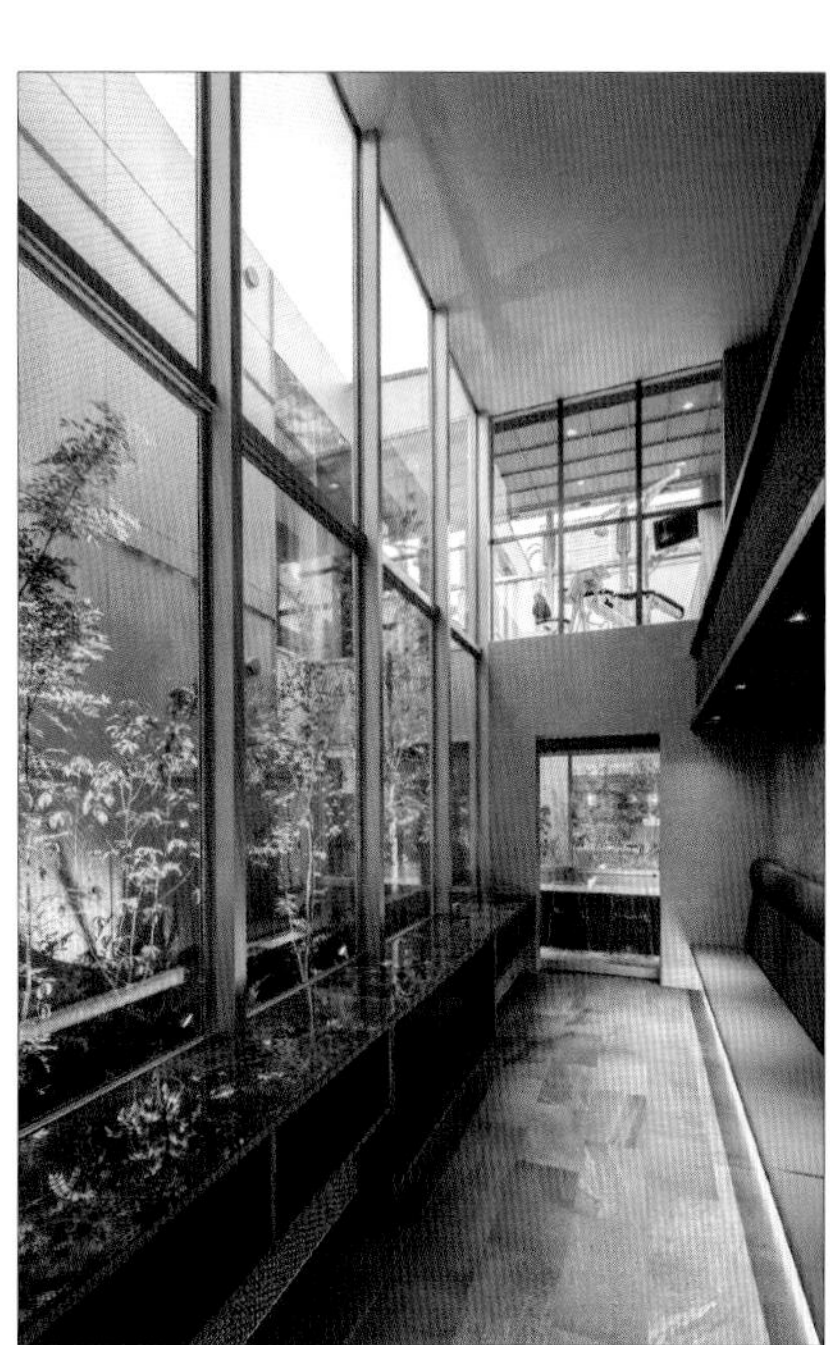

昼と夜で赴きが異なり、中庭からは季節の移り変わりを感じることができる

の認定医で適宜、治療をサポートしている。各分野の専門性を持った複数の歯科医師が連携して、治療に当たるチーム医療である。患者目線で設計された施設、数々の医療機器を活かすのは、現場の医師たち。そのカギを握るのが、チーム医療体制だ。

カバーする治療分野は虫歯、口腔外科、歯周病、インビザライン、インプラント、矯正、睡眠歯科、訪問診療等と実に幅広い。チーム医療の軸になっているのがTCだ。

歯科医師の専門的な治療方針などを分かりやすく患者に伝える役割を果たすのがTCで、納得して治療を受けてもらえる環境作りに貢献している。

「当院には僕の想いを理解してくれているTCが3人います。簡単な説明でも僕の意を汲んでくれて、それを何倍にも字数を増やして優しく分かりやすく患者さんに伝えてくれるので本当に

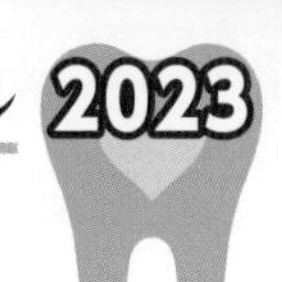

助かっています。初診でTCのカウンセリングを付けているのは、当院の付加価値。他院と異なるアピールポイントです」

TCは、医師と患者のコミュニケーションをスムーズにする存在だが、そのほかにも院内のスタッフ間の意思疎通にも役立っているようだ。院長の発案で昼休みを利用して部門ごとに集まり、TCも参加して一緒に食事するようにしているが、貴重な意見交換の機会になっているという。

「TCが組織を作る上で核になっています。人材教育は難しいし時間も掛かりますが、もっと深掘りし、充実させていきたいと思います」

そのほかにも歯科医院では珍しい取り組みがある。「食育・栄養指導」というもので、管理栄養士が患者へのアドバイスを行う。食生活の変化が歯や健康に大きく影響することがあるため で、問診で病気の兆候が見られた場合、提携先の病院を紹介して未然に治療、対処する。「例えば、インプラント治療した患者さんは噛み合わせが良くなるので食事が楽しくなり、ついつい食べ過ぎてしまうことがあります。食習慣が変わるとほかの病気を発症するリスクも高まります。そのため管理栄養士が食生活のアドバイスができるような体制を整えています」

患者が健康を維持できるように栄養士がサポートしている。医療用のサプリメントを提供するなど、生活習慣病の改善もフォローする。「ここまでする歯科医院も少ないと思います。患者さんの本質的なところを治すという発想なのです。歯科医師が歯の治療に強いのは当たり前。それよりもっと全身を網羅した医療に強いところをアピールしたいと考えています」

PROFESSIONAL DENTIST PROFESSIONAL DENTIST PROFESSIONAL DENTIST PROFESSIONAL DENTIST

外部との医療提携の強化が最大のセールスポイント

10を超える施設とのネットワーク

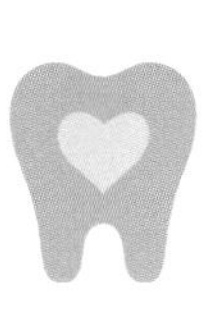

人的な体制で、チーム医療のほかに力を入れているのが、外部との医療提携の強化だ。現在は地元の平野区を中心に内科、産婦人科、整形外科、総合病院など10施設を超える医療機関と連携が広がっている。「医療連携が当院の一番の〝売り〟だと思っています。どうやったら患者さんに我々の想いが伝わるのかを考えていて、各医院の先生にコメントをもらおうと思いつきました。ウェブサイトに載せているコメントは直接連絡を取ってお願いしたものです」

連携先の医師とは、SNSアプリのLINEで連絡を取り合っているという院長。「月に一回懇親会も開いています。こうした密な医療連携を構築していることに対して、自負もありますね」

相互に信頼関係が構築できていないと実現できないことである。医院の施設や機器、チーム医療も特長だが、この外部との医療連携も同院の特筆すべき取り組みといえるだろう。

最も気を付けていることは「寄り添う」こと

もっともっと、ずっと変化し続けたい

本城院長が患者と接する上で最も気を付けていることは、「寄り添う」こと。患者の立場を考えて接することに心を砕いている。「並行して複数の患者さんを治療している時、スタッフによく言われるのは『院長は患者さんが変わると別人になる』ということ。明るい性格の人もいれば物静かな人もいるので、各人に合わせた話し方にはとても気を遣っています」

こうした姿勢は若いころの経験も影響している。「技術もまだ十分でない若い医師にできることは、患者の気持ちを考えて寄り添うことくらい。そういった経験から今のスタイルが培われていったのだと思います。歯科医師は最初患者さんから『私、歯医者は嫌いなんです』と言われて

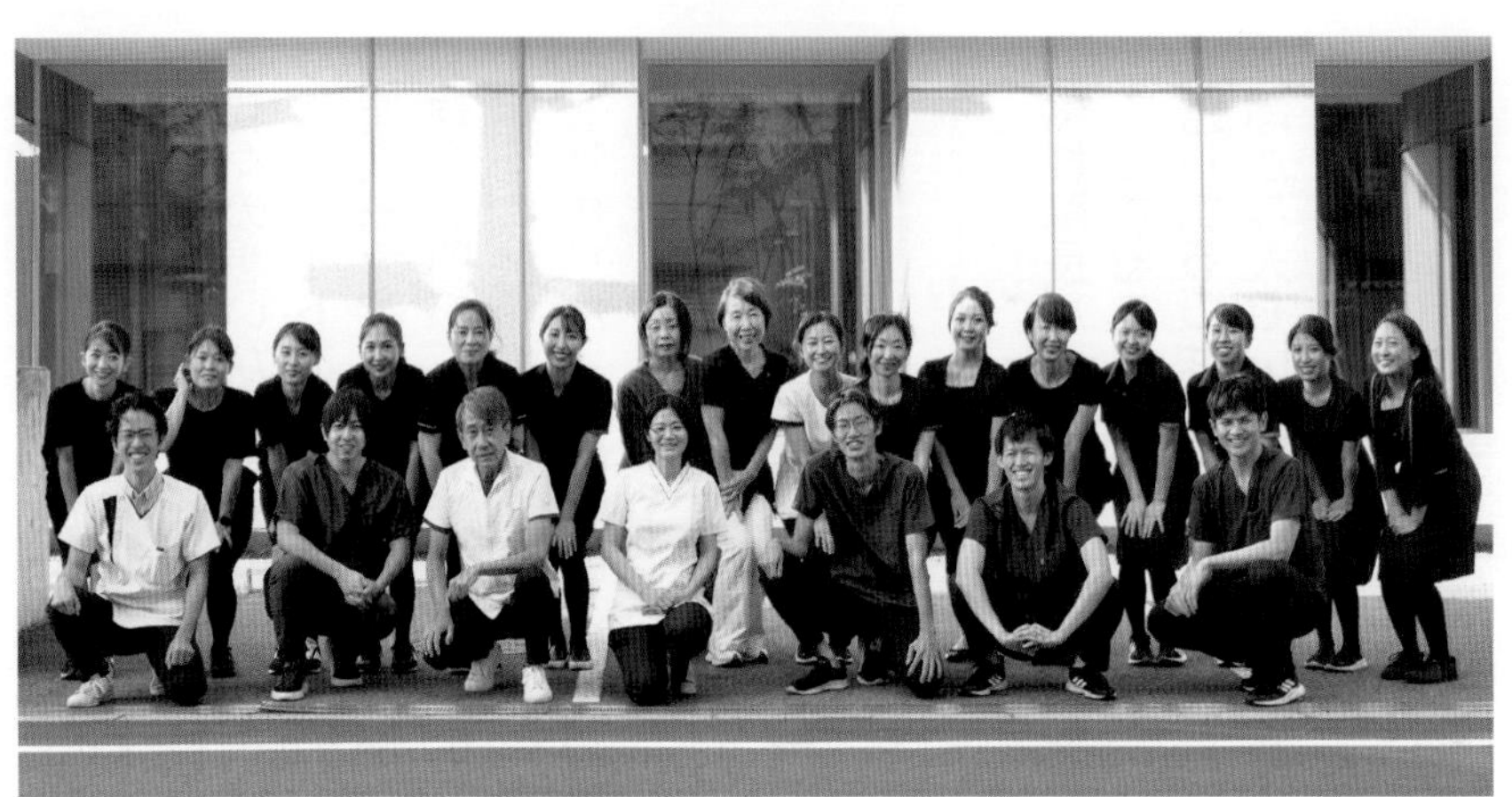
ＴＣがチーム医療の軸となり、スタッフ間の意思疎通にもつながっている

治療が始まることが多いのですが、最後は『ここへ来て良かった』と笑顔で言われて終えられるとやりがいを感じます。患者さんの笑顔を作れることが歯科医師の魅力ですね」

こうした他者の気持ちを思いやる姿勢や思考は、チーム医療や医療連携にも大いに発揮されていて、高度な治療を支える生身のスタッフを活かすことにも繋がっている。「各人の個性を発揮し、最大限に自分の能力を活用できる医院にしたいと常々考えています」

今後目指す目標は、「もっともっと、ずっと変化し続けること。どんどん変化して良くしていきたい」と意気込みを語る。座右の銘は「The sky is the limit.（限界はない）」。院長の積極的な姿勢が明確に表われている。日々の治療のほか、若手の勉強会にも力を入れている。「ＳＳＳ」（Study session on stream ＝スタディ・セッション・オン・ストリーム）というＺｏｏｍを使った勉強会で、所属する医師は50人にまで増えている。

歯科治療はもちろん、人材育成やスタッフとの連携など人的なレベルアップの面でも全方位で全力を尽くしている本城院長。今後の発展がますます楽しみである。

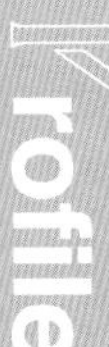

本城 裕也 (ほんじょう・ゆうや)

昭和 63 年生まれ。
平成 26 年 3 月に九州歯科大学歯学部を卒業。同年、大阪大学歯学部附属病院総合診療部に勤務。
平成 27 年、本城歯科に勤務。
平成 29 年、城彩会歯科ガーデンクリニック院長。

所属・学会

日本口腔インプラント学会
大阪口腔インプラント研究会
国際歯周内科学研究会
StudyGroup：SSS 代表
日本睡眠歯科学会
下間矯正研修会（S.O.R.G.）

Information

医療法人城彩会 城彩会歯科ガーデンクリニック

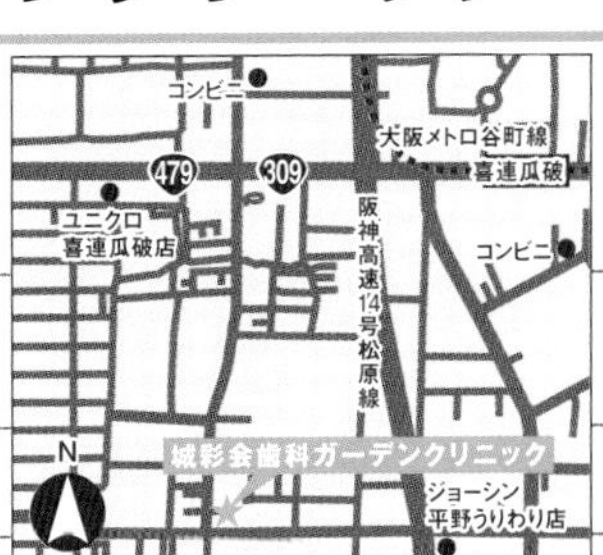

所在地	〒 547-0025 大阪市平野区瓜破西 2-2-22 TEL 06-6703-6483
アクセス	大阪メトロ 谷町線「喜連瓜破」駅 2 番出口より徒歩 13 分
設立	平成元年
診療科目	総合歯科、矯正歯科、歯科口腔外科、 小児歯科、ホワイトニング、インビザライン、インプラント、訪問診療、 口臭外来、食育・栄養指導、睡眠歯科、入れ歯 / デンチャー
診療時間	〈月・火・木〜土〉9：30 〜 11：30、13：15 〜 18：30 〈休診日〉水・日・祝
医院の特徴	・完全個室診療 ・完全バリアフリー ・カウンセリングルーム ・技工ラボ併設 ・明るく開放的な空間 ・無痛治療 ・丁寧な説明と質問しやすい雰囲気

https://www.josaikai-gc.com/

日本のインビザライン矯正治療の質を高めていきたい

アライン・テクノロジー社からも認められるインビザライン矯正治療のスペシャリスト

K.D.C.group・医療法人社団優恵会

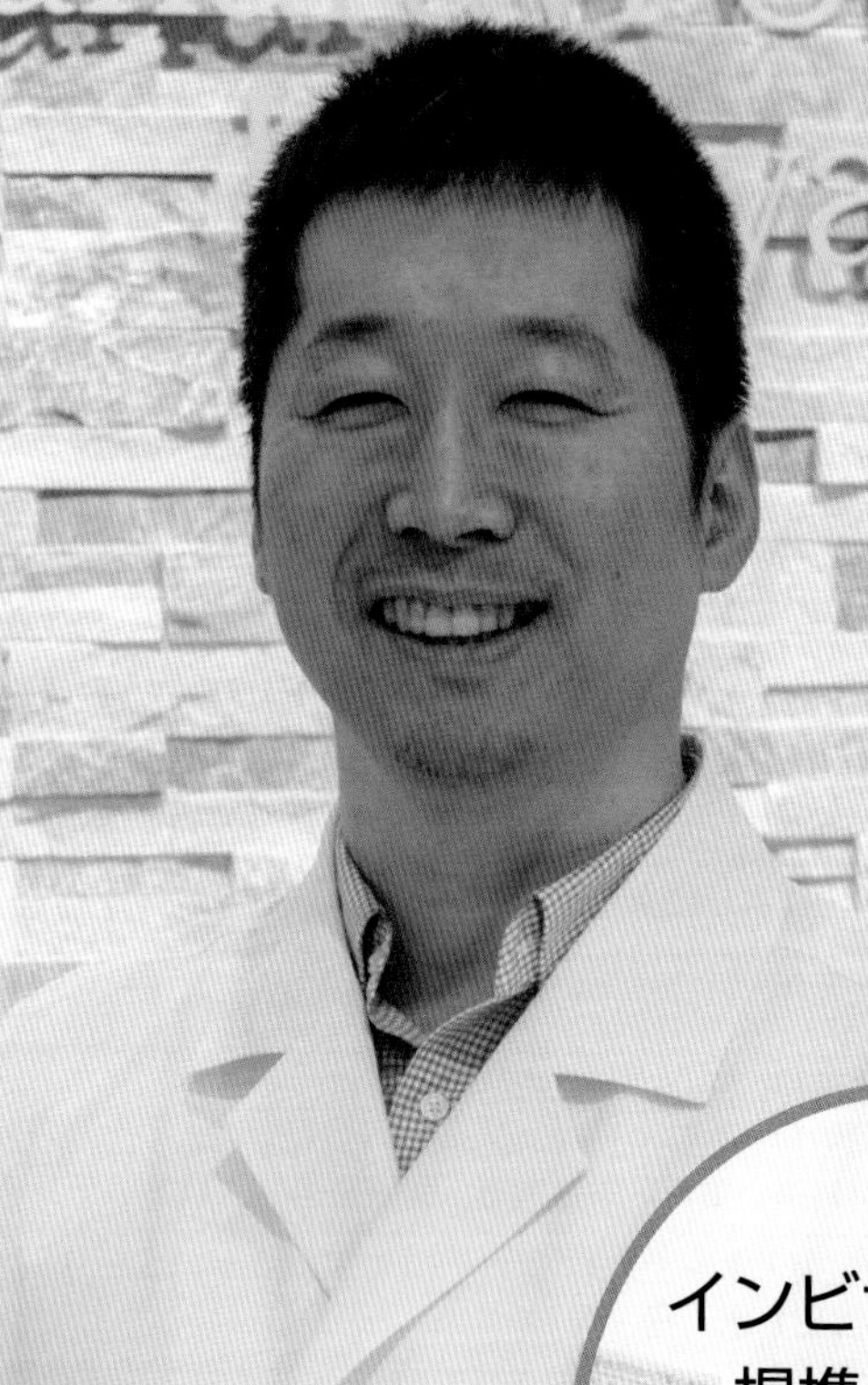

インビザラインで
提携している
歯科医院の
ネットワークを
作りたい

代表・理事長 **神谷 規明**

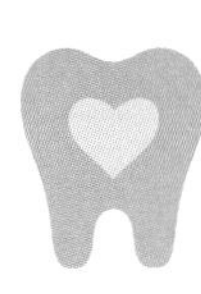

インビザライン矯正治療は「見えない矯正」とも言われ、近年注目を集めている。その最大の特徴は、クリンチェック（コンピューター上で作成する、歯を動かすシミュレーション動画）に沿って作成された透明なマウスピースを装着して治療を行うことで、矯正をしていることが周囲に気づかれる心配がほとんどないことだ。またマウスピースの素材に金属を使用しないため、金属アレルギーのある患者にもやさしい。そのほか、治療中の痛みの少なさや歯磨きのしやすさなど、様々な利点がある。

東京都の池袋に本院を構えるK・D・C・group・医療法人社団優惠会は、全国トップクラスのインビザライン矯正の症例数を誇っている。「お口は命の入り口、心の出口」をコンセプトに、歯を守る矯正治療を実践するそのK・D・C・groupの代表を務めるのが、神谷規明理事長だ。

神谷理事長は、インビザラインの提供元であるアライン・テクノロジー社（日本支社名：インビザラインジャパン社）から、年間401症例以上の治療を行っている歯科医師にのみ与えられる、「ブラックダイヤモンド・プロバイダー」の認定を受けている。この認定は、日本ではまだ数人しか受けておらず、まさしくインビザラインの第一人者だ。

また、インビザラインジャパン社と共に、クリンチェック（歯を動かすシミュレーション動画）クオリティ向上委員会を立ち上げ、日本を中心としたアジアにおけるクリンチェックの質の向上にも取り組んでいる。「日本のインビザライン矯正治療の質を高めていきたい」という想いを胸に、日夜インビザライン矯正に取り組む神谷理事長。そんな彼にお話を伺った。

PROFESSIONAL DENTIST ♥ PROFESSIONAL DENTIST ♥ PROFESSIONAL DENTIST ♥ PROFESSIONAL DENTIST ♥

矯正治療をすることで虫歯になるリスクが増えることへのジレンマ

歯を守る矯正治療法を求めて、たどり着いたインビザライン

・治療前の写真

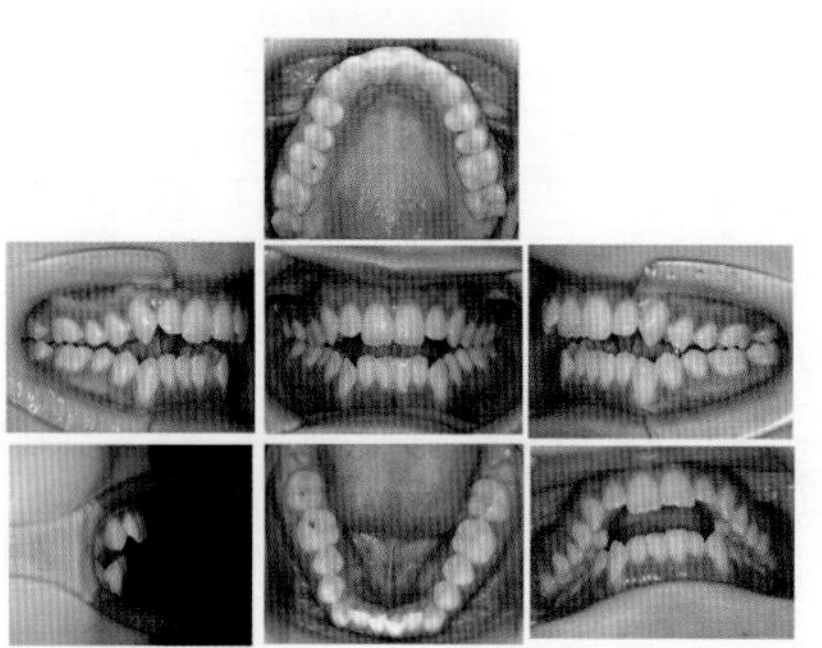

・治療後の写真

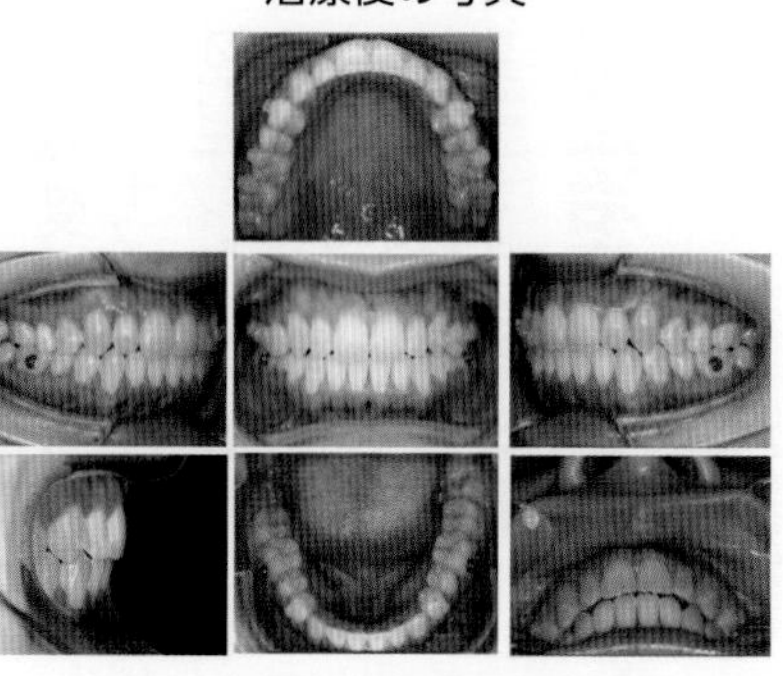

全国トップクラスのインビザライン矯正の症例数を誇っている

神谷理事長がインビザライン矯正の道へ進むきっかけとなったのは、自身が患者としてインビザラインでの矯正を受けた経験からだった。

「大学時代の私はもともとワイヤー矯正をしていました。大学卒業後に、九州から東京に出てきた私は、矯正を続けるための歯科医院を探していました。当時の私はワイヤーをしている時の歯磨きの難しさから、ワイヤーを外したいという思いが強くありました」

ワイヤー矯正は器具の影響で歯の手入れが難しい。また、ワイヤーを固定するために、矯正バンドを奥歯に装着する。これが原因で絶対に歯ブラシが当たることがない部分が生まれ、虫歯になることがある。神谷理事長も矯正バンドの影響で奥歯の後ろに虫歯ができてしまい、最終的に抜歯することになった。

「矯正では抜歯をすることがありますが、これは他の健康な歯を守るためです。しかし、矯正バンドで虫歯になった奥歯は本来抜く必要が無かった。歯を守るために矯正をしているのに、その器具のせいで歯を失うのは本末転倒ではないかと思っていました」

こういった経験からワイヤー矯正以外の方法を探していた神谷理事長。そんな折に出会ったのが、日本に初めてアメリカからインビザラインを持ち込んだ松岡伸也氏だった。神谷理事長は、松岡氏の歯科医院でインビザライン矯正を受け、ワイヤー矯正との違いに驚いたという。「ワイヤーに比べて歯磨きがしやすく、装着している時の違和感が少ない。快適さが全く違いました」

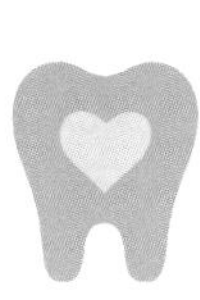

自分自身でインビザラインの心地よさを実感した神谷理事長は、インビザライン矯正に取り組むことに決め、松岡氏の指導を受ける。しかし、周囲の反応は冷たかったそうだ。

「当初はまだシステムの歴史も浅く、素材の質も良くなかった。それゆえインビザラインを使っても思ったように歯が移動しないことが多く、インビザラインは効果がないという認識が歯科医師の中では支配的でした。大学の先輩や他の歯科医師たちからは、インビザラインを専門にしていくのはやめた方がいいとよく言われました」

「しかし、わたし自身がインビザラインの良さを実感していたから、意志は固かった。周囲の冷たい反応も全く苦ではありませんでした」

クリンチェックの治療計画をゼロから作り直す

欧米人とアジア人の骨格の違いを考慮した緻密なシミュレーション

インビザライン矯正では、最初に患者へのカウンセリングを行い、歯並びの状態をレントゲンや口腔内スキャンで検査する。その後、アライン・テクノロジー社独自の理論や治療実績を基にプログラムされた、クリンチェックというソフトウェアが、患者の治療計画を立て、シミュレーション動画を作る。そして、この動画を見ながら患者の要望を取り入れ、治療計画を調整していく。

一般的にインビザライン矯正において、マウスピースを発注するまでの流れはこのようになっている。しかし、K・D・C・グループではクリンチェックが立てた治療計画を、神谷理事長自身が最初から作り直しているという。

「クリンチェックは治療計画を立ててはくれますが、それは欧米人の骨格を想定したものです。

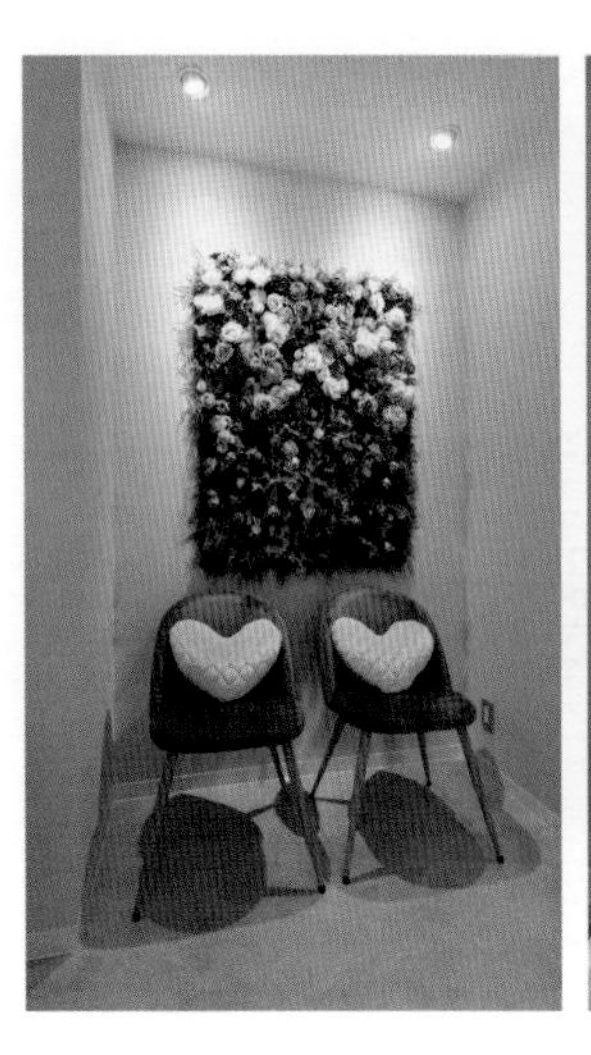
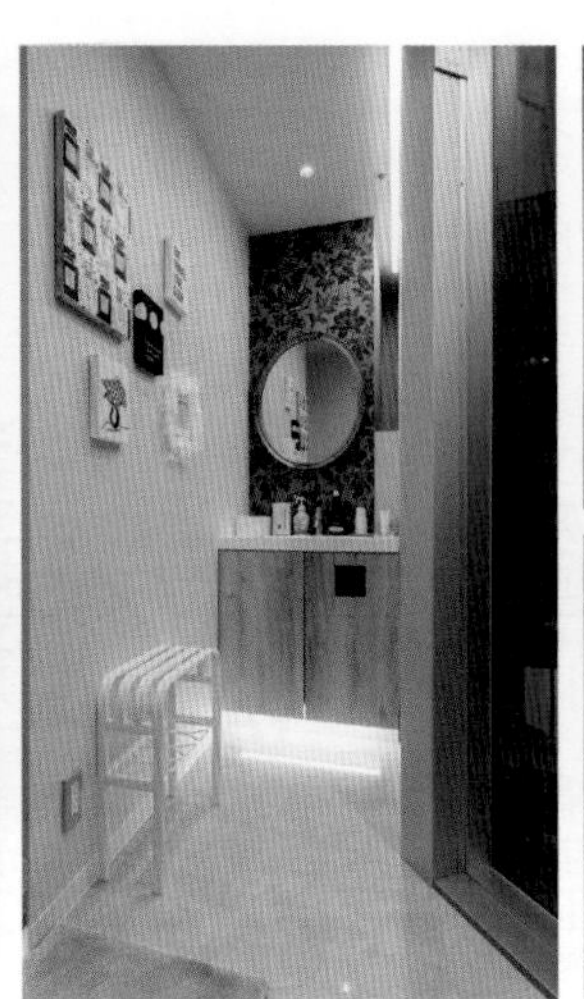
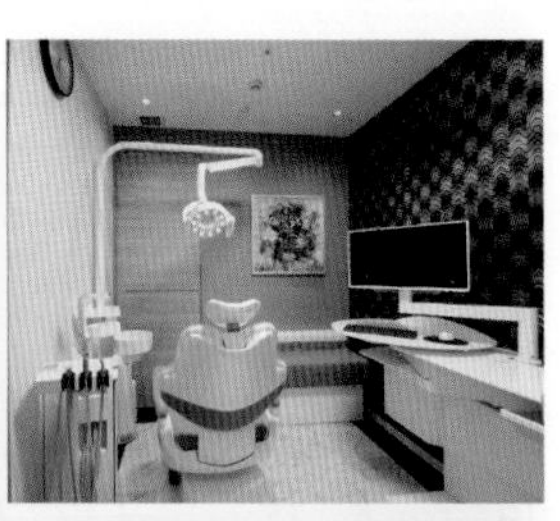
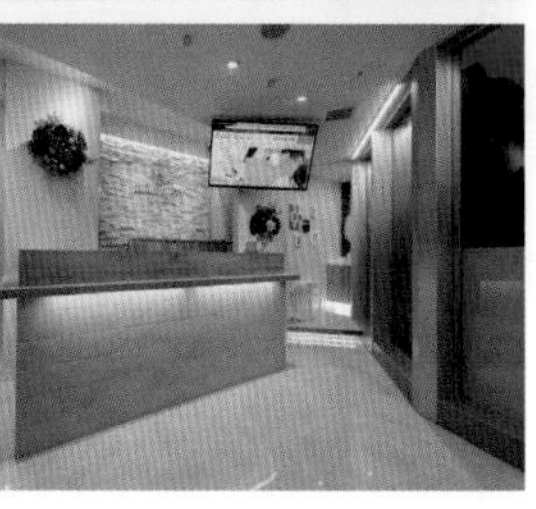

明るく清潔感あふれる池袋はならび矯正歯科・神谷

欧米人に比べて、アジア人は顎の骨が薄いなどの様々な違いがあります。クリンチェックが立てた治療計画を修正せずにそのまま適用すると、十分な治療効果が得られません。また、特に女性や子どもは顎の骨が小さいので、事故につながる恐れがあり危険です。だから、クリンチェックによる治療計画は、あくまで基本の動きとして参考にしつつ、こちらで最初から組み直す必要があります。クリンチェックの修正と最初の診断を間違えなければ、事故が起こることはまずありません」と神谷理事長。

それゆえ、K・D・C・グループでは、クリンチェックの修正に2、3週間と、慎重に時間を取るようにしている。そして、歯の動かし方や、動かすスピードを緻密に計算されたマウスピースを発注する。

「歯の動きやすさは個人差が大きく、ゆっくり動かした方がいい場合や、少し遠回りをさせて動かす方がきれいに並ぶ場合もあります。ワイヤー矯正では歯を動かす順番や範囲がある程度決まっていますが、動かしたい歯に様々な動きをさせられることが、インビザラインの特徴です」

一度のシミュレーションで作られるマウスピースは最大99セット（上下1枚ずつが1セット）、平均

70セットほどで、患者は自己管理下でマウスピースを1日に20時間〜22時間、食事と歯磨きの時以外、常に装着することが求められる。

「18時間の装着で、歯を動かす準備が完了した段階です。その後の2〜4時間で歯を動かしていくので、1日18時間しか装着していなかったら現状維持にしかなりません。インビザラインは多くのメリットがありますが、患者さんのモチベーションに左右されやすいのはデメリットと言えるかもしれません」

患者さんのモチベーションを維持するためのコミュニケーションも重要な要素となる。

その後、最初に作製されたマウスピースのセットを使い切る前に来院して経過を観察する。再評価を行い、シミュレーションを作り直し、それに合わせてマウスピースも新しく作り直していく。長引きやすい矯正治療において、自分が今どの段階にいるのかがわかりやすいのも、インビザラインの強みだ。

インビザラインへの不信感を覆す

難症例やインビザラインで失敗したケースにも対応

数々の症例の治療を行い、アライン・テクノロジー社からもその実力を評価されている神谷理事長。難症例や、他院では治療を断られた患者も多く診ており、中には他院で、インビザラインが失敗したケースもあったという。

「その患者さんは前歯が大きく外側に突き出していて、歯根が歯茎から出てしまっていました。治療計画上ではきれいに歯が並ぶ予定でしたが、そのままでは歯が抜けることになります。イン

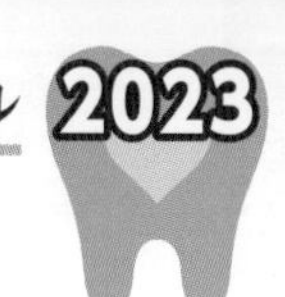

ビザラインは、ワイヤー矯正に比べて弱い力で歯を動かしていきます。だから、あまり動かないと思って大きく動かそうとすると、こういった事態につながります」
「その患者さんは、インビザラインに対して既に不信感を持っておられましたが、説明を重ねて、もう一度チャンスをもらえました。治療がうまく行き、抜けそうになっていた歯も元に戻り、全体がきれいに並んだ時には、来てよかったと笑顔で言っていただけました」
「過去にインビザラインで矯正が失敗したことがあるかどうかにかかわらず、患者さんの中には、最初は不信感を持っている方が少なからずいます。ですが、そういった患者さんが治療を終えた時に、『インビザラインをやってよかった』と最初の頃とガラッと変わり、良い表情を見せてくれるのが、私にとって一番やりがいを感じる瞬間です」と神谷理事長は誇らしげに語る。

PROFESSIONAL DENTIST ♥ PROFESSIONAL DENTIST ♥ PROFESSIONAL DENTIST ♥ PROFESSIONAL DENTIST ♥

矯正は何のためにするのか

インビザラインの特徴を活かした歯を守る矯正

矯正治療の目的として真っ先に挙げられるのは、歯並びをきれいに整えて見た目をよくするということだ。だが、神谷理事長は、矯正の目的は歯を守ることにあることを強調している。

「歯並びを整えると、歯の隙間がきれいに並び、ブラッシングが歯全体に行き届くようになります。その結果、磨き残しが減ることで虫歯や歯周病のリスクが低下します」

歯を失う主な原因である虫歯と歯周病。その予防には隅々まで丁寧に歯磨きをすることが重要だ。また、子どものうちに歯並びを整えておくことも、歯を守るうえで大きな役割を果たすと神谷理事長は考えている。

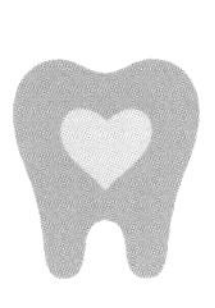

「歯並びをある程度矯正できれいにしておくことや、骨が成長している子どもの間に拡大床という器具を使って顎の骨を広げることで、永久歯が生えてくる十分なスペースを確保すれば、子どもの虫歯の数も減るでしょう。それに、永久歯が生え揃ってからの矯正治療も楽になります」

「以前から『8020運動』という取り組みが行われていますが、80歳で自分の歯が20本残っているお年寄りはみんな歯並びがきれいです。一生自分の歯で食べるためにも、矯正は大事なことなのです」

歯を守る矯正という観点でもインビザラインは優れていると神谷理事長は語る。

「インビザラインは食事と歯磨きの時には外します。ワイヤーと比べて歯の手入れがしやすく、矯正が原因で虫歯や歯周病になる可能性も低いと思います」

安心してインビザラインを受けられる患者を増やすために

インビザラインを扱える歯科医院のネットワークづくり

インビザライン矯正のスペシャリストである神谷理事長。彼のもとには、患者以外にもインビザラインを自分の歯科医院に導入したいと考えている歯科医師たちが、そのノウハウを知るために集まる。神谷理事長は、そういった歯科医師に向けたセミナーや、治療を実際にやって見せるといった、啓蒙活動を続けてきた。そこには、インビザラインを扱える歯科医師を増やし、日本のインビザライン矯正の質を上げたいという強い思いがある。

「インビザラインは十分に経験を積んだ歯科医師のもとで受ければ、怖いものではありません。だから、患者さんがインビザラインを受ける歯科医院を決めるときにポイントとなるのは、その歯科医院が過去にどれだけの症例を扱ったかということと、実績のある歯科医師の指導を受けた

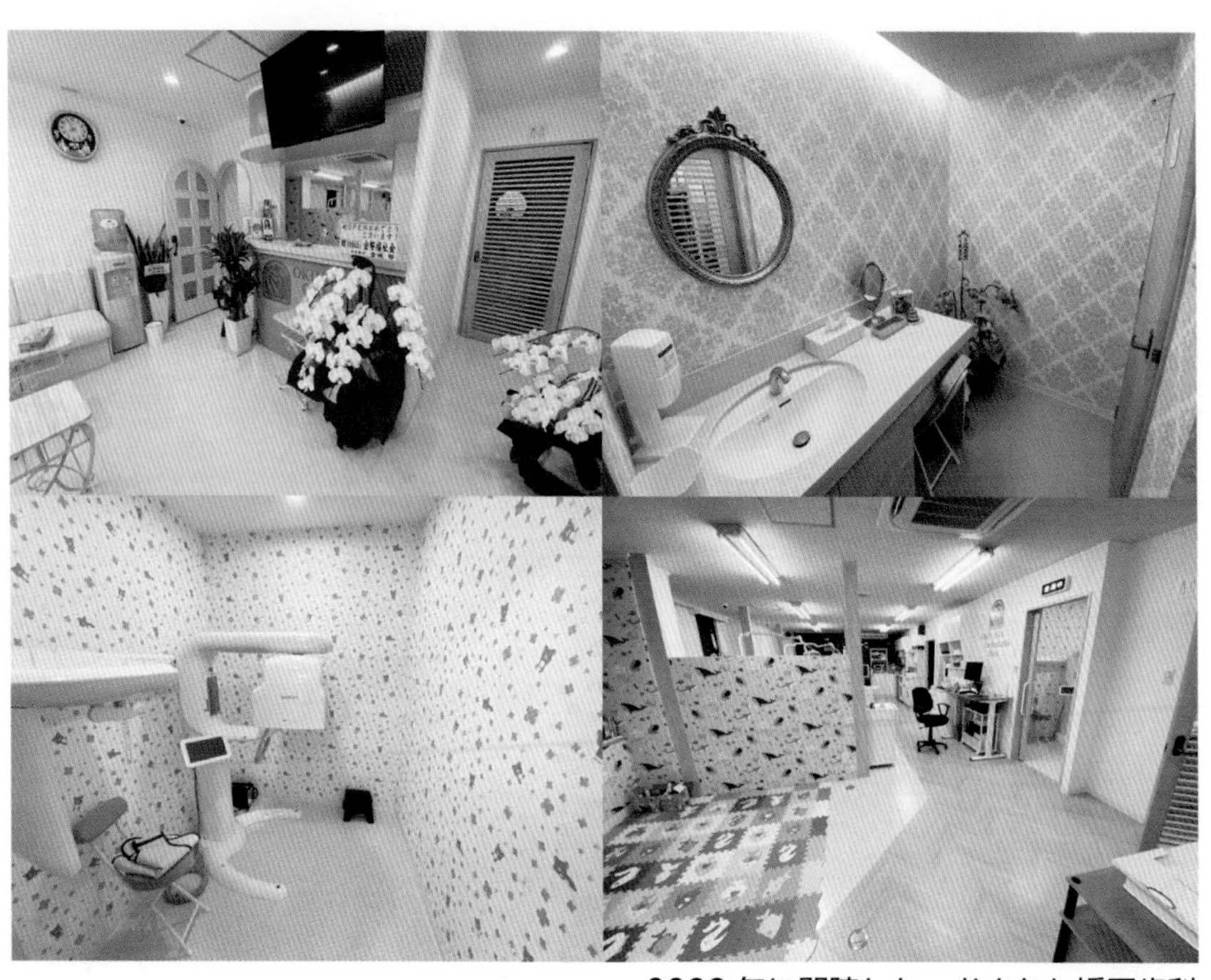

2022年に開院した、おきなわ矯正歯科

か、その歯科医師と連携しているかということです」

神谷理事長は複数の歯科医院とインビザライン矯正で提携している。提携先の歯科医院では、治療において重要なシミュレーションの作成等を指導してきた。

「私が作るシミュレーションはシンプルです。経験を積めば誰でも真似できる。特定の歯科医師にしかできないようなやり方では、どうしてもその人頼りになってしまい、全体の技術が上がりません」

神谷理事長に今後の展望を聞いた。

「インビザラインで提携している歯科医院のネットワークを作ることです。各都道府県に1つはある状態にすれば、治療中に他の県に引っ越すことになっても治療を続けられます。そして日本のインビザラインの質も高まっていくでしょう」

神谷理事長の飽くなき挑戦は続く。

Profile

神谷 規明（かみや・のりあき）

東京都出身。
平成 20 年、九州歯科大学歯学部を卒業後、関東の医療法人、歯科医院にて研修、勤務し研鑽する。
平成 22 年、まつおか矯正歯科クリニックにて副院長として勤務開始。
平成 24 年、医療法人晋風会 まつおか矯正歯科神谷医院 理事長・院長に就任。
同時に、沖縄県宮古島市のあだん歯科クリニックの矯正治療担当となる。
平成 25 年、上新井歯科を開院。（まつおか矯正歯科と上新井歯科は合併の末、他法人へ承継）
平成 26 年、NYU（ニューヨーク大学）を卒業。
平成 27 年、神谷デンタルクリニック池袋医院（現 池袋はならび矯正歯科・神谷）を開院。
平成 30 年、株式会社 K CONNECT（インビザライン矯正治療の導入サポートとクリンチェック修正を請け負う会社）を設立し、九州や関西の複数の医院と提携。
令和元年、医療法人晋風会（埼玉県所沢市）から、医療法人社団優恵会（東京都豊島区）へ、医療法人名称と所在地を変更。医療法人社団優恵会と株式会社 K CONNECT を傘下とした K.D.C. group の代表に就任。
令和 4 年、おきなわ矯正歯科を開院し、宮古島のあだん歯科クリニックと連携強化。

主な資格、所属・学会

Align Technology Japan、日本矯正歯科学会、日本成人矯正歯科学会
日本小児歯科学会、所沢市歯科医師会、埼玉県歯科医師会、日本歯科医師会

Information

池袋はならび矯正歯科・神谷

所在地	〒 171-0014 東京都豊島区池袋 2-7-5 ソラーレ 3F TEL 0120-86-5023・03-3986-5023
アクセス	JR 山手線・埼京線・湘南新宿ライン・西武池袋線・東武東上線・東京メトロ丸ノ内線・有楽町線・副都心線「池袋駅」C6 出口より徒歩 1 分
設立	平成 27 年
診療科目	矯正歯科、一般歯科、審美歯科
診療時間	〈月～土〉10：00 ～ 13：30、14：30 ～ 18：00 〈日〉 10：00 ～ 13：30、15：00 ～ 18：00 〈休診日〉祝　※令和 5 年 2 月からは金・祝は休診日となる
理念	「お口は命の入口、心の出口」「歯守矯正」

https://www.kdc-ikebukuro.com/

おきなわ矯正歯科

所在地	〒 901-0201　沖縄県豊見城市真玉橋 135 NPK ビル 2F　TEL 098-856-4182
アクセス	バス停「真玉橋入口」より徒歩 1 分。バス停「真玉橋」より徒歩 5 分。イオンタウン豊見城より車で 4 分。那覇空港よりタクシーで 15 分。「壺川駅」よりタクシーで 5 分
設立	令和 4 年　　診療科目　矯正歯科、予防歯科
診療時間	〈火～土〉10：00 ～ 13：00、15：00 ～ 19：00 〈休診日〉月・日・祝
理念	「お口は命の入口、心の出口」「歯守矯正」

https://www.okinawa-mouthpiece.com/

株式会社 K CONNECT

● **i connect（インビザライン矯正治療導入サポート）とは**
https://www.kconnect.life/service/iconnect/#iconnect_about
● **i cnnect（インビザライン矯正治療導入サポート）の購入サイト**
https://kconnect.stores.jp

根本の原因治療をするため、対症療法の治療をするだけではない

患者の全身状態や生活習慣なども観察し包括医療を提供する歯科医院

菊竹歯科医院

ご自身の歯を
保存することを
第一優先とし、可能で
あれば歯の移植や
保存を行って
います

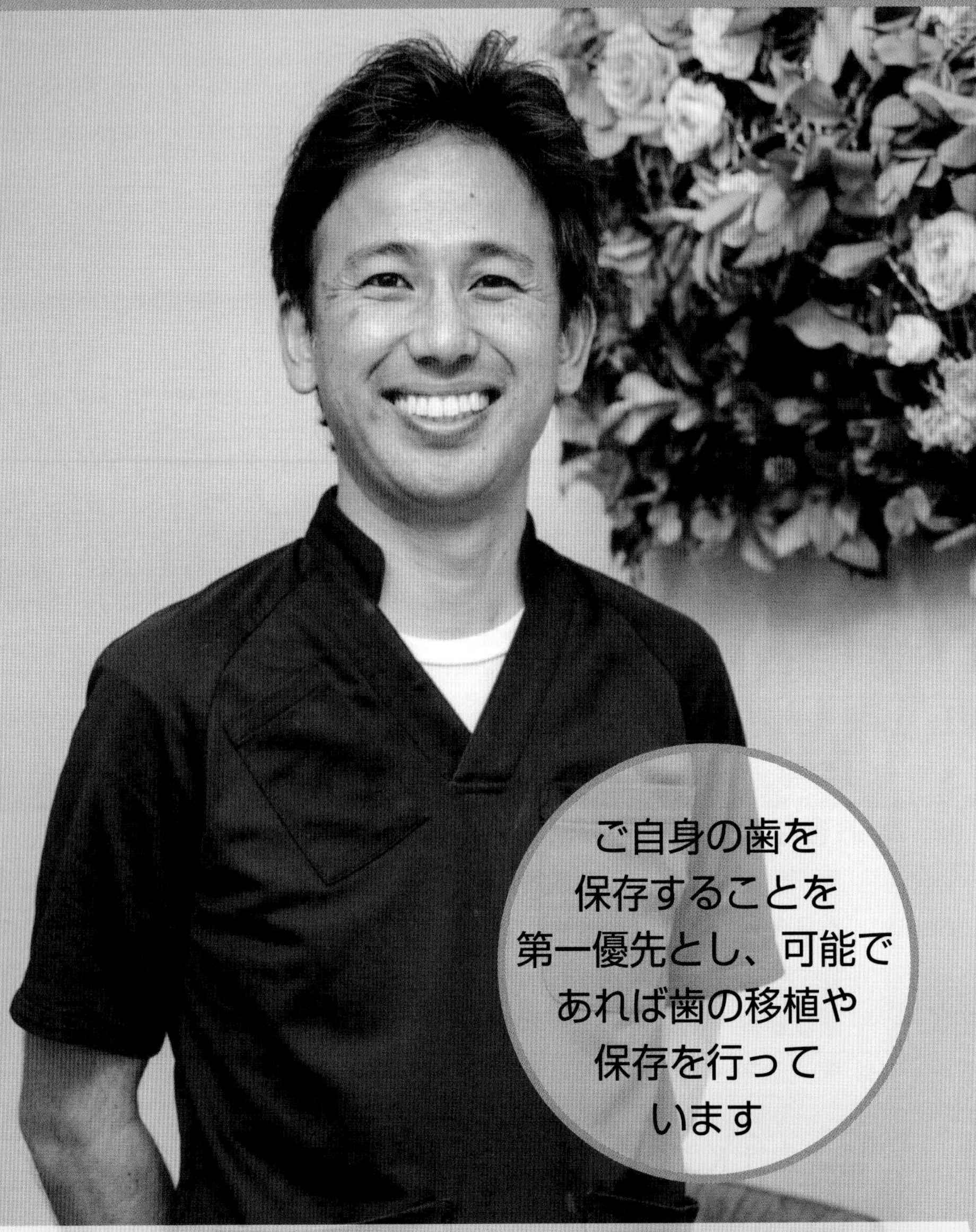

院長　**菊竹　啓貴**

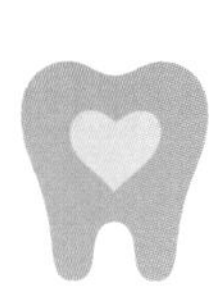

菊竹歯科医院は東京都港区にあり、東京メトロ大江戸線赤羽橋駅より徒歩3分の場所に位置している。東京タワーの近隣にあり、開業する際に、患者が遠方からでも来院するのに、何か目印になるものがあった方が良いのではないかと模索し、開業場所を選択したのだそうだ。開業6年目となる菊竹歯科医院の菊竹院長に、医院の理念や特色、患者への想いなどを詳しくお伺いした。

歯科医師を志したきっかけ

勤務医時代の患者には現在も支えられている

菊竹院長は高校時代に進路で悩んでいる際に、両親の職業の事を考え、技工士をしていた父や技工所経営をしていた親戚、さらに歯科医師の従妹と将来一緒に仕事をする事で恩返しを考えて、歯科医師を志した。

神奈川歯科大学卒業後、勤務医として長きに渡り勤めて、将来自らの医院をどのような形で立ち上げるかを見据え、その中で訪問診療や分院長を経て、2017年3月に独立を決断し、菊竹歯科医院を開設した。

菊竹歯科医院は地域の患者以外にも、以前の勤務先の医院からの患者も少なくないという。中には菊竹院長が、歯科医師になったばかりの頃からの患者もいて、菊竹院長のおかげで歯科恐怖症が克服できたため、勤務先が変わっても20年の付き合いがあるというから驚きだ。「そういう方達にありがとうと一言言って頂けることが励みになり、頑張るきっかけになっています」と語る。

患者想いの菊竹歯科医院の形態

口の中だけでなく全身状態から問題点を見つけ出す

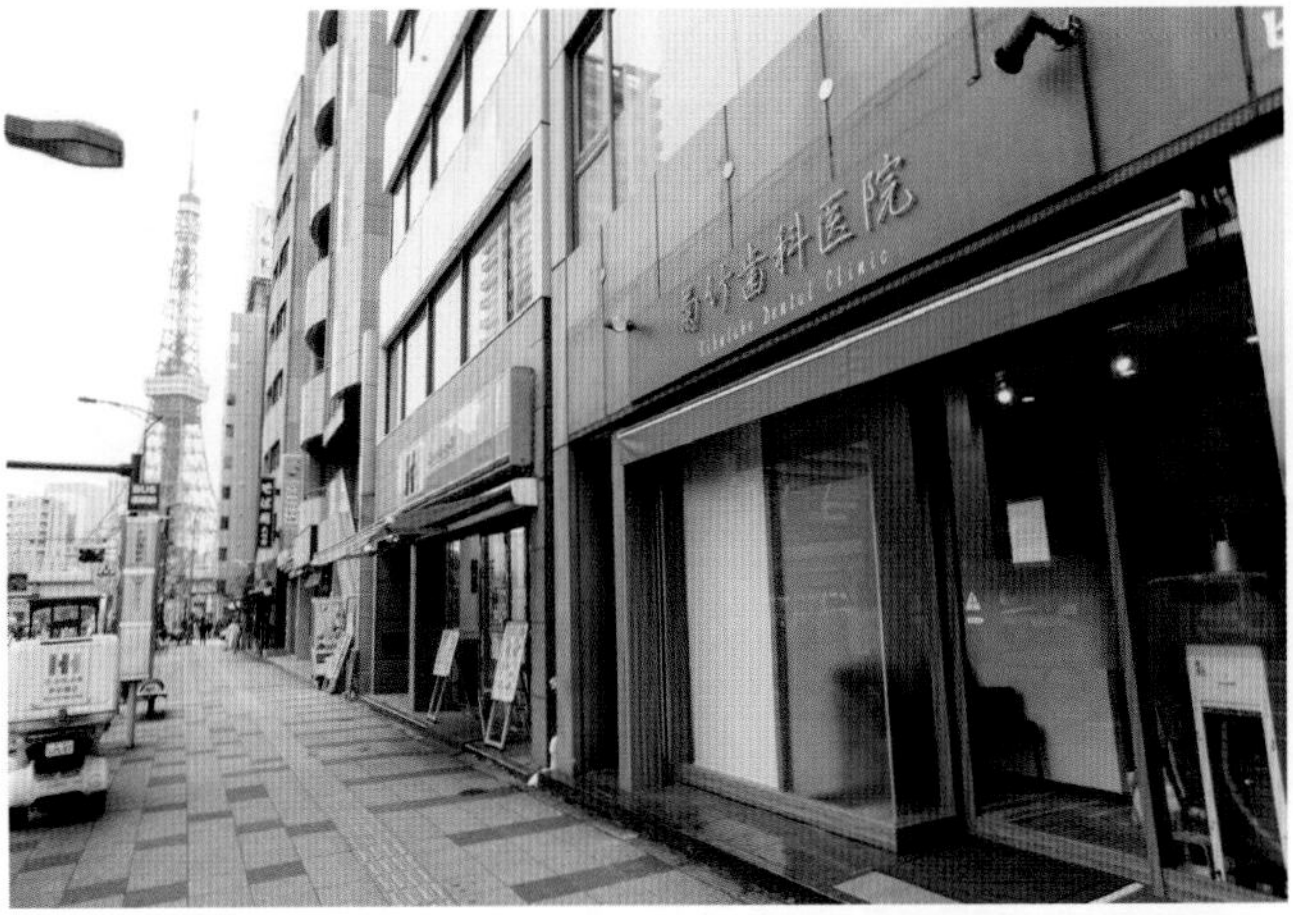

菊竹歯科医院には、以前の勤務先から治療に対する志が同じで、意気投合した久保田歯科医師も在籍している。

共にセミナーを受講し、包括医療を実現するために歯科治療のみならず全身の健康と栄養学を学び、日々患者のことを互いに相談しながら治療に努めている。

「身体が不健康なのに、口の中だけは健康だということは、これまで歯科治療を行ってきた経験上ありませんでした」

菊竹歯科医院では、患者の姿勢や全身状態、生活習慣などから問題点を見つけ出し、口の中の健康だけではなく包括的な治療からアプローチするのが医院の治療方針だ。

大江戸線赤羽橋駅より徒歩３分、
東京タワーが目印となる菊竹歯科医院

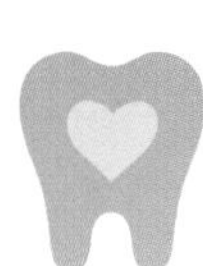

患者の希望と歯科医師としての考え方を擦り合わせる

患者が納得してからの治療開始となる

自身の歯に問題が起きた際、原因がどこから来ているものか、はっきりわからない場合が多いが、なぜそのようになったのか必ず原因がある。

患者がその問題を根本から解決することを希望する場合、同じゴールに擦り合わせを行い、進んでいくことが何より重要だ。

快適な環境を作るために様々な治療法を要さないといけないことがあるため、様々なセミナーに自ら足を運び、常に情報のアップデートを心掛けているという。

菊竹歯科医院では、患者からの訴えや意思を尊重しつつ、治療法の選択肢を提供し、カウンセリングに力を注いでいる。

セカンドオピニオンで患者の悩みや不安を解消

正確な状況を伝えられるよう検査を提案

菊竹歯科医院ではセカンドオピニオン外来を設けている。

セカンドオピニオンの主訴で一番多いのは、他院で抜歯しなければならないという診断を受けたが、本当に抜歯しなければならない状況なのか、患者が諦めきれず、何とか歯を抜かずに保存できる方法がないかと同院を訪れるそうだ。

次に多いのは、現在の状況がなぜそうなっているのか、原因不明な不定愁訴が理由で訪れる患者だ。

菊竹歯科医院では、診査・診断し様々な治療法があることを説明することで、患者の不安解消につながっている。

「通常の歯科治療のみが原因ではない場合もありますので、正確に現在の状況を伝えられる検査を提案しています。

歯周病菌の検査、毛髪や血液から様々なアレルギー検査、原因不明の体調不良による不定愁訴の場合は、かみ合わせの不調和や顔貌の左右差、姿勢や日々の習癖などから起こり得ることもあります。

その際は全身状態の姿勢診断やかみ合わせの計測器（バイトアイ）を用いて、かみ合わせを採得したものをスキャナーで取得し、アンバランスでないかをじっくりと調べる項目があり、現在も数値化しデータとして保存・診査できる機器を増やしていきたいです」と菊竹院長は語る。

PROFESSIONAL DENTIST PROFESSIONAL DENTIST PROFESSIONAL DENTIST PROFESSIONAL DENTIST PROFESSIONAL DENTIST

医院の特色について、力を入れていること

歯の冷凍保存や移植で自身の歯を利用できる

「来院される方は、主に40代後半から70歳の方で、歯のトラブルとして、歯が折れたり割れたりとなんらかの問題が出てくることが多くあります。ですから、その年代の方が受診されるケースが多いのです」と菊竹院長は語る。

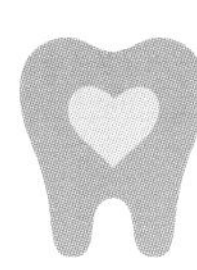

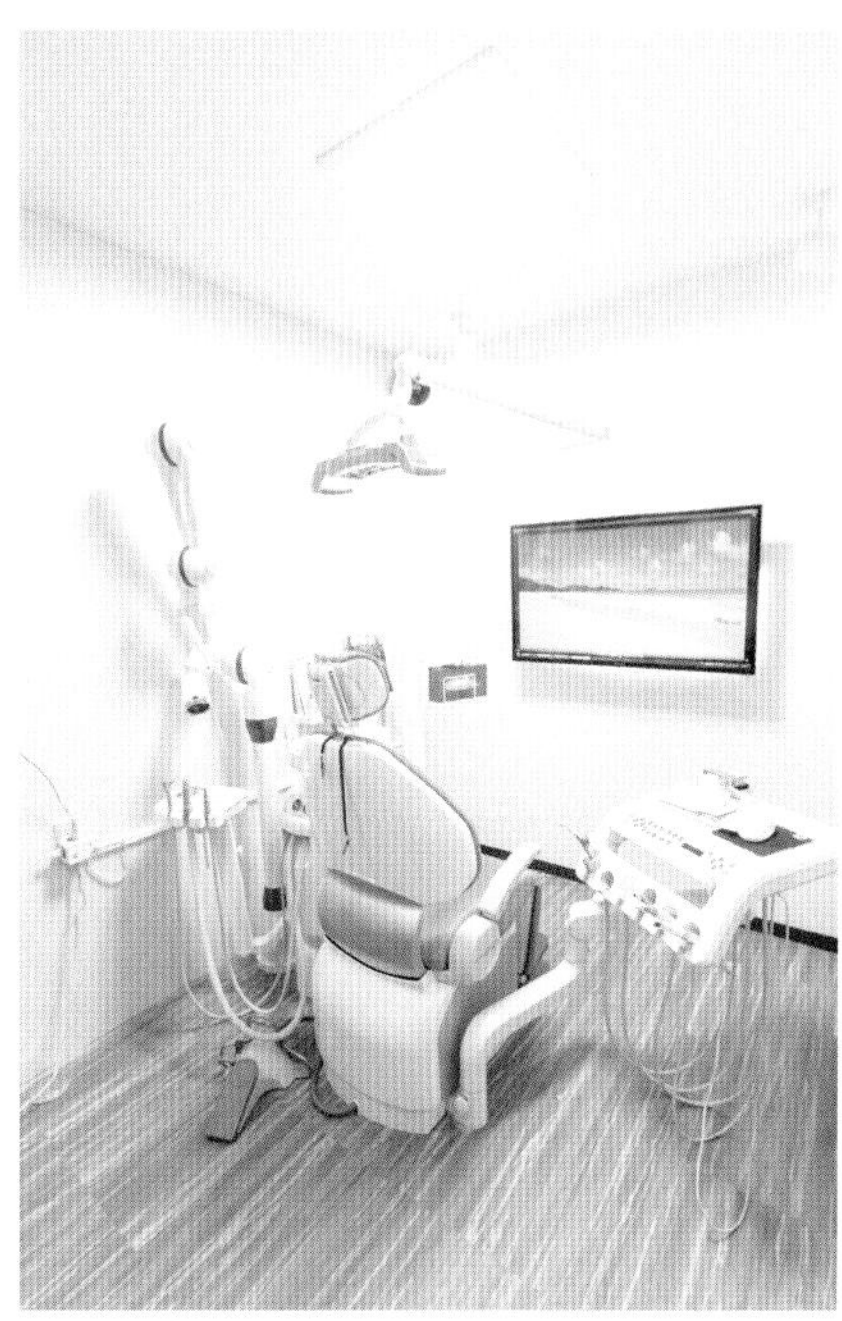

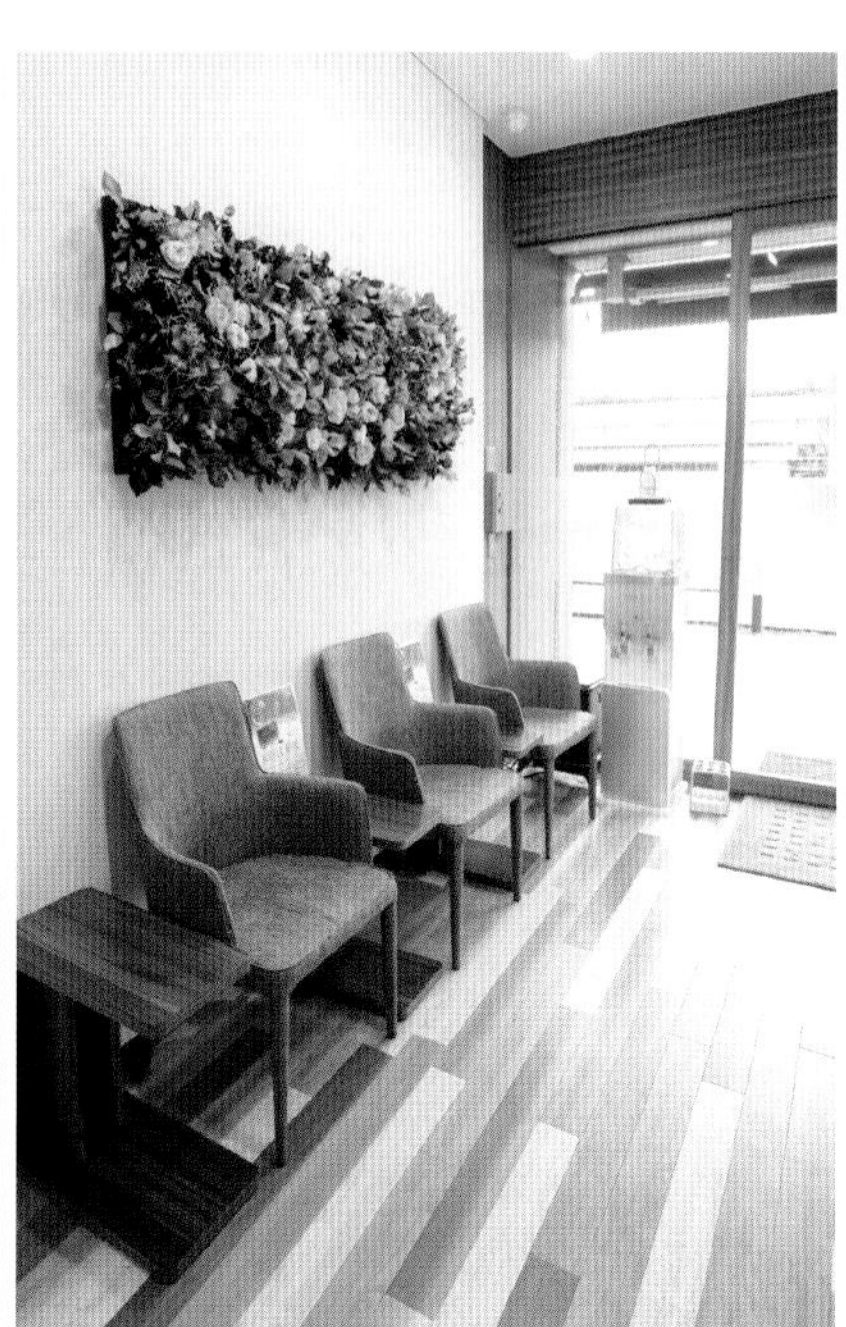

明るく清潔感のある治療室と待合

菊竹院長は包括的な治療を目指し、多数の資格を保有している。

歯の治療をすることになる原因を解決するために、必要であれば組織の再生治療を行う。その際に歯周病で歯の周りの骨が失われた場合には骨の再生治療を行い、歯茎が失われた場合には歯茎の再生治療を行う。

中でも歯が喪失した場合に、通常治療の選択肢としては、入れ歯を製作するか、支えるために失われた歯の隣接する歯を削るブリッジ、またはインプラント治療をする。

失われた原因が歯並びであれば歯を移動させる矯正治療になるが、もう1つの方法として歯の移植を適応であれば行っている。

歯の移植は、親知らずや矯正治療で抜歯した自身の歯を生体内で利用できる。自身の歯の移植は、

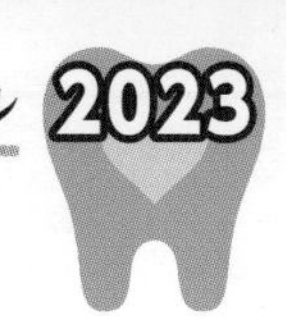

その後の日々のブラッシングのしやすさや、違和感なく噛めることにつながる為、適応であれば歯の移植治療を希望される患者が多いという。

「患者様と話をして治療計画を立てる際に最も重要視しているのが、自分の身内を治療するのと同じように治療方法を一緒に選択することです。

適応条件としましては、親知らずが残っていても重度の歯周病ではないか、ご自身の既往歴にもよるところがありますが、治療が終了した後のメンテナンスや歯の周りに唯一存在しているクッションのような繊維の歯根膜の恩恵を受ける治療ができれば、それに越したことはないと断言できます。

体の健康状態が良好になるために、日頃物を何気なく食べている時の喜びを取り戻し、なるべくその状態が維持できるように努めていくことが自分の役割だと考えています」と菊竹院長は言う。

また親知らずや矯正治療のために抜歯した歯を液体窒素で保存し、将来的に何か歯に問題が起きた際にそこから保存していた歯を解凍し、また口の中で機能させることができる技術も大いに利用しているというから驚きだ。

「歯周病損が重度でないか、歯が折れたり割れたりしていないか、身体的な問題がないかなどクリアする要件はあるが、適応であれば保存しておいて悪いことはない」と菊竹院長は話す。

患者の治療後の痛みや負担が少しでも軽減できることを第一に考え、採血する負担のみで血液成分の多血小板血漿から血漿とフィブリンを獲得する。

その活性化因子を利用することによって治癒促進や痛みを軽減できるようにするため、遠心分離機であるＰＲＧＦ－ｅｎｄｏｒｅｔ®を導入している。

抜歯した際に利用すると傷口の治癒の促進や痛みの軽減になり、インプラントや歯の移植、歯周病により骨を喪失した際の骨再生治療に利用すると骨との定着や生存率向上になる。

他にも、骨粗しょう症の薬などで知られるビスフォスフォネート製材を服用中に、抜歯や歯周骨外科をすると顎骨壊死するのが問題となっているが、自身の血漿を利用することで回避できるのもＰＲＧＦ－ｅｎｄｏｒｅｔ®の特徴の一つだ。

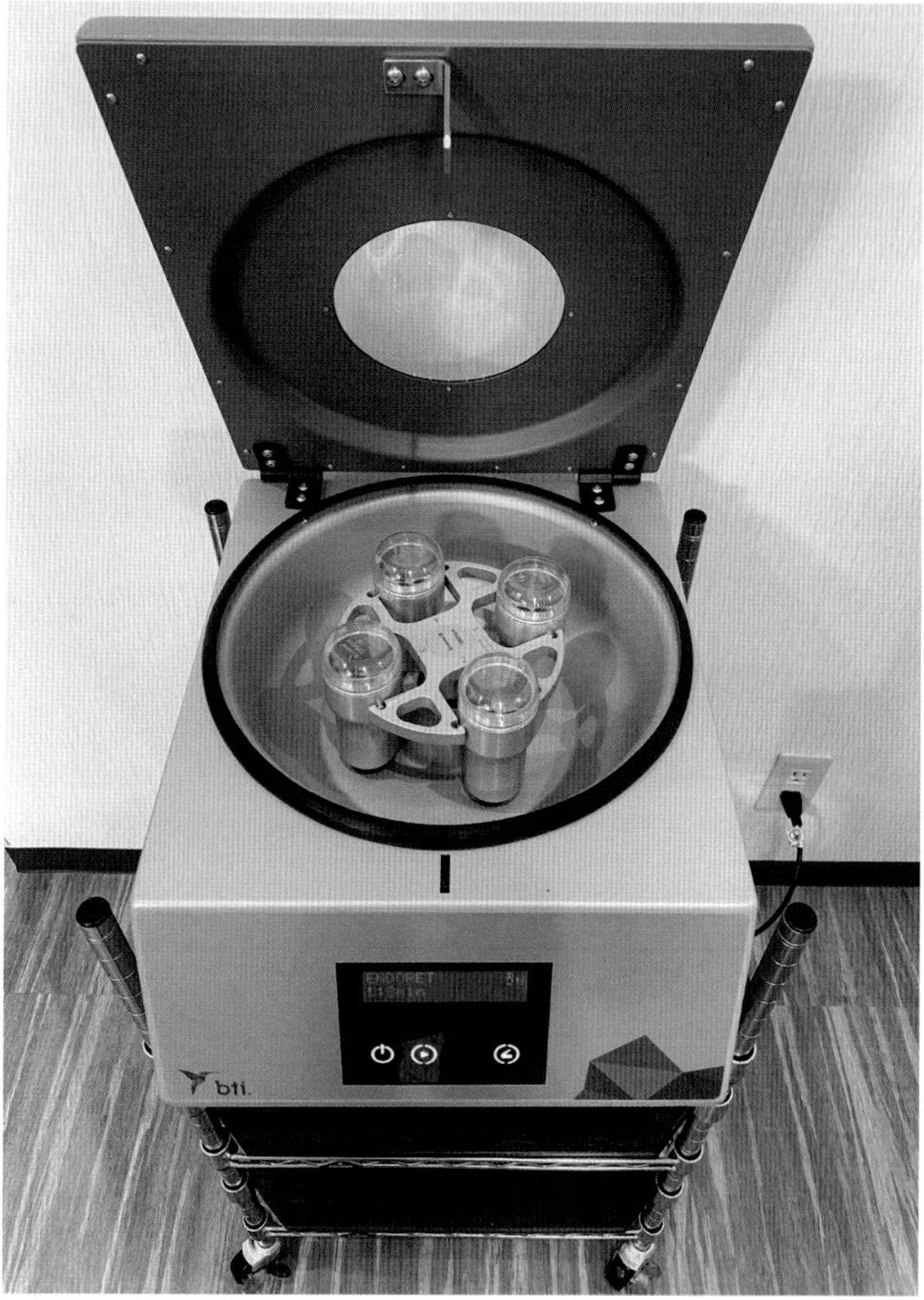

遠心分離機であるPRGFを導入している

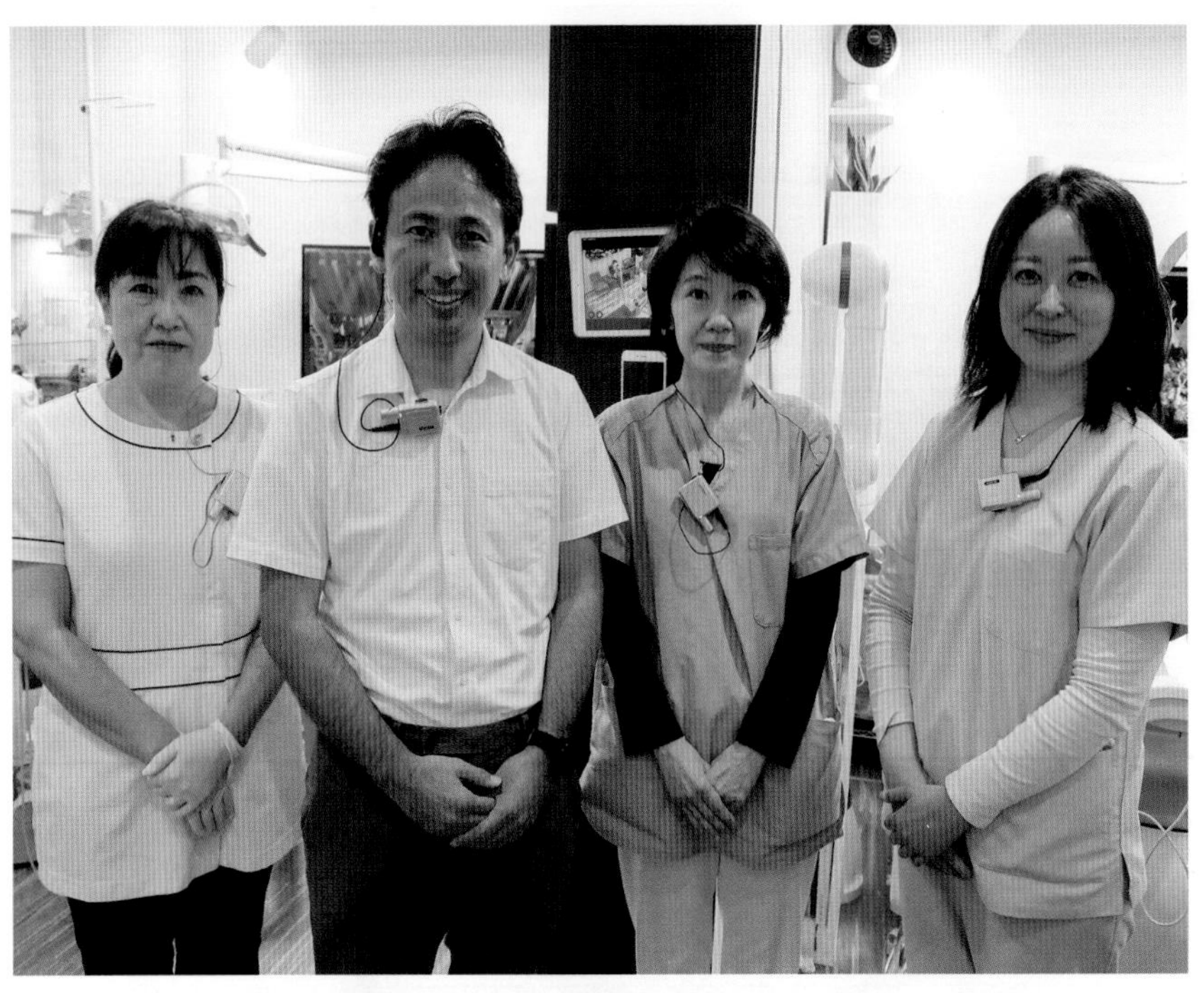

治療に対して同じ志をもつスタッフとともに患者を支えている

これからの展望として、菊竹院長は、高齢化が進む日本の現状において、自分がこれから行うべき歯科治療について考えている。

現在の日本全体で言えることだが、日本の人口は減少局面を迎えている。

2065年には9000万人に割り込み高齢化率は38％台になると推移されている。その為今後必要となってくるのが、高齢者の口腔内ケア。

近年口腔内の状態が全身疾患に関与してきていることが明るみになってきており、菊竹歯科医院でも超高齢化社会で歯科を受診できず、また口腔内ケアも自分自身でできない患者に向き合っている。

菊竹院長は今後の展望として「訪問診療もスタートし、今後はますます地域医療に貢献していきたい」と語った。

Profile

菊竹 啓貴（きくたけ・ひろたか）

平成 14 年、神奈川歯科大学卒業。歯科医師国家試験合格。
同年から保険主体の歯科医院、自費診療主体の医院、訪問診療や分院長などを経験。
平成 29 年、港区芝に菊竹歯科医院開業。

主な資格

JIADS ペリオコース修了、インプラントコース修了、顎顔面一包括歯科治療修了
エムドゲインコース修了、ノーベルバイオケアベーシックコース修了
アストラインプラントベーシックコース修了
ATD ジャパンダイレクトボンディングセミナー修了
トクヤマダイレクトボンディングセミナー修了、ウェルデンツセミナー修了
歯の保存セミナー修了、日本臨床自由研究会認定　自由診療外来セミナー総論修了
インビザラインシステム修了、歯の冷凍保存セミナー修了
くれなゐ塾修了、ナチュラルメディカルデンタルクレニアル特別コース修了
ASO ライナーセミナー修了、筒井塾　咬合療法セミナー修了

Information

菊竹歯科医院

所在地	〒 150-0014　東京都港区芝 3-15-14 ヒキタカ芝公園ビル 1F TEL 03-6453-6367
アクセス	東京メトロ大江戸線「赤羽橋駅」 赤羽橋口出口より徒歩 3 分 三田線「芝公園駅」 A2 出口より徒歩 5 分 南北線「麻布十番駅」　3 番出口より徒歩 8 分 JR「田町駅」、浅草線「三田駅」より徒歩 13 分
設立	平成 29 年
診療科目	一般歯科、審美歯科、矯正歯科、インプラント、小児歯科
診療時間	〈月～水・金〉 10：00 ～ 13：30、15：00 ～ 19：00 〈土〉月 2 回　9：30 ～ 13：00、14：00 ～ 17：00 〈木〉土曜診療の週は休診 〈休診日〉日・祝
医院コンセプト	今診ている患者さんが歳を重ねても、長きにわたって患者さんを大事にしていきたい。

https://kikutake-dental.com/

鹿児島・薩摩川内市で絶大な人気を誇る歯科医院

チーム医療の徹底で地域の健康長寿に貢献

医療法人誠真会 しげなが歯科医院

患者さんを
自分の家族と思って、
ホスピタリティを
第一に接するように
しています

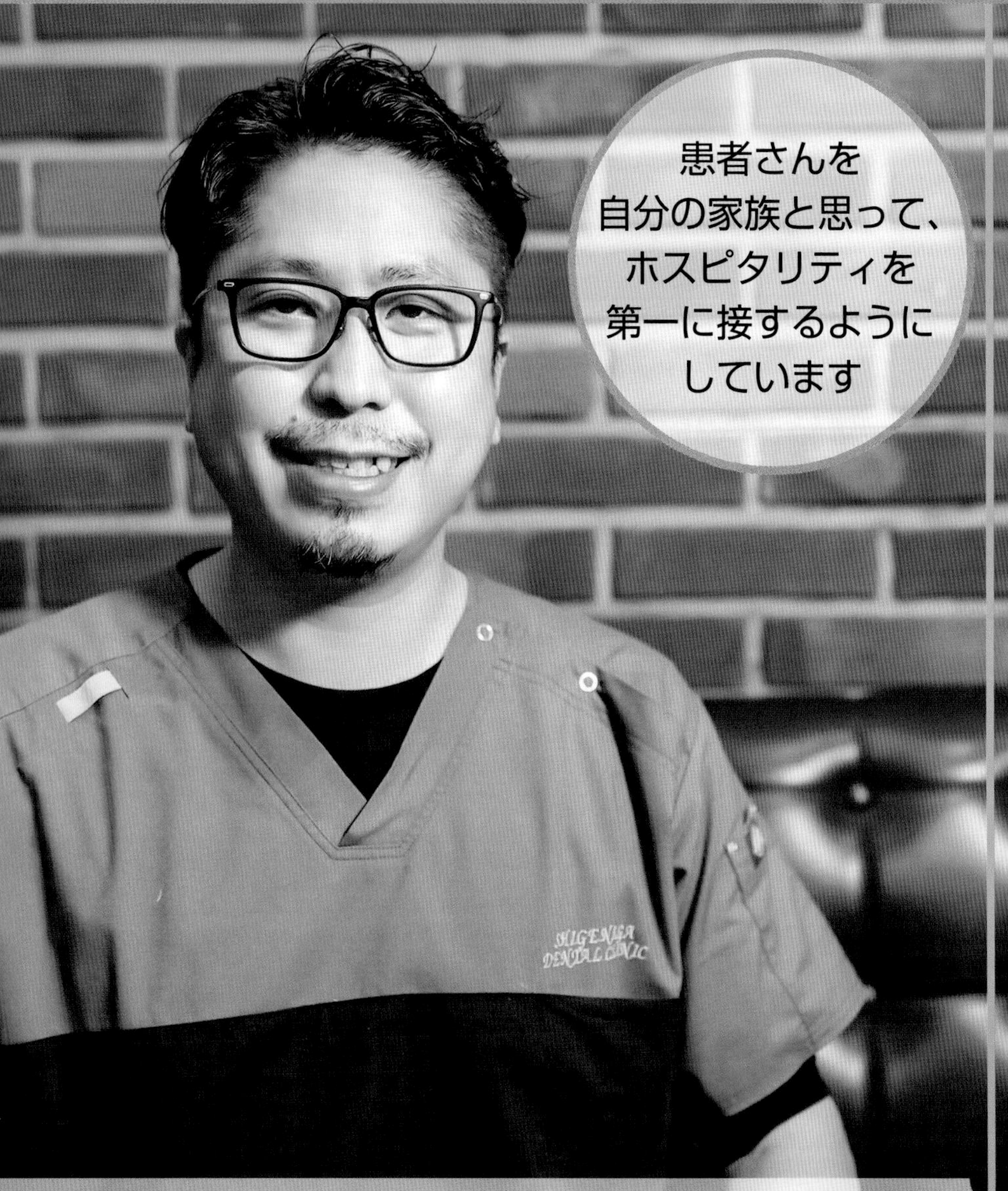

院長 田中 帝臣

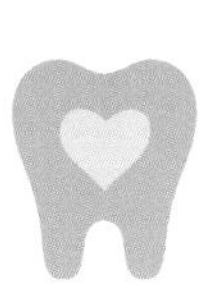

鹿児島県薩摩川内市。県内一の面積を誇る同市は、東シナ海に面する雄大な海岸線や一級河川の〝川内川〟、藺牟田池や離島の甑島など、多種多様で美しい自然環境を有している。そして、これらの豊富な自然の恵みを活かして生まれる、キビナゴやキンカン、ブドウ、いちご、焼酎といった特産品は、地元住民や観光客など、多くの人を虜にする。

こうした、様々な魅力に満ち溢れる薩摩川内市に、地域住民から絶大な信頼を集めて、患者が絶えることなく押し寄せる、鹿児島を代表する人気の歯科医院がある。それが、医療法人誠真会しげなが歯科医院だ。「当院の強みはあらゆるニーズに対応する総合歯科医療とホスピタリティ溢れる患者様対応、そして予防に重きを置いた医療の提供といった部分です。これらの強みを活かして、地域の皆様の健康に寄与していければと日々診療を行っています」

こう力を込めて話すのは、しげなが歯科医院院長の田中帝臣歯科医師。田中院長に、医院の歴史や自身の経歴、現状や今後のビジョンといったことまで、様々なお話を伺った。

1977年の開設以来、地域に根ざした歯科医療を提供

2022年に現場のリーダーとして田中帝臣歯科医師が院長に就任

しげなが歯科医院の歴史は古く、スタートは1977年まで遡る。現理事長の重永誠之歯科医師が開設し、〝医療とは、心を込めたおもてなし〟をモットーに、地域に根ざした歯科医療の提供を続けてきた。年々着実に患者からの信頼を得て、患者数も増え続けていった。

増加する患者に対応すべく、2006年に広いスペースへ新築移転を果たし、移転後も更に患者は増え続け、2013年には完全自費による矯正と審美に特化した歯科医療を提供するべく

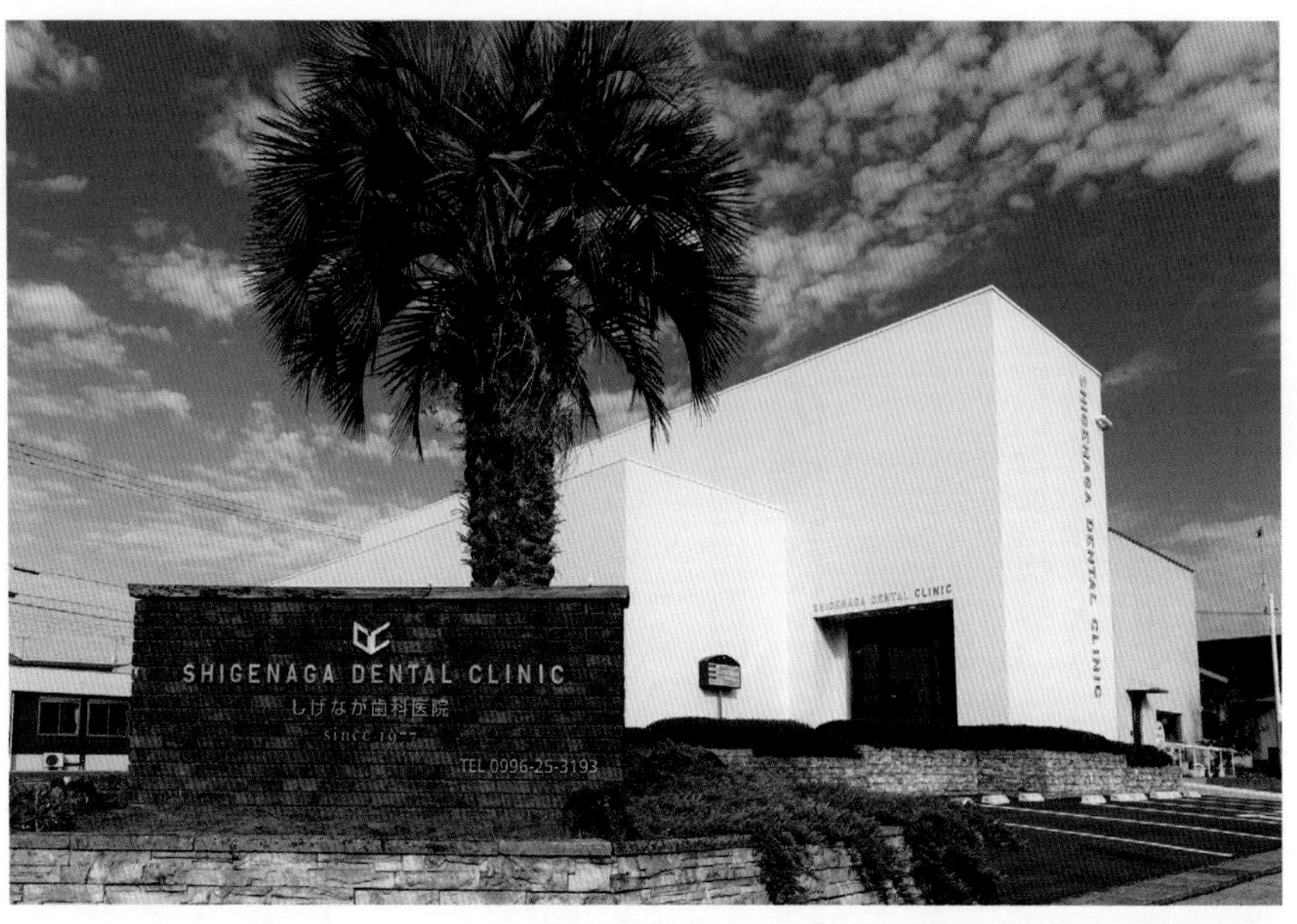

大きなヤシの木とレンガ造りの看板が特徴的な医院外観

分院の川内駅前矯正歯科クリニックを開設。そして2020年には予防歯科分野を充実させるべく、しげなが歯科医院の増改築を行い、現在に至っている。

一方田中院長は、子どもの頃からずっと鹿児島で育った生粋の鹿児島っ子で、「子どもの頃から食や医療の分野に興味がありました」と、高校生の頃に歯科医の道を志した。勉学に打ち込み、鹿児島大学歯学部に入学。卒業後は入れ歯の作製や摂食・嚥下リハビリ分野を主に研究するなどして腕を磨いた。田中院長としげなが歯科医院との邂逅は丁度この頃だった。

「しげなが歯科医院において、当時まだ少なかった訪問歯科医療の提供を始めるタイミングで、私のやりたかった医療ともリンクしていましたので、入職させて頂きました」

こうして同医院の非常勤歯科医師として働くことになった田中院長は、訪問と外来の両方を担い、幅広い世代の患者に対して、見た目と機能にアプローチした良質な歯科

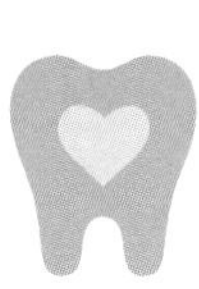

医療提供に努めた。順調なキャリアを築いていた田中院長は、医院で徐々に存在感を高めていき、2014年には正式に常勤歯科医師となり、2022年には現場のリーダーという位置づけで、しげなが歯科医院院長に就任した。

これまで歯科医師として15年（2022年12月現在）のキャリアを歩んできた田中院長に、歯科医師という仕事の醍醐味を伺った。「見た目が綺麗になることで笑顔が増えて自信を持って頂けたり、噛めるようになって食事も楽しめて元気になられたり、治療を通して見た目の変化と機能的な回復が叶えば、患者さんの人生にポジティブな変化を起こせます。患者さんの人生を明るく幸せにできたなと思える瞬間は、本当に歯科医師になって良かったなと思えますね」

スタッフの能力やチーム力が一番の長所

〝患者さんに優しく〟をモットーにホスピタリティ溢れる対応を徹底

しげなが歯科医院本院は、JR川内駅から徒歩で5分のところにある。医院前にある大きなヤシの木とレンガ造りのお洒落な看板が来院患者を明るく迎えてくれる。

院内1階フロアは、大きく治療スペースと予防スペース、そして訪問歯科ステーションに分かれたレイアウトになっており、使われている設備や機器、システムは、歯科用CT、マイクロスコープをはじめ、全て最新のものが取り揃えられている。さらに、個室診療やヨーロッパ水準の滅菌システムの採用、高いウイルス除去性能を誇る医療専用空気清浄機を導入するなど、衛生対策も徹底して行われている。

こうしたハイクオリティな設備が揃う環境の中で働くスタッフは総勢60名（分院スタッフも含

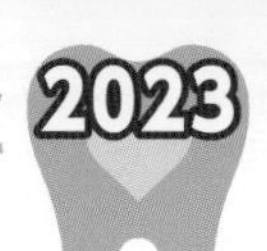

む）。「当院の特徴として、建物など設備面に目がいきがちですが、それ以上に、スタッフ一人ひとりの能力や接遇面、そして密な連携が生むチーム力こそ、しげなが歯科医院の一番の長所と言っても過言ではありません」と田中院長はスタッフ力に絶対の自信を見せる。

「歯科医師、歯科衛生士、歯科技工士、歯科助手、受付と、職域ごとにリーダーを設け、各職域がそれぞれに目標を定めてミーティングを重ねます。さらには各職域のリーダー同士が集まってのミーティングも定期的に行い、スタッフ全体が一つのチームとなって、お一人おひとりの患者さんのあらゆるニーズに対応していきます」

また外部の有名講師を招いてのプライベートセミナーやスタッフ同士の勉強会を行うなど、自己研鑽も妥協なく行っている。

そして、スタッフの接遇面に関しては、「来院患者さんから大変好評を頂いており、他院との差別化に繋がる大きな一因になっています」という。「スタッフ一同で、〝心をこめた おもてなし〟を理念に、患者さんを自分の家族と思って、ホスピタリティを第一に接するようにしています。この対応、心構えは1977年の開設から一貫して変わらない、しげなが歯科医院の大きな個性といえます」と田中院長。

PROFESSIONAL DENTIST PROFESSIONAL DENTIST PROFESSIONAL DENTIST PROFESSIONAL DENTIST

治療前のカウンセリングで患者ニーズを徹底的に引き出す

治療後の患者の定期メンテナンスで予防歯科の分野を確立

子どもや学生、社会人、主婦、高齢者。老若男女の患者が色んな悩みや要望をもってしげなが歯科医院に来院する。こういった様々な患者にも徹底して行っていることがある。それが検査・

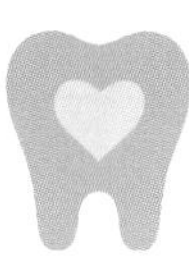

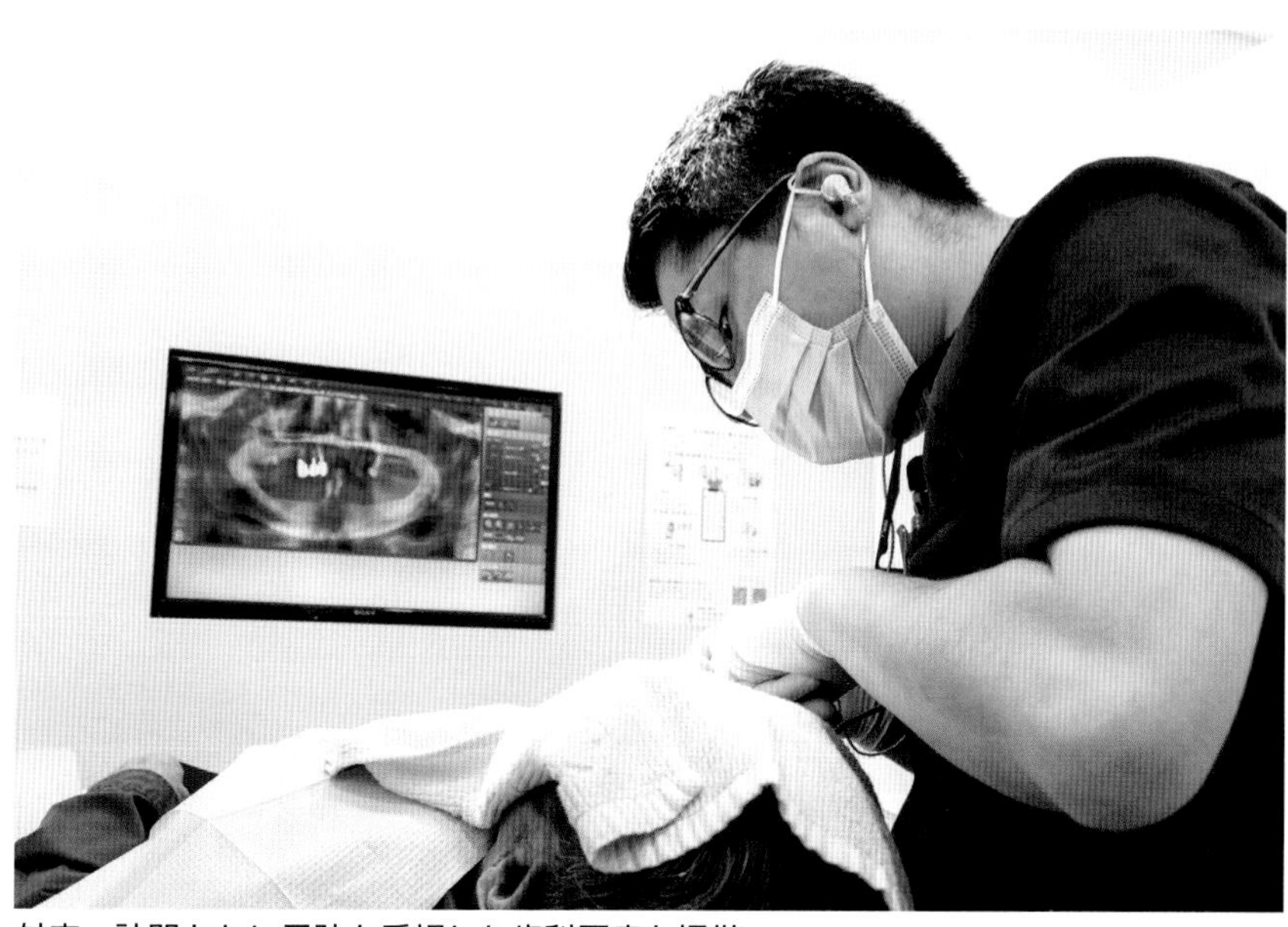
外来・訪問ともに予防を重視した歯科医療を提供

治療前のカウンセリングだ。「当院は、まず初めに患者さんの情報を事細かにヒヤリングし、ニーズを徹底的に引き出させて頂きます。その後ニーズに応じて我々歯科医師や歯科衛生士が治療プランを作成。そのプランをトリートメントコーディネーター（患者と治療者の間に入る調整役）と一緒に患者さんが検討していくといった工程を踏んでいます。最初のこうしたカウンセリングも患者さんに好評です」

カウンセリング後に提供される歯科メニューは、一般歯科、根管治療、インプラント、セラミック、矯正、ホワイトニング、入れ歯、訪問診療、予防歯科など多岐に渡る。田中院長は、「当院は自由診療の比率が高い点が1つの特徴です」と話す。「これは保険診療の枠にとらわれず、患者さんにとってベストな治療をどう提供するかを検討していった結果です」と、現在多くの来院患者が自由診療の治療を受けているという。

こうして様々な歯科医療を提供する中で、

「現在特にニーズが増えている分野が予防歯科です」と田中院長。「主に治療を終えられた後の患者さんが、予防のためのクリーニングや定期検診を希望されるケースが近年非常に増えています。ニーズに応えるべく、当院では治療と同様に、予防歯科の取り組みにも大きな力を注いでいます」

一環として、しげなが歯科医院は、2018年から、厚生労働省が定める基準を満たした歯科医院のみが受けることができる〝かかりつけ歯科医機能強化型歯科診療所〟の認定を取得した。「この認定があることで、患者さんは虫歯予防のためのフッ素塗布や、検査・歯石取り・歯面清掃などの衛生士によるクリーニングが毎月保険適用にて受けることができるようになっています」

PROFESSIONAL DENTIST ♥ PROFESSIONAL DENTIST ♥ PROFESSIONAL DENTIST ♥ PROFESSIONAL DENTIST ♥

多職種との連携で摂食・嚥下リハビリも提供する訪問歯科

「訪問歯科のレベルを質・量ともにもっと向上させていきたい」

外来による治療と予防に加え、訪問診療にも力を注ぐしげなが歯科医院。現在は5つのチームを編成し、毎日自宅や施設へ赴き、治療やメンテナンスといった歯科医療を提供している。「主にご高齢の方々になりますが、訪問歯科を通して、〝誤嚥性肺炎の予防〟、〝寝たきり予防〟、〝口から食べる喜び〟、〝認知症予防〟といった4つの実現を目標とさせて頂いています」

現在は治療やメンテナンスに加え、摂食・嚥下リハビリの提供にも力を入れ、そのために医科や介護職などといった多職種との連携も積極的に推し進めている。「前述の4つの目標は、我々歯科の領域だけでは達成できません。多職種の方々の協力も得ながら、訪問患者さんの健康やQOLを支えていかなければと考えています」

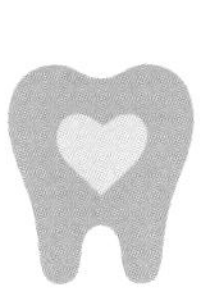

訪問エリアは医院から半径16キロ以内で、薩摩川内市内の限られた地域での活動となっているが、同市全体においては、今現在およそ6000人前後の要介護者が存在する。「我々が訪問歯科でカバーさせて頂いているのは、このうち6~7%というのが現状です。訪問歯科を必要としているのに関われていない多くの患者さんに、今後どのようにアプローチしていくか。地域への情報発信がもっと必要になってくるでしょうし、当院においても、もっと広い範囲で応えていける体制を整えていく必要があります。高齢化社会の真っ只中で今後ニーズが増えていくことは間違いない分野ですので、当院の訪問歯科のレベルを質・量ともにもっともっと向上させていきたいと思っています」

新たな挑戦。〝歯科の枠を超えた医療を提供〟

地域の健康長寿に貢献できる歯科医院を目指して

外来・訪問ともに、治療と予防の両輪で質の高い歯科医療を地域住民へ提供する中、田中院長に今後に向けての展望を伺った。「当院は、薩摩川内市内において、訪問歯科や自費診療の比率の高さなど、他院にはない強みや特徴をいくつも有していますが、これは常に変化を恐れず新たなことに挑戦し続けてきた結果だと思っています。そういった中で、我々の次なる挑戦は、身体全身の健康に貢献するための、歯科の枠を飛び越えた医療の提供です」

現在すでに実施している取り組みが、体の歪みを整えるような施術やリンパドレナージュ、しわ・たるみを取る美容的なスキンケアなど。全身の健康予防やアンチエイジングに繋がるこれらの取り組みを、分院の川内駅前矯正歯科クリニックにて行っている。

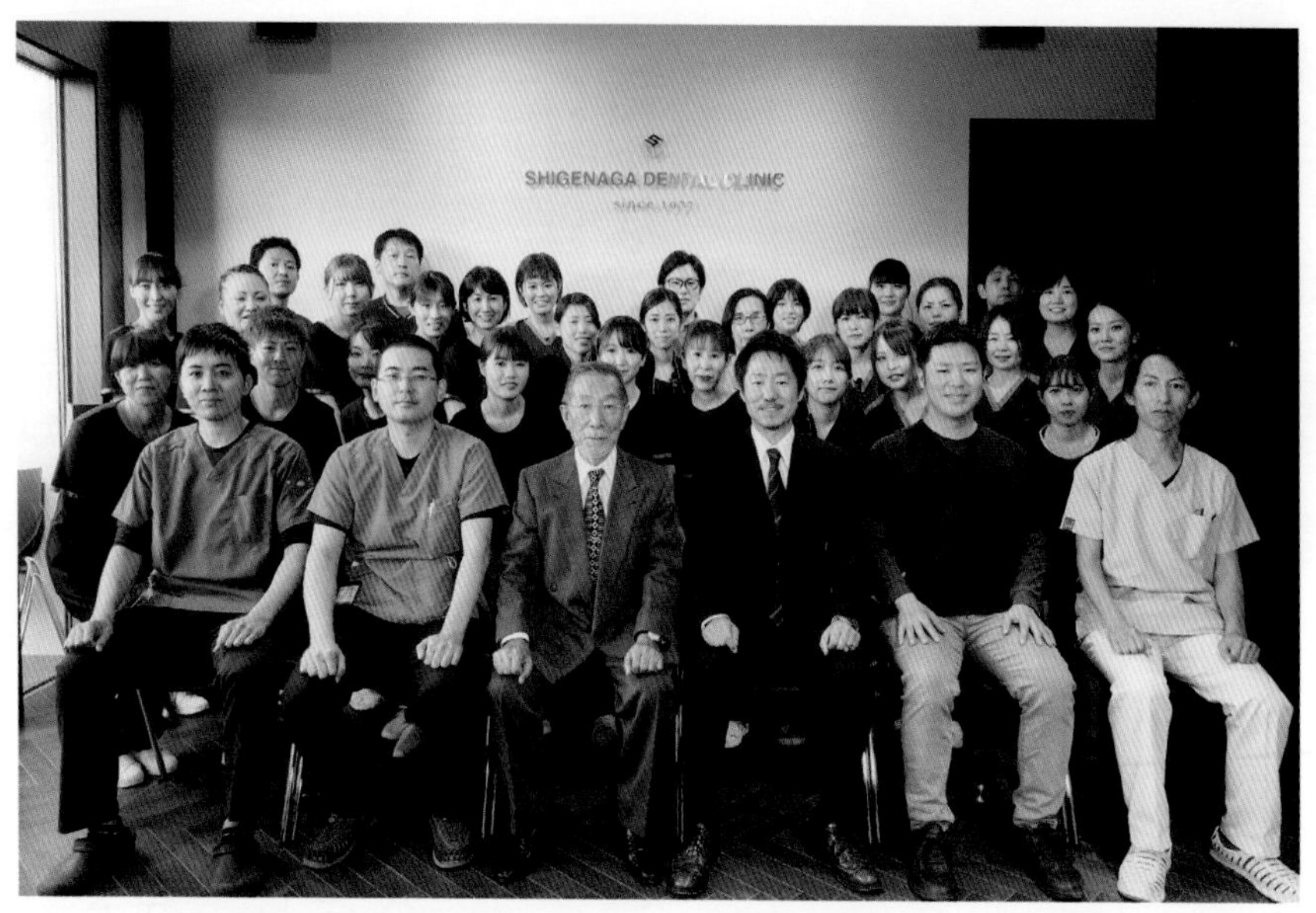

歯科業界の枠に捉われないオンリーワンの活動をスタッフ一丸で行っていく

「歯科分野の治療と予防の提供はある程度地域の方々に定着してきている中で、それ以上にもっと我々ができることはないかと考え、辿り着いたのが、地域住民の方々の健康長寿への貢献でした。口腔内からのアプローチに加え、身体全身からもアプローチして、健康をサポートさせて頂く。歯科業界としてはまだ前例が少ない取り組みであることは間違いありませんが、他分野の専門家とチームを組むことで口腔内・全身双方向からのアプローチが可能になります。今後は健康維持のための予防とともに、より健康な体をつくっていくための〝積極的予防〟を提供できればと考えています」

　地域住民の恒久的な健康という究極の目標に向け、従来の歯科業界の枠に捉われないオンリーワンの活動を、今後も田中院長を先頭にスタッフ一丸で行っていく。

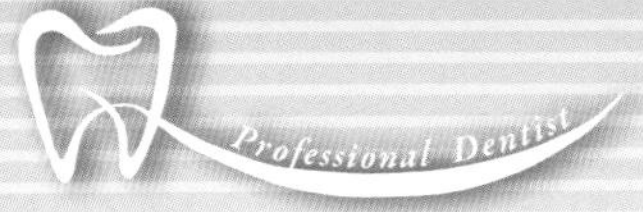

Profile

田中 帝臣（たなか・ただおみ）

昭和 56 年生まれ。鹿児島県出身。平成 19 年 3 月鹿児島大学歯学部卒業。同年 4 月鹿児島大学附属病院臨床研修医。平成 20 年 4 月鹿児島大学歯学部義歯補綴科入局。同年しげなが歯科医院に入職（非常勤：訪問診療担当）。平成 22 年 4 月鹿児島大学歯学部義歯補綴科助教。平成 26 年 12 月しげなが歯科医院常勤。令和 4 年しげなが歯科医院院長就任。

重永 誠之（しげなが・よしゆき）

昭和 18 年生まれ。鹿児島県出身。昭和 42 年愛知学院大学歯学部卒業。同年横浜市港北区川又歯科医院勤務。昭和 48 年東京都大田区立石歯科医院勤務。昭和 52 年鹿児島県薩摩川内市しげなが歯科医院開院。医療法人誠真会理事長。

主な所属・学会

NPO 日本テンプレート研究会 理事・指導医・認定医。日本ヘルスケア歯科研究会会員。鹿児島県警察協力医。

医療法人誠真会 しげなが歯科医院

所在地	〒 895-0012 鹿児島県薩摩川内市平佐 1-135 TEL 0996-25-3193 FAX 0996-21-1857
アクセス	JR 川内駅東口徒歩 5 分
設立	昭和 52 年
診療科目	一般歯科、予防診療、訪問診療、根管診療、小児歯科、小児矯正、インプラント、セラミック、ホワイトニング、矯正歯科、入れ歯・義歯
診療時間	〈月・火・木・金・土〉 9：00 ～ 13：00、14：00 ～ 18：00（最終受付 17：30） 〈休診日〉水・日・祝

医療法人誠真会 川内駅前矯正歯科クリニック

所在地	〒 895-0024 鹿児島県薩摩川内市鳥追町 7-1　高味ビル 2F TEL 0996-29-5293
アクセス	JR 川内駅西口正面徒歩 1 分
設立	平成 25 年
診療科目	インプラント、審美歯科、矯正歯科、特殊入れ歯、ホワイトニング
診療時間	〈月・火・木・金・土〉 9：00 ～ 13：00、14：00 ～ 18：00（最終受付 17：30） 〈休診日〉水・日・祝

https://www.shigenaga-dc.com/

歯科医師が薦める
愛知・東海の矯正専門医院

最新の治療法、技術、装置を取り入れて世界水準を実現

太田川矯正歯科クリニック

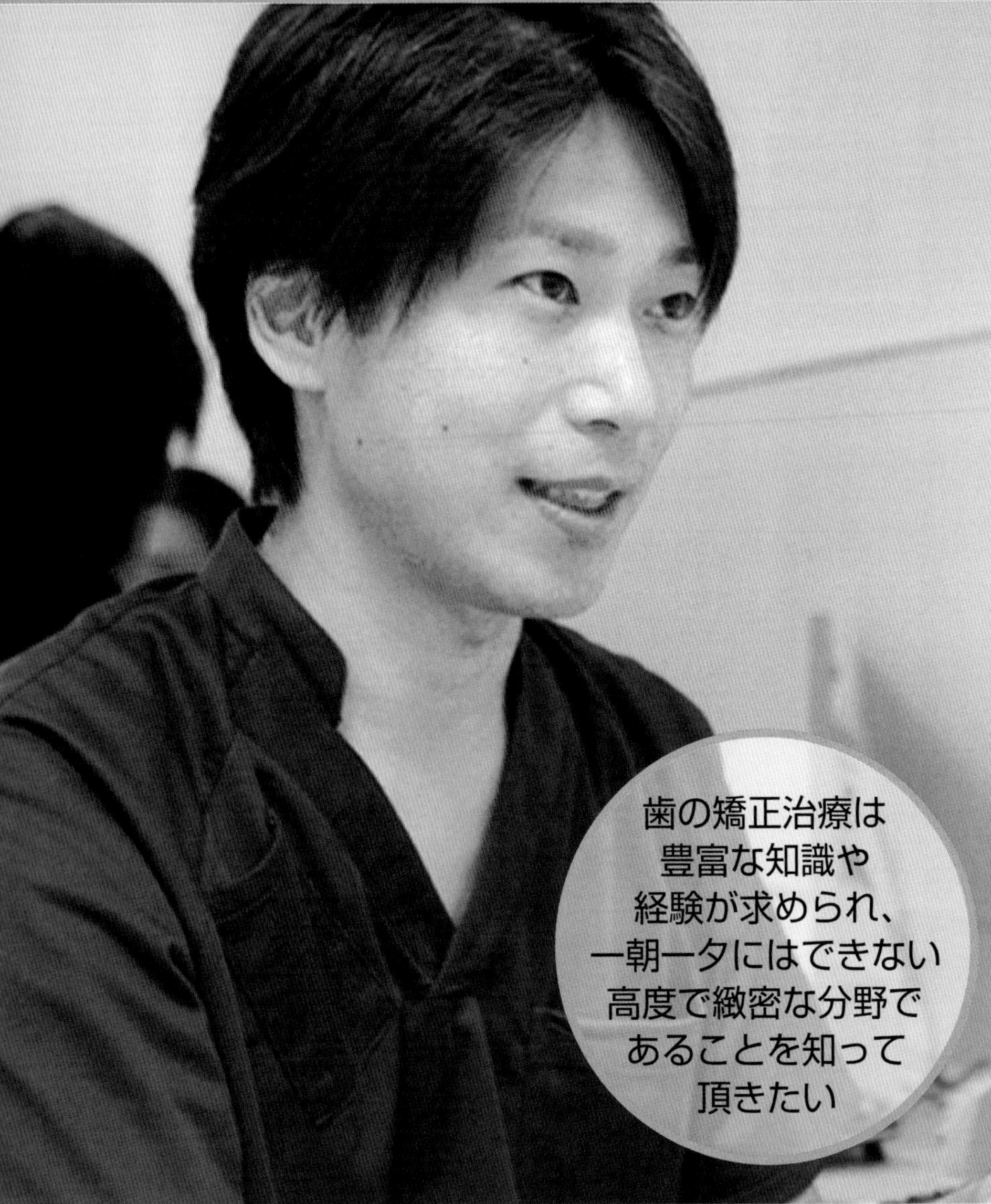

院長　**藪本 貴洋**

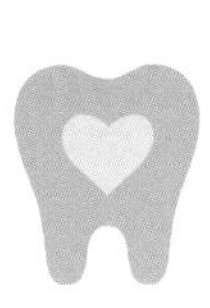

愛知県・知多半島の東海市に2014年に開院した太田川矯正歯科クリニックは、知多半島エリアでは非常に数少ない、歯並び・噛み合わせの治療を専門とした矯正歯科専門医院だ。同院が矯正治療を専門としている理由は、時間をかけてじっくり患者と向き合うため。矯正治療は虫歯の治療などとは違い短期で終わらない。治療によって患者の人生をがらりと変えてしまうほどの影響力を持っている。

技術力の高さから、歯科医が薦める矯正専門医院として知られる同院には、歯科医の紹介や口コミで、東海市はもとより知多市、常滑市、半田市、大府市、東浦町、阿久比町など、遠方からも患者が足を運ぶ。

太田川矯正歯科クリニック院長の藪本貴洋歯科医師は、大学病院やアメリカの大学で最先端の矯正歯科治療を10年以上学び、矯正歯科分野での博士号と日本矯正歯科学会の認定医（※日本矯正歯科学会認定医は歯科医師全体の3％（2018年1月時点））を取得した、矯正のスーパースペシャリストだ。矯正専門医ならではの知識と高度な治療技術で、一人ひとりに合った治療方針・プランを立てて治療に臨んでいる。

卓越した知識と技術を駆使、患者には真に愛情をもって向き合う

PROFESSIONAL DENTIST PROFESSIONAL DENTIST PROFESSIONAL DENTIST PROFESSIONAL DENTIST

世界中にアンテナを張って、常に最新の治療を導入

矯正治療は大きく、あごの骨が成長する6～14歳までを対象とする小児矯正と、15歳以上を対象とする成人矯正とに分かれる。そうした中、藪本院長はそれぞれの患者の要望や歯並びの状況に応じてベストな治療プランを立てていく。

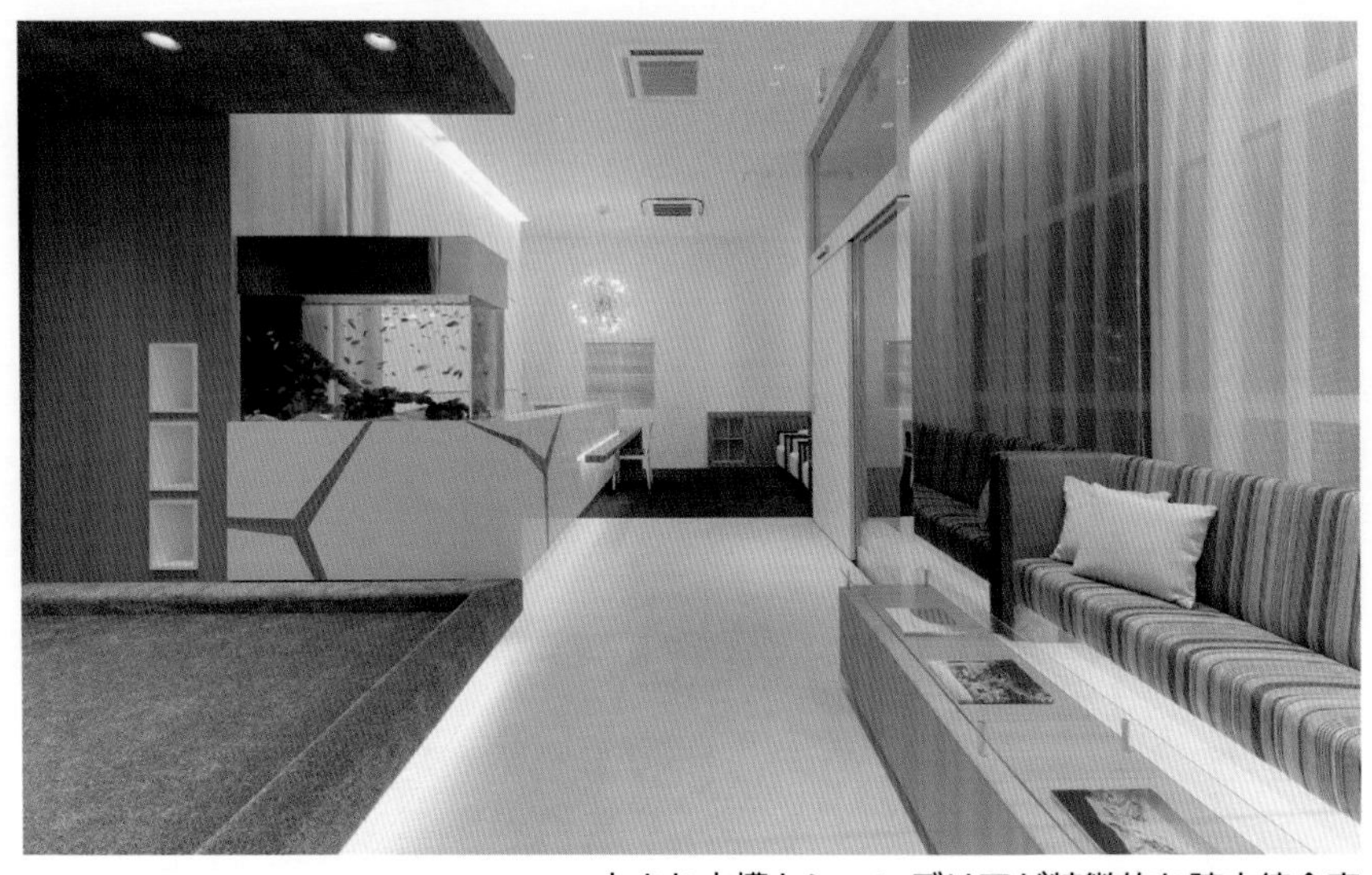

大きな水槽とシャンデリアが特徴的な院内待合室

「小児矯正において重要なのは、精密検査で骨の状態を見極めること。現状とともに、将来考え得る歯の成長も加味していかねばならないため、精密検査の段階における診断能力が非常に問われます」

「治療はあごの骨を少しずつ動かしながら行うので、歯科医師の腕一つでお子様の顔の形を良くも悪くも変えてしまうことになり、責任は重大です。私は常に、患者さんが自分の家族や子どもだったら、という目線で接し、真に愛情を持って取り組んでいます」

また小児の矯正は大抵の場合、親の希望から始まるものであることから、子ども本人が装置を付けたがらないという問題が出てくる。これに対して藪本院長は、「小児用の装置は取り外し可能なものが多いので、できるだけ本人が自発的に装着してくれるよう、本人と親と医師が三位一体となって治療を進めています」と話す。

成人矯正では、かつての銀色のワイヤーではなく、目立たない器具が主流となっている。歯と同色のホワイトワイヤー、外から全く見えない舌側矯正（裏側矯正）、透明で取り外し可能なインビザラインというマウスピース矯正などがある。

現在矯正に用いられる機器や装置の種類はおよそ400種類にのぼる。日本よりも歯の矯正が広く普及するアメリカで学んだ経験を持つ藪本院長は、「今世界的に出回っている装置はほぼ全て使いこなせます。これは専門医ならではのメリットでしょう。どんな最新の装置でも希望があればご用意できます」と自信を見せる。

藪本院長は欧米を中心に、世界中へアンテナを張って最新の治療方法、技術、矯正装置を取り入れている。最新の装置はエビデンスが不足しがちなため、「その装置は理に適っているか？患者にとって少ない負担で、かつ効果的か？」を見極める必要がある。確実な診断と治療方針立案のもと、古きよき装置と最新の装置、両方の長所を取り入れながら、常に世界水準の矯正治療を提供している。

PROFESSIONAL DENTIST PROFESSIONAL DENTIST PROFESSIONAL DENTIST PROFESSIONAL DENTIST

徹底的な教育で、矯正歯科学会認定医も舌を巻くスタッフの技量

地域の歯科医院とのネットワークが治療を成功に導く

藪本院長はスタッフ（衛生士）の育成にも全力を注いでいる。「患者さんに良質な矯正治療を提供するには、私一人だけの力ではなく、チーム医療が絶対に欠かせませんから」とした上で、「育成に関しては、歯科全般のオールマイティーな教育ではなく、矯正に特化した教育を徹底的に行います」と話す。

太田川矯正歯科クリニックには、大学病院の歯科医師らが見学や勉強にくるが、日本矯正

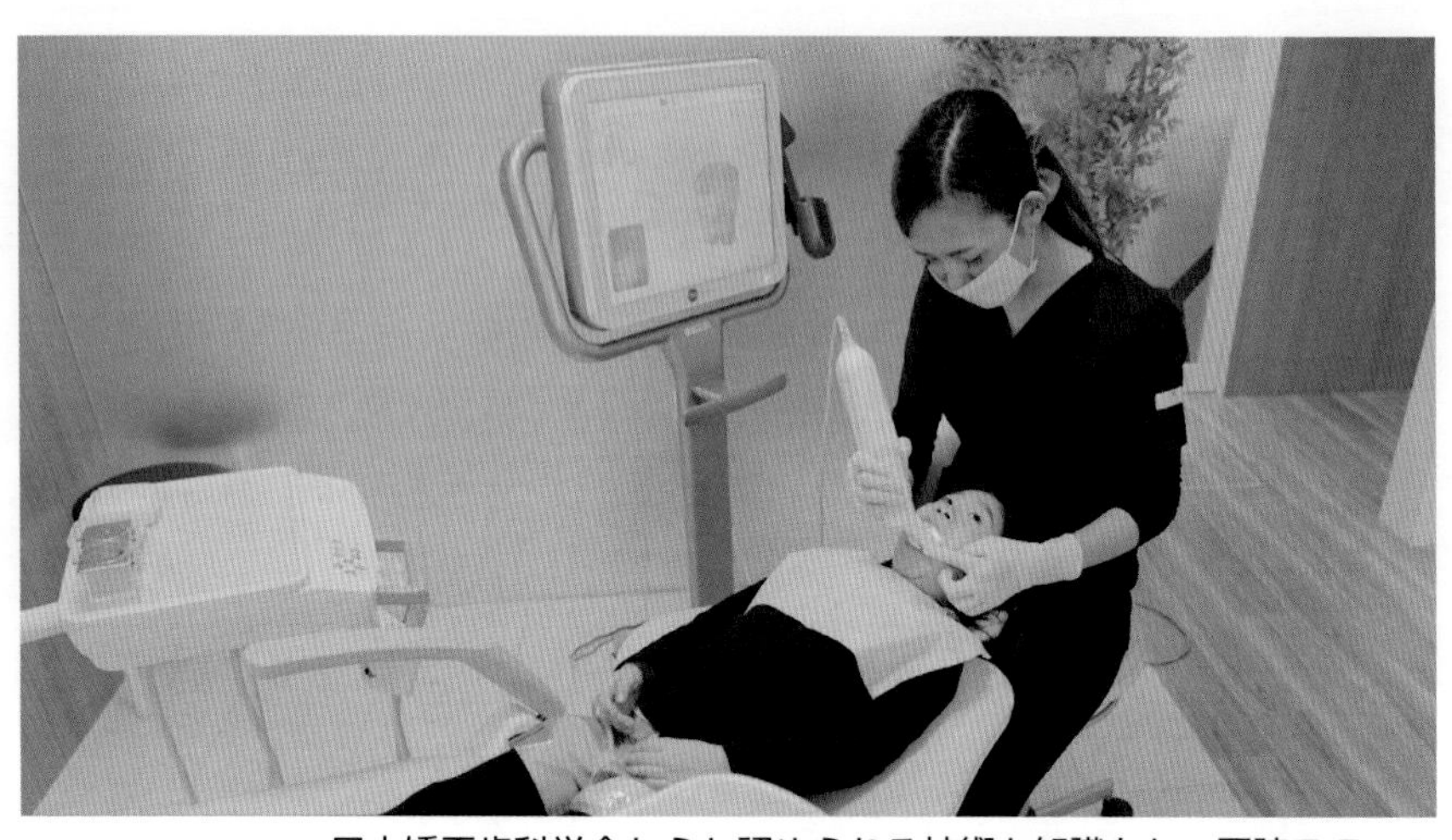

日本矯正歯科学会からも認められる技術と知識をもつ医院スタッフ

歯科学会の認定医である彼らが、「スタッフの技量と知識量が非常に高く、驚いた」「治療技術は自分よりもはるかに優秀だ」と口を揃えるのだそう。

矯正歯科のスペシャリストといえるスタッフ達は、今現在クリニックに藪本院長含めて15人。皆藪本院長が手塩にかけて育てたメンバーだ。

そんなクリニックには、開院以来2000人を超える患者が来院。子供から大人まで、多くの患者に質の高い矯正歯科治療を施してきた。

とことん治療の質にこだわる藪本院長は、クオリティの高い治療を実現させるためには、「歯科医師とスタッフの腕と知識に加え、信頼できる地域の歯科医師の先生方の存在も不可欠」だとも。

矯正以外の治療が必要になった場合、各所に点在する有能な歯科医師に託し、矯正と並行して治療を行っていく。信頼できる歯科医師とのタッグなら矯正治療にも心置きなく励めることから、藪本院長は医院同士のネットワークもとりわけ大切にしている。

歯並びが変わると、呼吸も性格も生活の質も変わる

「私を信頼して通ってくれている患者さんを第一に」

「当院は矯正治療に関して、前述した様々な特徴がありますが、もう1つ大きな特徴が、歯並び、噛み合わせだけではなく、呼吸まで考えた治療を実践している点です。普通の先生は口だけを見て診断しますが、私は鼻も呼吸も診断します。以前、耳鼻科の先生も困られるほどひどい慢性鼻炎の患者さんがいらしたのですが、矯正したら鼻炎が治ったんです。歯並びも呼吸もよくなって、これには耳鼻科の先生も目からウロコが落ちたそうで」

矯正治療に一切の妥協を許さない藪本院長が、日々歯科医師として仕事を行う上での喜びは、「長い治療を終えて装置を外した時の患者さんの笑顔」だという。

「綺麗な歯並び、噛み合わせ、顔の骨格、正しい呼吸の獲得は人生をも変えるものになります。見た目だけではなく、QOL（Quality Of Life：生活の質）も上がり、生命の延長にも繋がります。また精神面の変化もとても大きいのです。口元を隠さずに思い切り笑え、前向きにもなれて、社交的になれる。アメリカで顕著なのが、就職活動への影響です。歯並びが綺麗な人ほど自信を持って自己PRができるんです。今後、日本でも同様の傾向が強まっていくのではないかと予想します」

歯科医師になって19年（2022年12月現在）。長く歯科医師キャリアを重ねても、職人のように矯正の技術・知識を貪欲に追い求めていく藪本院長は、自らを「経営者気質ではない」と評する。

「信頼して通ってくれている患者さんを大事にすることがまずは第一。過大広告や執拗な営業を

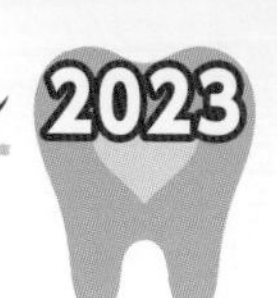

して新規患者の増大をする気はありません。困っている方に手を差し伸べることはしますが、無理やり手を引っ張って当院の治療を受けさせることはしません。その時間と労力は既存患者さんに向けたい。矯正専門で育て上げてきたスタッフの水準を高く保ち、私を信頼して通ってくれている患者さんのために、人情のある医院であり続けたい」と藪本院長。

PROFESSIONAL DENTIST PROFESSIONAL DENTIST PROFESSIONAL DENTIST PROFESSIONAL DENTIST

歯科業界最後のブルーオーシャンと言われる〝小児矯正〟と〝マウスピース矯正〟

「歯の矯正は一朝一夕にはできない難しい治療だということを知って頂きたい」

現在歯科医院は全国におよそ6万8千軒。この数はコンビニより多く、飽和状態と言われている。そんな中で、今後国内の人口が減っていくことは間違いなく、患者の獲得競争がより激しくなっていくことが予想されている。

また現在の円安による海外製品の価格高騰を受け、歯科材料費も軒並み高騰。一方保険点数はそのまま据え置かれており、特に保険診療をメインに行っている歯科医院は厳しい運営を強いられている。

こうした状況の中で、各歯科医院は経営改善に繋げようと、保険外の自費診療を取り入れる動きが加速している。そして今現在、各歯科医院が導入に力を入れ、歯科業界最後のブルーオーシャンと言われていのが、〝小児矯正〟と〝マウスピース矯正〟の分野なのだという。

この状況に藪本院長は警鐘を鳴らす。「歯の矯正治療は豊富な知識や経験が求められ、一朝一夕にはできない高度で緻密な分野であるということをまずは皆さんに知って頂きたい」

「見た目の歯並びの綺麗さだけではなく、歯の軸や噛み合わせも緻密にコントロールしていかな

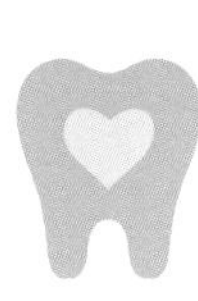

ければなりませんし、小児矯正であれば、成長や生え替わり、習癖（咀嚼壁、ほおづえ、指しゃぶり、爪噛み）などの外的要因を考慮に入れて治療を進めていく必要があります」

また、治療器具が目立たず、気軽に始められると人気の〝マウスピース矯正〟に関しては、「マウスピースでは矯正できないような状態の方もいらっしゃいますので、適用の見極め・判断が非常に重要になります。治療の過程ももちろん大事ですが、矯正治療において一番大事なのは言うまでもなく治療後の結果です」と藪本院長は語気を強める。

藪本院長が憂う〝矯正難民患者〟

「技術力を重視して、受ける歯科医院を選んで頂きたい」

太田川矯正歯科クリニックには、ここ数年、毎年80人近い患者が、他の医院で満足に治してもらえず、矯正のやり直し治療を求めて相談に訪れるという。「診させて頂くと、大体が不完全な仕上がりになっています。長い年月と高額な治療費を使って不満足な仕上がりになる…。これほど悲しいことはありません」

クリニックでの再治療にはもちろん改めて費用が必要になる。経済的な問題で泣く泣く再治療を諦めて帰る患者も少なくないのだそう。「矯正の専門医でなければ、どうしても引き出しが少なく、イレギュラーなケースに対応できないのです。それでも歯科医院を運営していくため、知識の浅いまま矯正治療をやらざるを得ない医院も多いでしょうし、今後さらにこうした医院が増えていくだろうと思います。割りを食うのは患者さんですので、難しい問題ですが、何かを根本的に変えていかなければと危機感を感じています」

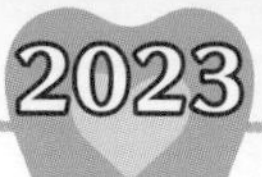

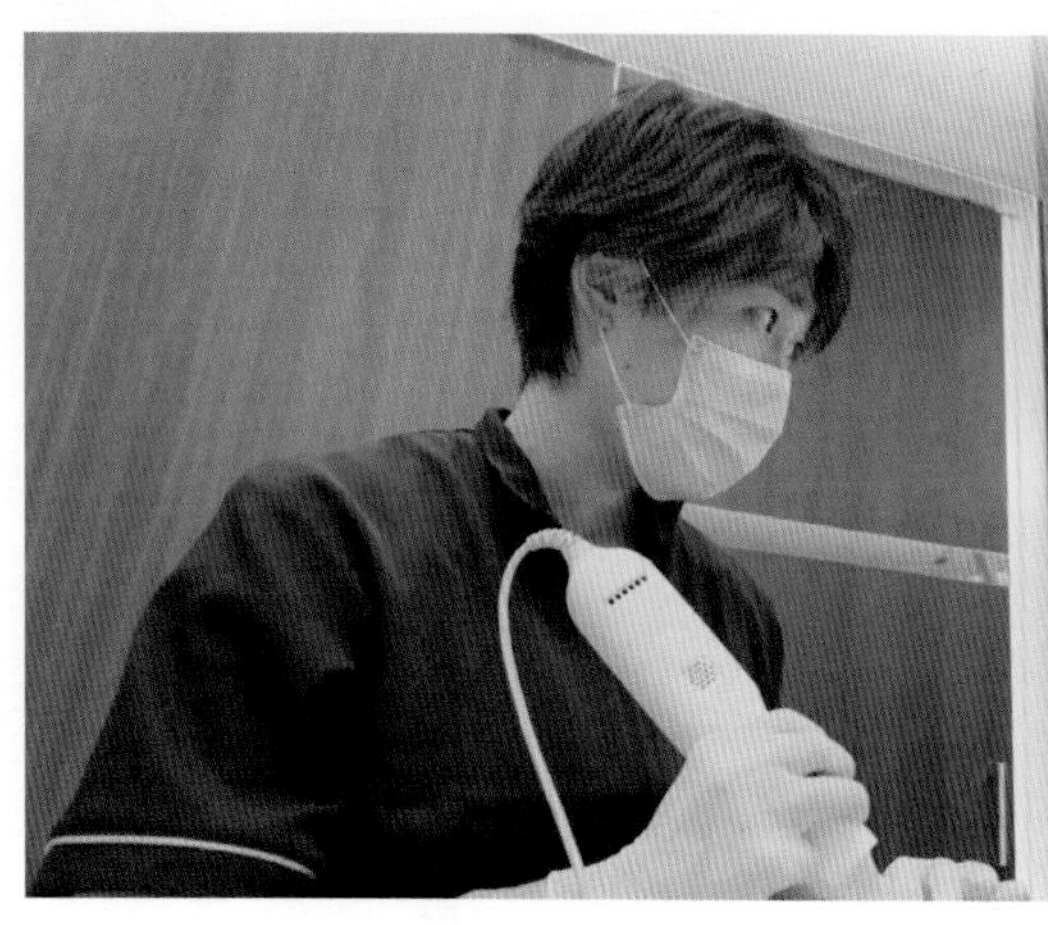
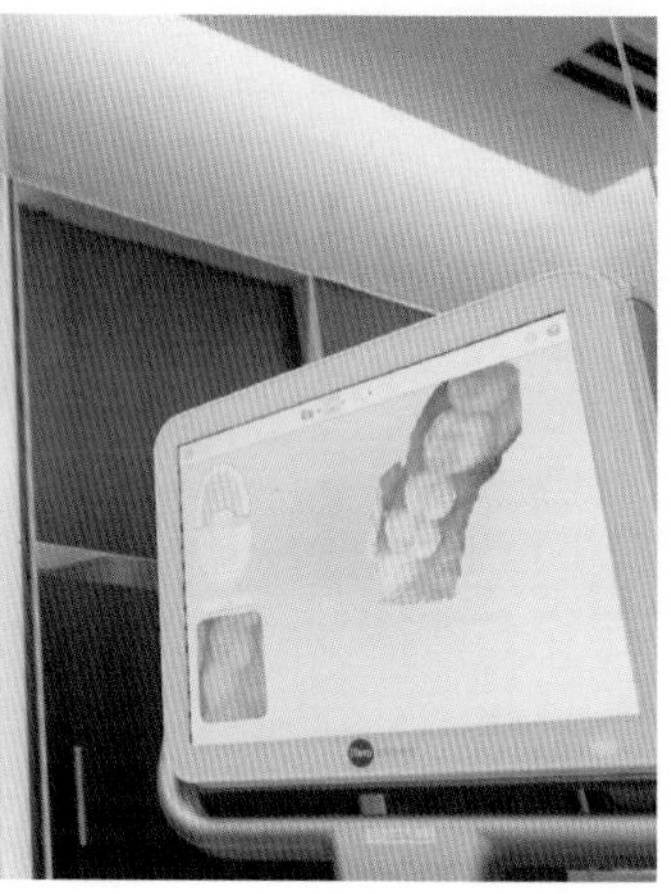
矯正専門医院として一人ひとりにあった治療プランを立てて治療に臨む

患者にとってはもちろんはじめから再治療の必要のないハイクオリティな矯正治療を受けられる医院にかかりたいと思うものだが、そうした歯科医院を選ぶのもまた至難の業。藪本院長に、安心して矯正を受けられる歯科医院選びのポイントを伺った。「選ぶ基準は場所や料金、医院の雰囲気など色んなものがあると思いますが、重視してほしいのは技術力です」

「では技術のある先生かどうかはどうやって判断するか。いくつかポイントがありますが、一つは日本矯正歯科学会認定医の有無です。それと歯科医が紹介してくれた矯正歯科医も間違いありません。あとはＨＰに治療例を載せている場合、正面からの写真だけではなく、左右から、上下からの写真もパノラマやＣＴ、セファログラムを用いてしっかり載せているかどうか。ここもチェックして頂きたいと思います」

矯正歯科治療で不幸な想いをしてしまう患者を一人でも多く減らすため、自クリニックでの治療に加え、ＨＰやインスタグラム、ＹｏｕＴｕｂｅなどを通しての情報発信も懸命に行う藪本院長。業界をリードする矯正歯科のスペシャリストとして、今後も患者の歯の健康とＱＯＬ向上のために奮闘する。

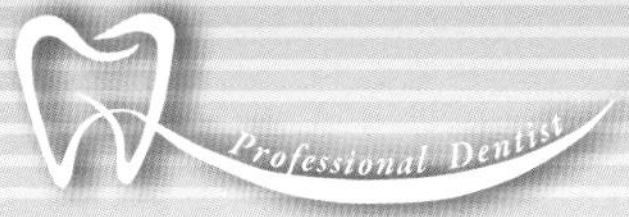

Profile

藪本 貴洋（やぶもと・たかひろ）

昭和 54 年生まれ。兵庫県出身。
平成 17 年愛知学院大学歯学部卒業後、同学部の歯科矯正学講座に入局。
平成 23 年愛知学院大学大学院で歯学博士号取得（歯科矯正学）および日本矯正歯科学認定医取得。
平成 25 年にボストン大学で Special Orthodontic Residency Course を修了。

主な資格、所属・学会

日本矯正歯科学会会員。日本舌側矯正歯科学会会員。近畿東海矯正歯科学会会員。
愛知学院大学歯学会会員。世界舌側矯正歯科学会会員。JACIDS 会員。
愛知学院大学歯学部附属病院矯正学講座講師（非常勤）。
ナゴノ福祉歯科医療専門学校講師（非常勤）

Information

太田川矯正歯科クリニック

所在地	〒 477-0031 愛知県東海市大田町前田 18 TEL 0562-85-6850
アクセス	名鉄常滑線太田川駅から徒歩 4 分
設立	平成 26 年
診療科目	矯正歯科治療のみを行う専門医院 （成人矯正、小児矯正、 マウスピース矯正、舌側矯正）
診療時間	〈月〉15：00 ～ 20：30 〈火、水、金〉10：00 ～ 13：00 15：00 ～ 19：00 〈土曜、日〉10：00 ～ 13：00 14：00 ～ 18：00 〈休診日〉月曜午前・木・日（※）・祝日 ※日曜日の診療は毎月一回のみとなります
当院のこだわり	矯正専門医ならではのオーダーメイド治療

http://otagawa-oc.com/

親知らず抜歯のスペシャリストを目指して

海上自衛隊歯科医官の経験から独自の歯科医療活動を模索・展開

医療法人社団藤栄会 **日航ビル歯科室**

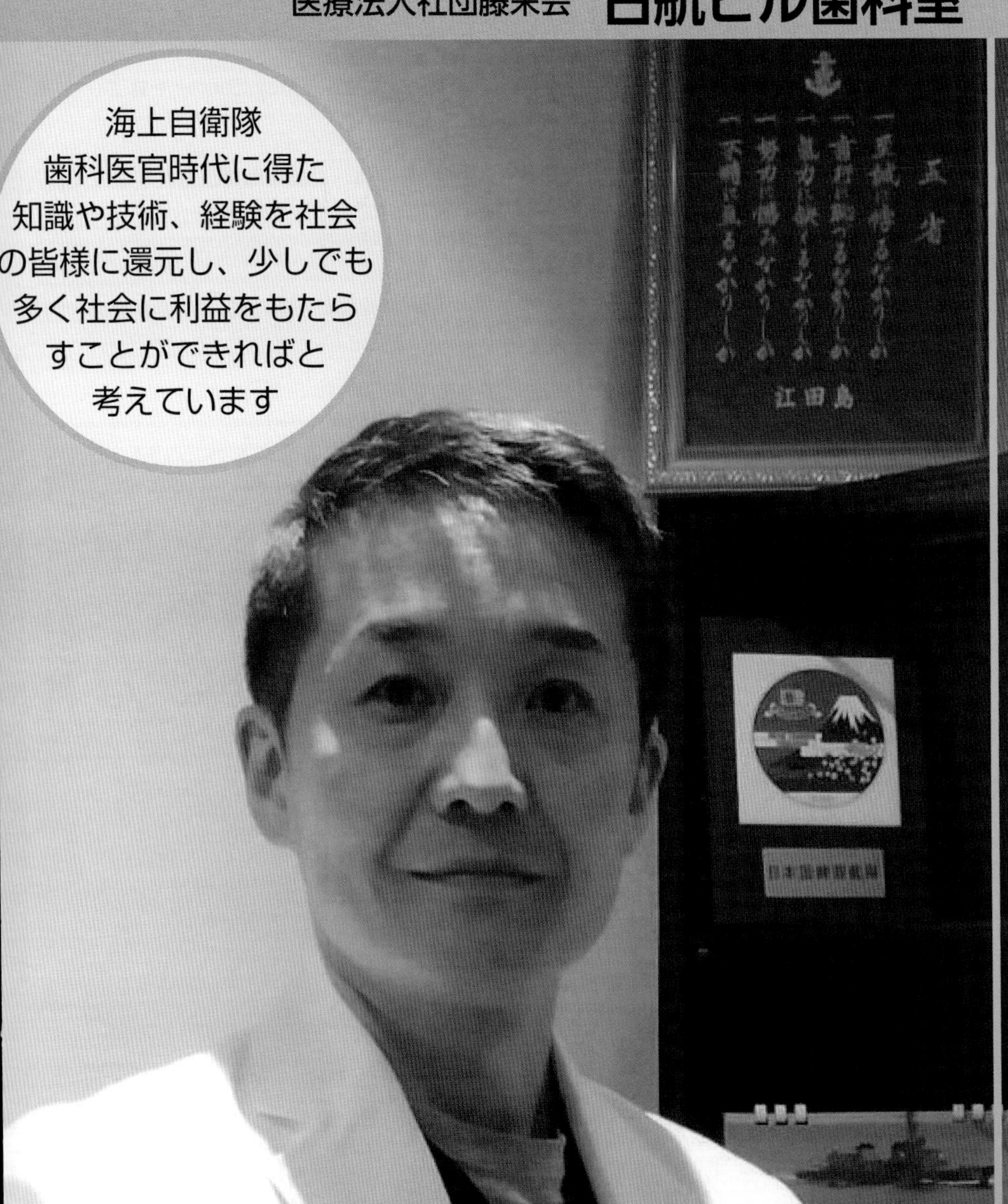

医療法人社団藤栄会 日航ビル歯科室 院長
WISDOM TEETH CLUB 代表 **小澤 幹夫**

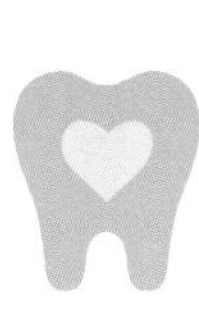

神奈川県川崎市にある医療法人社団藤栄会日航ビル歯科室。２００４年の開院以来、ＪＲ川崎駅からすぐというアクセス至便な立地もあり、多くの患者が来院。長年地域の歯科医療を支えてきた。

そんな同歯科室に、２０２１年、新たな院長が就任。その人物が、小澤幹夫歯科医師だ。海上自衛隊出身という異色の歯科医師キャリアを歩み、そのキャリアを活かして、現在は院長業務、ＷＩＳＤＯＭ ＴＥＥＴＨ ＣＬＵＢ代表として口腔外科診療、中でも親知らずの抜歯に特化し、幅広に歯科医療を提供している。

「海上自衛隊歯科医官時代に得た知識や技術、経験を社会の皆様に還元し、少しでも多く社会に利益をもたらすことができればと考えています」と語る小澤院長に様々なお話を伺った。

戦争文学を読み漁り、海上自衛隊に憧れを抱く

両親の願いを汲んで歯科医師、そして海上自衛隊歯科医官へ

１９７０年生まれ。現在52歳の小澤院長は、海上自衛隊歯科医官として長いキャリアを築いてきた。「小学生の頃から読書が好きで、中でも太平洋戦争の歴史関係の書籍を読み漁っていました」

中学から東京港区芝学園（通称芝温泉）で野球に打ち込む傍ら戦争歴史読書三昧の日々。「阿川弘之氏の書籍などを通して、帝国海軍の精神に大きな感銘を受けました。典型的な頭でっかちの文系人間で、映画トップガンの影響もあり海上自衛隊の制服に憧れました」

高校３年の秋に防衛大人文社会学部を受験したが、芝温泉のぬるま湯に浸かりすぎて不合格。

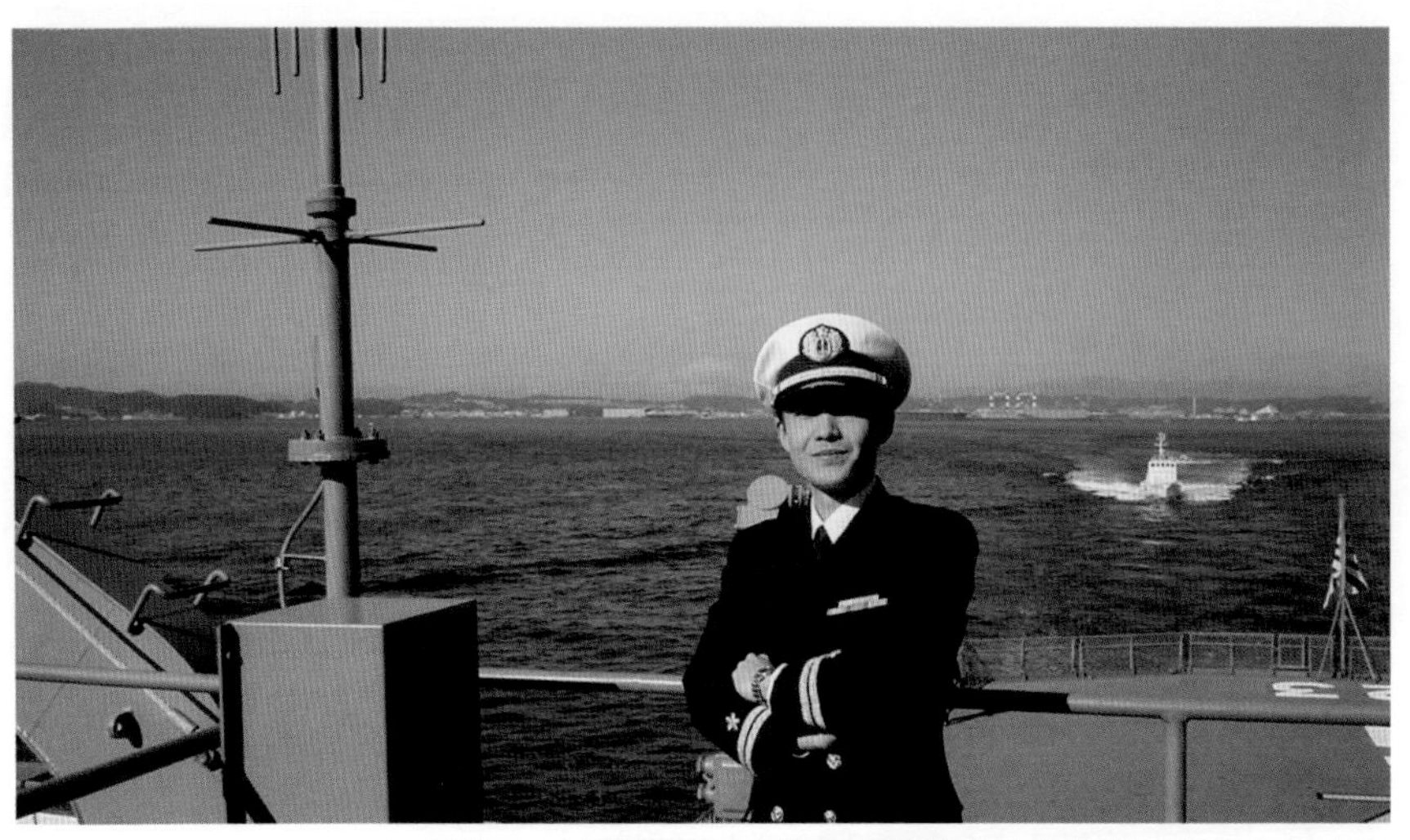
インド洋へ　補給艦「ときわ」に乗艦する自衛隊時代の小澤院長

その後しばらく、自身の将来を決めかねていたが、父からの一言で歯科医師の道を目指すこととなる。「私の母方の家系は祖父母、母の兄と弟が歯科医師で、母も私が歯科医師になることを願っていました。防衛大に落ちたタイミングで父から『浪人はするな、歯学部は簡単だって言ってるけど、そう思うなら受験してみなさい。歯科医師になればお母さんも喜ぶよ』という風に言われ、気持ちを揺さぶられました。加えて、たまたま本屋で立ち読みした国家公務員資格大全という本に自衛隊歯科医官募集という項目をみつけたのです。歯科医師で自衛官、これアリだなと。歯学部に行けば母も喜び、海上自衛隊の道も開ける。2足の草鞋を取る可能性に賭けてみたのです」

防衛大受験失敗から理系に転じて3カ月、日本大学松戸歯学部に合格し、大学在学中に海上自衛隊衛生貸費学生合格。海上自衛隊から奨学金を受ける傍ら、船橋市の三輪歯科医院で受付と助手のアルバイト。「三輪晃裕先生に歯科医師としての基礎を仕込まれました」

そして歯学部を卒業後直ぐに歯科幹部候補生と

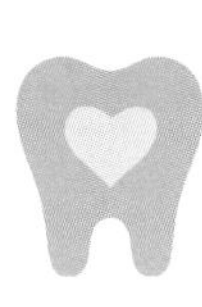

して念願の海上自衛隊入隊を果たした。

口腔外科分野を中心に歯科医官として研鑽を積む

海上自衛隊内の歯科診療環境の充実に多大に貢献

広島県江田島市にある海上自衛隊幹部候補生学校で、医科歯科幹候同期の仲間とともにみっちり訓練を受けた。「訓練は大変でしたが、夢が叶ったという意味で苦にはなりませんでした」

訓練を終えた後は研修医官として自衛隊横須賀病院へ。「研修指導医官中島1尉から『海上自衛隊歯科医官は一人で洋上に展開する艦艇に乗る。派遣される艦艇部隊にいる歯科医師は君だけだ。君が洋上で何もできなければ艦艇乗組員全員が迷惑する』と厳しく教育され、マインドセットされました。以来海上自衛隊に役に立つ歯科医官とは何か？ 軍事組織に必要な歯科医療とは何か？考え続けました」と振り返る。

横須賀病院から防衛医大病院に移った小澤院長は、麻酔科・口腔外科を通じて命を救う医療を学び、その後、今度は青森県むつ市にある自衛隊大湊病院へ転勤。ここで口腔外科の重要性を改めて思い知らされることになる。「むつ総合病院の五十嵐先生から、僻地医療の厳しい現実を教えて頂きました。勉強会である漁師さんの智歯周囲炎が重症化し気管切開に至った症例報告がありました。親知らずが重症化すると人は死ぬのだと、当時衝撃を受けたのを鮮明に覚えています」

1999年からは横須賀に戻り、海上自衛隊の部隊勤務の傍ら藤沢市民病院で口腔外科研修を開始した。「歯科口腔外科で豊富な実績をもつ石川好美先生に師事させて頂きました」

あしかけ22年間、石川氏のもとで口腔外科の研鑽を積み上げた。「石川先生からは口腔外科のイロハはもちろん、歯科医師としての在り方、考え方を教えて頂きました」。「また防衛医大口腔外科横江教授にも大変お世話になりました」と口腔外科診療を振り返る。一方で、海上自衛隊歯科医官としての経験ももちろん同時に積み上げていく。

2001年に世界を震撼させたアメリカ同時多発テロが発生し、その後海上自衛隊はインド洋洋上の米軍艦船への補給支援を実施、歴史的な大転換を迎える。小澤院長も2002年派遣部隊歯科長として補給艦「ときわ」に乗艦し半年間インド洋に派遣される。この当時の状況を次のように振り返る。「派遣部隊艦艇乗員のう蝕や歯周病が酷く、これはいけないと思いました」

こうした経験を踏まえ小澤院長は海外派遣部隊に際しての歯科の重要性について部隊指揮官に理解を深めてもらう必要性を強く感じた。米海軍歯科医療部隊に学ぶと共に、海上自衛隊での歯科医療について同僚と検討を重ねた。今では海上自衛隊乗員の口腔衛生状況はかなり改善されてきているという。

PROFESSIONAL DENTIST PROFESSIONAL DENTIST PROFESSIONAL DENTIST PROFESSIONAL DENTIST PROFESSIONAL DENTIST

パシフィック・パートナーシップ（人道支援）との出会い

2週間のフィリピン滞在で、800本もの抜歯治療を実施

インド洋での経験を踏まえ、「軍事組織に必要な口腔外科」を学ぶため、2003年から2年間防衛省から国内留学という形で藤沢市民病院に出向し、悪性腫瘍・顔面外傷・有病者診療と幅広く口腔外科診療を経験した。

留学終了後2005年防衛省海上幕僚監部衛生企画室に配属となり、口腔外科に後ろ髪を引かれながらも行政職を経験することとなった。

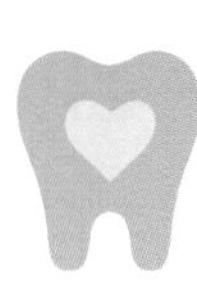

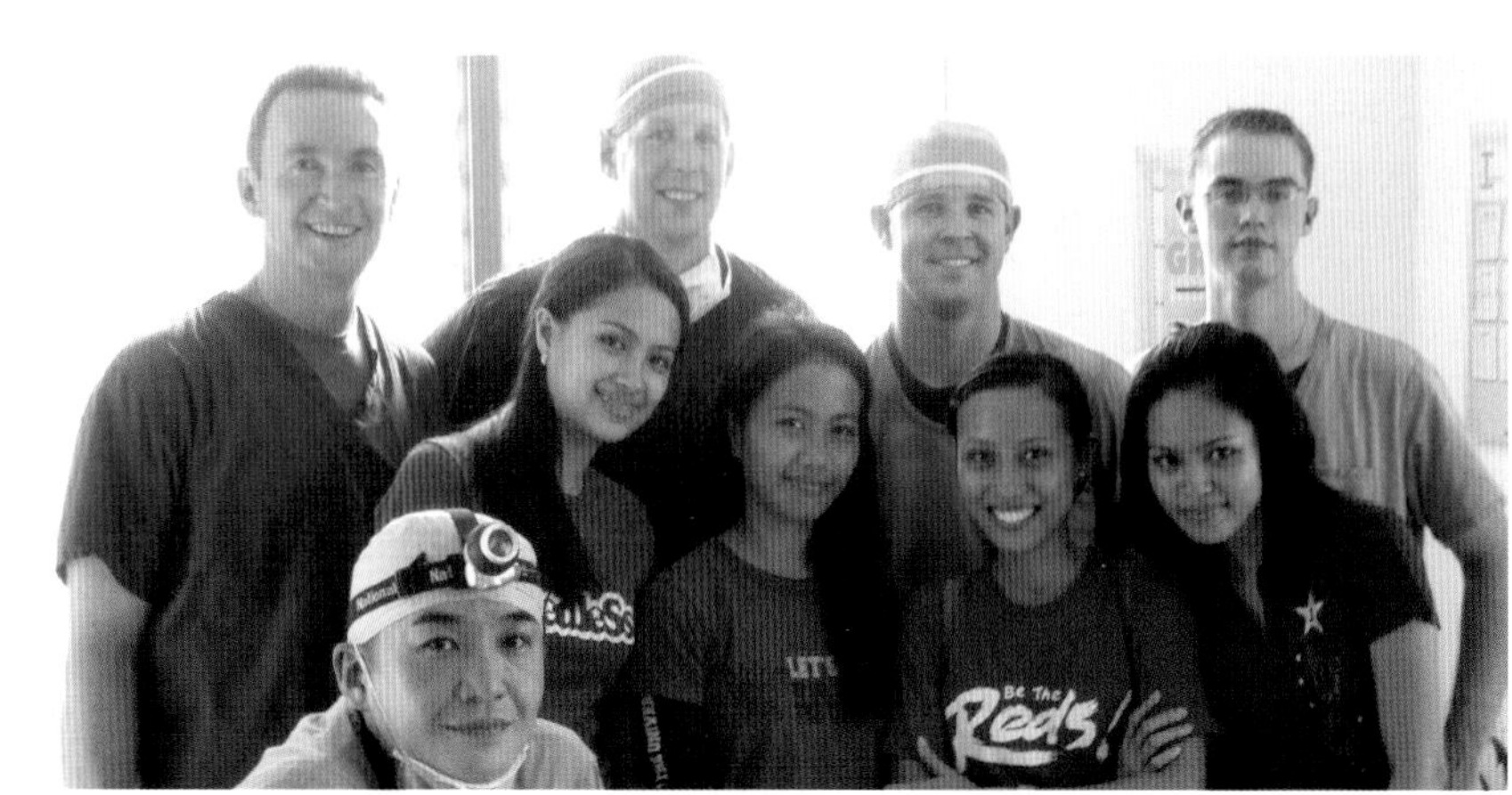

フィリピンにおけるパシフィック・パートナーシップ活動の一コマ

そしてこの海幕勤務時に、自身のその後のキャリアに影響を与えるほどの大きな経験をする。それがパシフィック・パートナーシップ（人道支援活動）だ。米軍主催のこの活動は、医療活動、施設補修活動、文化交流などを通して各国との連携強化や国際災害救援活動の円滑化に繋げようというもの。

2007年、海幕（海幕長 斎藤隆海将）は調査研究目的にて医官と歯科医官をパシフィック・パートナーシップに派遣した。この時の歯科医官が小澤院長だった。場所はフィリピン。米海軍の艦艇に乗艦し、米軍及び他国軍と共に現地住民への歯科治療を行った。「歯科治療を受けることができない方ばかりでしたので、歯がボロボロでした」

派遣2週間で、小澤院長は800本もの残根歯の抜歯を行った。「国内留学での口腔外科診療経験があったからこそ対応できました。また今日本では歯科医過剰と言われていますが、フィリピンのような発展途上国では歯科治療の供給が需要に全く追いついていない現実をまざまざと突きつけられました」

2014年からは防衛省統合幕僚監部後方補給室衛生班に勤務し、ネパール、フィリピン、パラオ、ベトナム、マレーシア、タイ、スリランカ、ラオスと各発展途上国に赴き、人道支援活動及び訓練に携わった。

パラオでのパシフィック・パートナーシップで企画を担当

現在は日本とパラオを繋ぐ架け橋的な役割を模索

PROFESSIONAL DENTIST PROFESSIONAL DENTIST PROFESSIONAL DENTIST PROFESSIONAL DENTIST

「戦後70年目の2015年に天皇皇后両陛下（当時）がパラオに慰霊のためご訪問され、その翌年、パシフィック・パートナーシップはパラオで防衛省自衛隊主導で開催され、私は企画担当になりました」

パラオからのリクエストを聞き様々な支援策を模索検討する中で、辿り着いた結論が『眼の健康』に関わる支援だった。「老眼になって字が読めない方々に老眼鏡を届けること、さらにパラオの皆さんは白内障も多いと聞き、検査や治療ができる設備や人材を送り届けること、輸送艦の手術室で現地の人に手術を提供する事を統幕衛生官と相談して決めました」

こうして、水戸の小沢眼科内科病院（小沢忠彦院長）や日本眼科医会加藤氏の協力を得ながら、輸送艦『しもきた』に眼科検診車〝ビジョンバン〟を搭載してパラオに輸送し現地で展開。輸送艦『しもきた』の手術室では、パラオの住民たちに白内障手術を提供することに成功した。もちろんこれは日本とパラオにとって初めての試みであり、両国の友好関係に大きく貢献した。「余談ですがパラオから柔道着と畳の寄付の依頼があり、金メダリストの山下泰裕さんが主催する団体から柔道着と畳が寄贈され輸送艦でパラオに運びました」

「この一連の活動で感じたのは、外交は人対人が肝心で、国対国だけではなく、仮に民間であってもできるかもしれないなということでした」と言う小澤院長はさらに、「パラオでの活動を通して、私は現地の保健省の方々ととても仲良くなりました。この経験と人脈を活かして、私なり

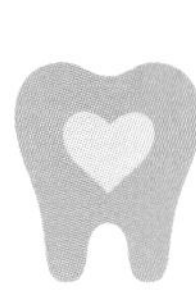

の民間外交にも繋げられればと考えています」とも。

今現在小澤院長が検討しているのが、海外での医療ボランティアを考えている人と医療の提供を望むパラオ国とを繋ぐコーディネートサービス。語学力はもちろん、パラオとの太い繋がりがあるからこそなせる、小澤院長ならではの取り組みだ。

自身のスキル・経験を社会に還元すべく民間歯科医師に転身

海上自衛隊の〝五省〟を胸に日々奮闘！

2021年に自衛隊を退いた小澤院長だが、その動機を次のように説明する。「気づくと海上自衛隊歯科は管理職人材が豊富になって、私には少し窮屈になっていました。50歳を超えて人生の来し方行く末、新たな挑戦を考えると、定年の60歳まで待っていたら遅いだろうと思いました。自衛隊の外で己の口腔外科診療の技術や知識がどこまで通用するのか？　自分をもっと自由に、広く社会に還元するためのセカンドキャリアに挑戦をしてみようと思いました」

こうして、自衛隊を退職し『WISDOM TEETH CLUB』という開業歯科医院向けに親知らず抜歯支援事業を立ち上げると共に、日航ビル歯科室院長に就任。心機一転新たなスタートを切った。

「大がかりな手術は設備の整った大きな病院が担いますが、簡単な抜歯までもが街のクリニックから病院に依頼されている現状があります。当院のような街のクリニックが、軽度・中等度の親知らず抜歯を担うことで、病院の負担を減らすなど、上手く役割分担ができる形が理想的です」

軽易な親知らず抜歯までもが病院に依頼される理由を小澤院長は、「街のクリニックで口腔外

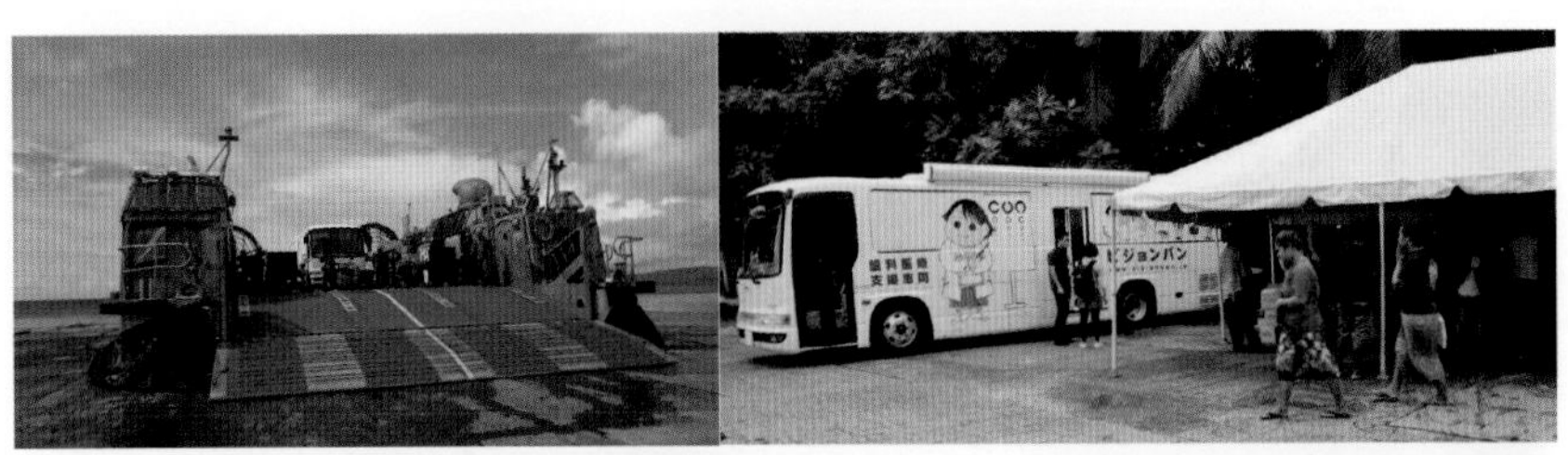

ビジョンバン LCAC にて揚陸　　ビジョンバンパラオにて展開

科診療の担い手が圧倒的に少ないから」だと話す。「これにも理由があり、親知らずの抜歯を含めた口腔外科診療は患者さんへの侵襲も大きく、神経麻痺等後遺障害リスクも少なくない。それでいて保険診療の点数評価は高いとは言えず、そういった観点から街のクリニックではリスクを伴う親知らず抜歯を回避しがちになりますが、これを安易に批判はできません。全身に関わる知識や高い技術力、経験が求められる、親知らず抜歯のスペシャリストといえる先生を街のクリニックだけで育成することは大変難しいのです」

「私は幸いにも海上自衛隊時代に様々な経験をさせて頂きました。この経験を踏まえ、リスクを伴う親知らずの抜歯を引き受け安全に行うことが社会貢献であると考えています」

自身の役割を明確に話す小澤院長は、今現在医院の運営・治療、週1回の訪問診療を行う傍ら、病院口腔外科非常勤医師、WISDOM TEETH CLUBという事業を通して親知らず抜歯の技術教育支援を他の歯科医院に提供するなど、〝月月火水木金金〟の艦隊勤務の如く幅広い活動を行っている。

「私が親知らずの抜歯を続ける事、少しでも上達する事に拘るのは、過去ご迷惑をおかけした患者様へ返すことのできない贖罪という意味を大きく込め、日々の患者様に少しでも高い技術を返還するためです」

自身のスキルや経験を様々な形で社会に還元しようと日々奮闘する小澤院長。帝国海軍から継承される〝五省〟を胸に抱き、今後も独自の歯科医師道を邁進していく。

Profile Information

小澤 幹夫（おざわ・みきお）

昭和 45 年生まれ。大阪府茨木市出身。昭和 63 年芝学園高校卒業。平成 6 年日本大学松戸歯学部卒業。同年防衛省海上自衛隊入隊（歯科幹部候補生）。同年自衛隊横須賀病院研修医。平成 7 年防衛医大病院研修医（口腔外科・麻酔科）。平成 8 年自衛隊大湊病院歯科診療部。平成 11 年海上自衛隊横須賀衛生隊第 3 衛生科長　藤沢市民病院非常勤研修開始。平成 15 年藤沢市民病院歯科口腔外科常勤専修医横浜市立大学研究生（国内研修留学）。平成 17 年防衛省海上幕僚監部衛生企画室。平成 20 年自衛隊呉病院第 1 歯科長。平成 22 年防衛医大病院（口腔外科専門研修）。平成 23 年自衛隊横須賀病院第 1 歯科長。平成 26 年防衛省総合幕僚監部後方補給室衛生班総括。平成 29 年自衛隊舞鶴病院歯科診療部第 1・2 歯科医長。平成 31 年大和市立病院非常勤医師（口腔外科：小澤知倫科長）。令和 2 年防衛省医務室。令和 3 年防衛省海上自衛隊退職（2 等海佐）。同年 9 月日航ビル歯科室院長。WISDOM TEETH CLUB 代表。委託契約歯科医院→スカイアンドガーデンデンタルオフィス（武蔵浦和・永田さやか院長）。やました歯科矯正歯科医院（牛久・山下大輔院長）。クララデンタルクリニック（八王子南大沢・重川美穂理事長）。

〈海上自衛隊での特殊勤務経歴（海外派遣・災害派遣）〉

平成 12 年練習艦隊歯科長（世界一周・練習艦かしま乗艦）。平成 13 年第 2 次対テロ特措法インド洋派遣部隊第 3 護衛隊群司令部歯科長（補給艦ときわ乗艦）。平成 19 年パシフィックパートナーシップ（米海軍人道支援、以下 PP）フィリピン・ベトナムにて調査研究派遣（揚陸強襲艦ペリリュー乗艦）。平成 20 年 PP フィリピン・ミンダナオ島にてテロの脅威下にて調査研究（病院船マーシー乗艦）。平成 21 年第 1 次海賊対処行動ソマリアアデン湾派遣第 8 護衛隊司令部歯科長（護衛艦さみだれ乗艦）。平成 23 年東日本大震災警察庁省庁間協力南相馬検視活動支援歯科個体識別。平成 25 年第 18 次海賊対処行動ソマリア・アデン湾派遣第 8 護衛隊司令部歯科長（護衛艦うみぎり乗艦）。平成 27 年国際緊急援助活動ネパール震災派遣現地統合調整所勤務。同年 ARF-DiRex マレーシア派遣 ASEAN 外務・防衛省相互訓練調整派遣。平成 28 年 ADMM ＋タイ派遣現地医療統合調整所勤務。同年 PP パラオ現地医療統制担当。平成 29 年 PP ベトナム・マレーシア現地調整担当。平成 30 年 PP スリランカ人道支援活動参加。

資格・その他活動

歯科医師臨床研修指導医。日本口腔外科学会認定医。パラオ医療ボランティアコーディネーター。

医療法人社団藤栄会　日航ビル歯科室

所在地　JR 川崎駅より徒歩 2 分　日航ホテル 6F
TEL 044-221-6321

E-MAIL　m.ozawa@toeikai.or.jp

〈WISDOM TEETH CLUB〉

口腔外科診療拡張を検討している歯科医院様のご相談をお待ちしております。
パラオでの医療活動にご興味のある方もご連絡お待ちしております。
withdom.teeth.club@gmail.com

https://nikko.toeikai.or.jp/

おわりに

人生100年時代といわれ健康寿命の維持や延伸が求められている我が国ですが、平均寿命と健康寿命には約10年の差があります。この差を縮め、いつまでも身体の健康を保ち豊かな暮らしを送るためには、虫歯予防を始めとした歯と口の健康が大切だといわれています。

1989年から始まった「8020運動」は、80歳になっても自分の歯を20本保持することを目標に、オーラルケアの徹底を図っています。運動開始当初7%に過ぎなかった8020達成者は、2016年に50%を達成し、現在では60%を目指しています。近年では平均寿命が延びたことから、「8520運動」や「9020運動」とも呼ばれています。

一方、長寿社会の歯科は、予防的な側面を大切にしながら歯周病対策を十分に行い、自分の歯を少しでも多く、少しでも長く保持することに力を注いでいます。

特に近年、歯や口腔と全身疾患関係が明らかになってきました。糖尿病と歯周病の相関関係や身体機能が衰えるフレイル（虚弱化）の進行とオーラルフレイル（歯・口腔機能の虚弱）の密接な関係性が指摘され、さらに高血圧や脳梗塞、心筋梗塞、認知症などとの関連も明らかになりつつあります。

二足歩行と生涯自分の歯で噛むことは健康寿命の必須条件であり、歯の健康は長きにわたってＱＯＬ（生活の質）を保つ前提条件であるとの認識が高まっています。人生１００年時代を迎えて私たちの身近な歯科クリニックは、地域社会の健康と豊かな暮らしを支える砦として重要な役割を担っています。

私たちは地域医療の発展に精力的に取り組んでいる歯科医師の活躍にスポットを当て、「歯科プロフェッショナル　２０２３年版　本当にかかりたい歯科医師たち」を出版する運びとなりました。虫歯予防や歯周病、咬合性の改善、インプラント、口腔ケアなどをはじめ、予防歯科とともに健康寿命の増進に力を尽くされている全国の歯科医師の皆様を紹介しています。

「医科歯科連携」が叫ばれる今日、自分の歯で食べる「食力」の維持と運動、全身の健康増進と豊かな生活を、地域社会が手を携えて創出していくコミュニティーづくりの重要性が強調されています。

本書を手にする皆様が、歯・口腔の機能低下を防ぎ、フレイル予防によるアンチエイジングに向けた頼れる歯科医師との出会いのガイダンスになれば甚だ幸いです。

令和5年1月

株式会社　産　經　ア　ド　ス
産經新聞生活情報センター

掲載医院一覧

（掲載は取材順）

千葉総合歯科稲毛 矯正歯科

副院長
鈴木 祐輔

〒263-0043
千葉市稲毛区小仲台2-5-3　稲栄ビル1F・6F・7F
TEL 043-445-8810

https://www.chiba-dental-inage.com/

医療法人社団ゆずか こうざと矯正歯科クリニック

理事長・院長
上里　聡

〒762-0032　香川県坂出市駒止町1-4-2
TEL 0877-45-3710　FAX 0877-45-3739

https://www.kouzatokyousei.com/

LiTo国際矯正歯科

院長
藪本 有香

〒464-0819　名古屋市千種区四谷通3-20
TEL 052-734-3332

https://litokoku.com/

医療法人社団寿門会 みさき歯科医院

理事長・院長
見﨑　徹

〒150-0002　東京都渋谷区渋谷1-7-14
TEL 03-3499-4018　FAX 03-3499-4018
E-mail sr.1300g@gmail.com

https://misaki-shika.com

医療法人 とみなが歯科医院

理事長・院長
富永 敏彦

〒771-0360　徳島県鳴門市瀬戸町明神字下本城197-3
TEL 088-688-1511

http://hope-tominaga-shika.com/index.php

プラム四谷歯科クリニック

院長
安豊（李）昌弘

〒160-0004　東京都新宿区四谷2-4-1　ACN四谷ビル1F
TEL 03-3355-3718　FAX 03-3355-3719

https://plum-dc.com/

髙橋歯科クリニック文京

院長
髙橋 大輔
副院長
髙橋 和子

〒112-0011　東京都文京区千石3-1-8
TEL 03-6304-1118

https://www.takahashi-bunkyo.com/

西歯科クリニック

院長
西　　治

〒619-0218　京都府木津川市城山台1-14-1
TEL 0774-73-6767

https://nishi-dc.net/

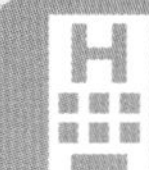

掲載医院一覧

あんどう口腔クリニック

院長
安藤 麻希子

〒064-0802
札幌市中央区南2条西25-1-37　内田ビル2F
TEL 011-676-8980　FAX 011-676-8981

https://orthomolecular-health.jp/

医療法人社団 Kデンタルクリニック

理事長・院長
金子 尚樹

〒564-0043
大阪府吹田市南吹田5-1-30
TEL 06-6192-7799

https://k-dc.me/

わたなべデンタルクリニック

院長
渡部 卓希

〒992-0264
山形県東置賜郡高畠町大字馬頭72
TEL 0238-56-3888

www.watanabe-dc.biz

医療法人優祉会 本町デンタルオフィス

院長
岩佐 健吾

〒550-0005
大阪市西区西本町1-8-2　三晃ビル1F
TEL 06-6567-8219

https://honmachi-dental-office.jp/

医療法人城彩会 城彩会歯科ガーデンクリニック

院長
本城 裕也

〒547-0025
大阪市平野区瓜破西2-2-22
TEL 06-6703-6483

https://www.josaikai-gc.com/

K.D.C.group・医療法人社団 優恵会

代表・理事長
神谷 規明

〈池袋はならび矯正歯科・神谷〉
〒171-0014
東京都豊島区池袋2-7-5　ソラーレ3F
TEL 0120-86-5023・03-3986-5023

〈おきなわ矯正歯科〉
〒901-0201
沖縄県豊見城市真玉橋135　NPKビル2F
TEL 098-856-4182
https://www.okinawa-mouthpiece.com/

https://www.kdc-ikebukuro.com/

菊竹歯科医院

院長
菊竹 啓貴

〒150-0014
東京都港区芝3-15-14　ヒキタカ芝公園ビル1F
TEL 03-6453-6367

https://kikutake-dental.com/

掲載医院一覧

医療法人誠真会 しげなが歯科医院

院長
田中 帝臣

〒895-0012　鹿児島県薩摩川内市平佐1-135
TEL 0996-25-3193　FAX 0996-21-1857

理事長
重永 誠之

〈医療法人誠真会 川内駅前矯正歯科クリニック〉
〒895-0024　鹿児島県薩摩川内市鳥追町7-1　高味ビル2F
TEL 0996-29-5293

https://www.shigenaga-dc.com/

太田川矯正歯科クリニック

院長
藪本 貴洋

〒477-0031　愛知県東海市大田町前田18
TEL 0562-85-6850

http://otagawa-oc.com/

医療法人社団藤栄会 日航ビル歯科室

院長
小澤 幹夫

JR川崎駅より徒歩2分　日航ホテル6F
TEL 044-221-6321
E-mail m.ozawa@toeikai.or.jp

https://nikko.toeikai.or.jp/

歯科(しか)プロフェッショナル　2023年版(ねんばん)

~本当(ほんとう)にかかりたい歯科医師(しかいし)たち~

発行日	令和5年2月20日　初版第一刷発行
編著・発行	株式会社 ぎょうけい新聞社 〒531-0071　大阪市北区中津1丁目11-8 中津旭ビル3F Tel. 06-4802-1080　Fax. 06-4802-1082
企画	株式会社産經アドス 産經新聞生活情報センター
発売	図書出版 浪速社 〒637-0006　奈良県五條市岡口1丁目9-58 Tel. 090-5643-8940　Fax. 0747-23-0621
印刷・製本	株式会社 ディーネット

ISBN978-4-88854-555-6